高职医学类系列教材

药 理 学

YAOLI XUE

主编 胡焕明 潮欣宜

编委（以姓氏笔画为序）

丁兰婷 陈化洋 胡焕明

涂龙霞 潮欣宜

中国科学技术大学出版社

内 容 简 介

本书共 43 章。第一至第四章为药理学总论部分,概述了药理学的基础理论和影响药物作用的因素;第五至第四十三章为药理学分论部分,主要对临床用于疾病防治的各类药物进行了阐述。书后附有中、英文药名索引,以便读者检索。

本书适合作为高职高专护理专业及临床医学相关专业的教材,也可供相关从业人员学习参考。

图书在版编目(CIP)数据

药理学/胡焕明,潮欣宜主编. —合肥:中国科学技术大学出版社,2014.8(2017.6 重印)
ISBN 978-7-312-03494-7

Ⅰ. 药…　Ⅱ. ① 胡… ② 潮…　Ⅲ. 药理学—高等职业教育—教材　Ⅳ. R96

中国版本图书馆 CIP 数据核字(2014)第 145025 号

出版　中国科学技术大学出版社
　　　　安徽省合肥市金寨路 96 号,230026
　　　　http://press.ustc.edu.cn
　　　　https://zgkxjsdxcbs.tmall.com
印刷　安徽国文彩印有限公司
发行　中国科学技术大学出版社
经销　全国新华书店
开本　787 mm×1092 mm　1/16
印张　21.25
字数　544 千
版次　2014 年 8 月第 1 版
印次　2017 年 6 月第 2 次印刷
定价　39.00 元

前 言

　　为了适应高职教育的发展,加强高职高专护理专业及其他医学相关专业教材的建设,以适应技能型人才培养的需要,我们组织编写了这本《药理学》教材。

　　在教材编写的过程中,我们始终坚持"三基五性三特定"的原则,紧扣培养目标,以应用和能力培养为目的,以"必需、够用"为度,科学、规范地对内容进行了整体优化,以充分体现高职高专教育的特色。

　　本书为高职高专护理专业及其他医学相关专业的教材,内容包括药理学的基本知识和基本理论,全书突出学习目标要求,强调对与临床用药和用药监护相关的、有重要指导意义的药理学基本知识和基本理论的学习。为方便学生学习及教师教学,我们为本书配套编写了一本《药理学学习指导》,内容包括药理学各章节内容提要、辅学习题及参考答案、药理学实验教程和教学课件。

　　本书适合作为高职高专护理专业及临床医学相关专业的教材,也可供相关专业人员学习参考。

　　本书由胡焕明、潮欣宜任主编,涂龙霞、陈化洋、丁兰婷任编委,其中胡焕明负责第一章、第四章、第十至第十七章的编写;潮欣宜负责第二章、第三章、第十八至第二十三章的编写;涂龙霞负责第三十四至第三十九章、第四十一至第四十三章的编写;陈化洋负责第五至第九章、第二十四至第二十六章的编写;丁兰婷负责编写第二十七至第三十三章及第四十章。由于受编写水平、时间等多方面因素限制,我们虽已尽心为之,但疏漏之处在所难免,真诚希望同行专家和本书读者赐教和指正,以期再版时予以修正。

编 者

目　录

第一章
药理学概论

 学习目标

【掌握】药物、药理学、药物效应动力学、药物代谢动力学的概念。

【熟悉】新药的研究与开发。

【了解】药理学的发展简史和学习方法。

一、药理学的性质与任务

药理学（pharmacology）是一门研究药物与机体（包括病原体）相互作用规律及其机制的学科，为临床合理用药、预防、诊断和治疗疾病提供基本理论依据。药理学一般包括两个方面：一方面研究药物对机体的作用及规律，称为药物效应动力学（pharmacodynamics），简称药效学；另一方面研究药物在体内的过程，即机体对药物处理的规律，称为药物代谢动力学（pharmacokinetics），简称药动学。药理学是一门以生理学、生物化学、病理学、病原生物学等为基础，为临床合理用药提供理论基础的桥梁学科。

药物（drug）是指用以预防、诊断及治疗疾病的物质。从广义上讲，凡是能够影响机体器官生理生化功能及（或）细胞代谢活动的所有物质都属于药物，也包括避孕药及保健药。

药理学的学科任务是阐明药物对机体的作用及作用机制，研究机体对药物作用的规律性，为临床合理用药、防治不良反应提供理论依据；同时为开发新药、发现药物新用途，并为探索细胞生理生化及病理过程提供实验资料。现代科学技术不断推动药理学的发展。药理学以科学实验为手段，将理论与实践相结合，在严格控制的条件下，根据不同的要求，分别在整体、器官、组织、细胞和分子水平，研究和观察药物与机体的相互作用和作用机制。常用的药理学实验方法包括整体与离体功能检测法、行为学实验方法、形态学方法、生物鉴定法、电生理学方法、生物化学与分子生物学方法、免疫学方法以及化学分析法等。药理学的实验方法还可分为实验药理学方法、实验治疗学方法和临床药理学方法等。

学习药理学的主要目的是要理解药物有什么作用、作用机制及如何充分发挥其临床疗效，要理论联系实际，了解药物在发挥疗效过程中的因果关系。作为病人生命的守护者，必须掌握药理学的基本知识和基本理论，尤其是药物的主要作用、临床应用、不良反应和配伍用药的基本规律，为预防、诊断、治疗疾病和临床工作奠定良好的基础，保证患者安全、合理和有效地用药。

二、药物与药理学的发展史

药物的历史可以追溯到五六千年以前,药物的发现是从尝试各种食物时遇到毒性反应后寻找解毒药开始的。人们从生产、生活经验中认识到某些天然物质可以治疗疾病和伤痛,这些实践经验有不少流传至今,例如饮酒止痛、大黄导泻、楝实祛虫、柳皮退热等。民间医药实践经验的累积常常流传集成本草,这在我国及埃及、希腊、印度等均有记载。我国古代对世界医药作出了重大贡献,世界上最早一部本草是我国的《神农本草经》,全书共收载药物 365 种,其中不少药物沿用至今。世界上最早一部药典是我国的《唐新修本草》,收载药物 884 种。明代大药物学家李时珍著的《本草纲目》是当时世界上最伟大的一部药物学巨著,在世界各国广为流传,泽及后代。《本草纲目》共 52 卷,约 190 万字,收载药物 1 892 种,插图 1 160 帧,药方 11 000 余条,是研究中药的必读书籍,在国际上有数种文字译本流传。

药理学的发展与现代科学技术密切相关。19 世纪初叶,有机化学、植物化学和实验生理学的飞速发展,使药物的研究进入了一个新的时代。1806 年从鸦片中提取得到吗啡(morphine)、1823 年从金鸡纳树皮中得到奎宁(quinine)以及 1833 年从颠茄中提取得到阿托品(atropine)等就是突出的例子。同时,在化学及相关学科、实验生理学及病理学发展的基础上,建立和发展了实验药理学方法,并将其系统地用于药物的筛选,使筛选工作能比较迅速、有效地发现新药。实验病理学成功地建立了许多病理模型,为实验治疗学打下了基础。1878 年英国生理学家 J. N. Langley(1852~1925)根据阿托品与毛果芸香碱对猫唾液分泌的拮抗作用研究,提出药物作用的受体(receptor)概念,为现代药物受体学说奠定了基础。20 世纪上半叶是新药发展空前迅速的时期,尤其是第二次世界大战前后的 20 世纪 30 年代到 50 年代这 30 年间发展更快。现在临床常用药物中大部分都是那一时期研制问世的,如抗生素、抗癌药、抗精神病药、抗高血压药、抗组胺药、维生素等,它们中的许多药物目前仍是临床治疗的基本药物。

随着现代科学技术、基础医学及化学相关学科的发展,尤其是分子生物学技术包括单克隆技术、基因重组技术及基因敲除技术等的发展,现代药理学得到了迅速的发展,并分化出了许多新的分支,使药理学从原来的系统药理学、器官药理学发展为今天的生化药理学、免疫药理学、遗传药理学、分子药理学、临床药理学等。药理学研究已经达到了受体、受体亚基及分子水平。可以预见在不远的将来,随着现代先进科学技术和手段的不断涌现,药理学将进一步为研究药物的作用机制、研究开发新药、发掘祖国宝贵的中医药学遗产以及人类的健康作出更大的贡献。

三、新药研究与开发

新药是指化学结构、药品组分或药理作用不同于现有药品的药物。现代药物学的发展为新药研究开发提供了理论基础和技术条件,临床医疗的需求和市场竞争也促进了新药快速发展。新药研究开发是一个非常严格、复杂而艰辛的过程,且各药不尽相同,但药理研究是必不可少的关键步骤。

新药研究过程大致可分三步,即临床前研究、临床研究和上市后药物监测。

药物临床前研究主要由药物化学和药理学两部分组成,前者包括药物制备工艺路线、理化性质和质量控制标准等,后者包括以符合《实验动物管理条例》的实验动物为研究对象的药效学、药代动力学、毒理学研究。临床前研究是新药从实验研究过渡到临床应用必不可少的阶段，但由于人和动物对药物的反应性存在着明显的种属差异，且一些难以量化的药物不良反应由于目前检测手段的限制，难以或无法在动物实验中准确观察，加之临床有效的药物虽都具有相应的药理效应，但具有肯定药理效应的药物却不一定都是临床有效的药物，因此，最终必须依靠以人为研究对象的临床药理研究才能对药物作出准确的评估。新药通过临床试验后，方能被批准生产、上市。

四、药理学的学习方法

1. 注重基础，密切联系，加深理解

注重利用基础医学知识，有针对性地复习和联系生理学、生物化学、病理学等相关基础医学知识，有助于对药理学知识的理解和掌握。

2. 善于归纳、比较、分析

善于归纳、比较、分析本学科各章节的重点、难点，掌握药物的普遍性和特殊性；运用逻辑推理的方法，理解药物的两重性和量变与质变的规律性，提高学习效率和合理用药的能力。

3. 重视理论与实际相结合（基础、临床）

重视理论与实际相结合，有效利用药物实验手段验证、巩固理论知识，锻炼实际操作能力，提高观察、分析和解决问题的能力。联系医学相关专业实际，将所学药理知识与临床各种疾病的防治紧密结合，提高自身的综合素质。

第二章
药物效应动力学——药效学

学习目标

【掌握】药物基本作用、不良反应类型及特点。药物与受体作用的基本概念及作用于受体的药物分类。

【熟悉】药物量-效关系、药物剂量与临床用药的关系。

【了解】药物作用机制。

药效学(pharmacodynamics)是研究药物对机体的作用、作用机制、量-效关系规律的科学，是临床合理用药和新药研究的主要依据。

第一节　药　物　作　用

一、药物作用与药物效应

1. 药物作用(drug action)与药物效应(drug effect)

药物作用是指药物与机体组织细胞之间的初始作用；药物效应是指继发于药物作用之后所引起的机体功能或形态方面发生的改变，是药物作用的结果。例如，阿托品对胃肠平滑肌的初始作用是阻断 M 胆碱受体，而药物效应则表现为抑制胃肠平滑肌，解除其痉挛收缩。两者有一定的因果关系，习惯用法上一般并无严格区别，常相互通用。

2. 药物作用的基本表现

药物的作用是对机体组织器官原有功能水平的改变。药物的种类繁多，作用各异，但其都是在机体原有生理生化功能的基础上产生的。凡是使机体器官或组织的原有生理生化功能增强的作用称为兴奋作用(excitation action)，如肾上腺素升高血压的作用；反之称为抑制作用(inhibition action)，如地西泮降低中枢神经系统兴奋性，导致镇静、催眠的作用。这是药物作用的基本表现。值得注意的是，同一药物作用于机体不同器官，也可能引起性质完全相反的效应，如肾上腺素能使血管平滑肌兴奋收缩，而对支气管平滑肌有抑制作用。同一药物因剂量的不同，可使药物作用发生由量变到质变。兴奋与抑制在一定条件下也可以相互转化。

二、药物作用类型

根据药物作用范围,药物作用分局部作用与吸收作用。局部作用(local action)是药物未吸收进入血液之前,在用药部位所产生的作用,如普鲁卡因的局麻作用。吸收作用(absorption action)是指药物从给药部位进入血液循环后,随体液分布到全身各部位所产生的作用,如地西泮的镇静催眠作用。

药物作用的方式有直接作用与间接作用。直接作用(direct action)是药物与器官或组织直接接触后所产生的作用;间接作用(indirect action)是指药物的某一作用通过神经反射或体液调节而引起的其他作用。例如,硝酸甘油具有扩张血管的作用,量大可使血压下降,属于直接作用;血压下降可刺激机体压力感受器,反射性地兴奋交感神经,使心率加快,则属于间接作用。

药物作用还有选择性。大多数药物被吸收进入机体后,并不是对所接触的组织或器官发生同等强度的作用,对某些组织或器官作用明显,而对其他组织或器官作用很小或无作用,称为选择作用(selective action)。选择作用与药物的分布、组织生化功能存在差异、细胞结构的不同等因素有关。选择作用是药物分类的基础,也是临床选择用药的依据。一般而言,选择性高的药物,药理活性较高,针对性较强,副作用较少,但应用范围窄;而选择性低的药物针对性差,不良反应多,但应用范围广。药物的选择作用也是相对的,可因剂量的变化而变化。例如,中枢兴奋药一般治疗量兴奋延髓呼吸中枢,大剂量可兴奋脊髓,引起惊厥,产生毒性反应。

三、药物作用的两重性

药物作用具有两重性,即药物的防治作用和不良反应。防治作用是对机体和治疗疾病有利的一面,而不良反应则是药物应用中必须克服和避免的一面。

1. 防治作用

凡符合用药目的,能达到防病治病效果的作用,称为防治作用。防治作用又分为预防作用和治疗作用,预防作用(prophylaxis action)是指提前用药以防止疾病或症状发生的作用,如服用小剂量阿司匹林用于防止血栓性疾病。治疗作用(therapeutic action)是指能达到治疗疾病目的的作用。治疗作用可分为对因治疗和对症治疗,对因治疗(etiological treatment)又称治本,是消除原发致病因子,彻底根治疾病的治疗,例如,抗菌药杀灭致病微生物,补充营养物质治疗营养缺乏病或补充激素治疗内分泌功能低下,均属于对因治疗;对症治疗(symptomatic treatment)又称治标,是指改善疾病症状的治疗,例如,发热时用解热镇痛药降低病人体温,用利尿药消除水肿等。一般情况下,对因治疗比对症治疗重要,但在某些情况下,如对于一些诊断不明、病因不清或暂时无法根治的疾病,以及一些严重危及病人生命的症状,如休克、心力衰竭、惊厥、脑水肿、高热等,采取对症治疗比对因治疗更迫切。因此,在临床工作中需要根据患者的病因、病情,按照"急则治其标,缓则治其本,标本兼治"的原则。选择对症治疗或对因治疗,或对因治疗和对症治疗同时进行。

2. 不良反应(adverse reaction)

不良反应指药物所引起的不符合用药目的,同时给机体带来痛苦或危害的反应。少数较严重的不良反应较难恢复,称为药源性疾病(drug-induced disease),如庆大霉素引起的神经性耳聋。药物的不良反应主要有以下几种类型:

(1)副反应(side reaction)

通常也称为副作用,指药物在治疗剂量时与治疗作用同时出现的、与治疗目的无关的反应。产生副作用的药理学基础是药物作用的选择性低,作用范围广。其特点是:① 会给病人带来不适,但多为可恢复的功能性变化。② 治疗作用与副作用可因用药目的不同可以相互转化。例如,阿托品阻断 M 受体,具有松弛平滑肌和抑制腺体分泌作用,当缓解胃肠痉挛作为治疗作用时,抑制腺体分泌引起的口干就成为副作用;当麻醉前给药时,减少呼吸道腺体分泌就成为治疗作用,而松弛平滑肌引起的肠蠕动减慢、腹胀则为副作用。③ 有些副作用是药物固有的作用,对此一般可以预知,并可通过采取措施和合理用药减轻副作用。如麻黄碱用于慢性支气管哮喘的治疗时,其兴奋中枢神经系统的作用可引起患者失眠,若睡前服用,可同时给予镇静催眠药。

(2)毒性反应(toxic reaction)

毒性反应是指用药剂量过大,或用药时间过长,或机体对药物过于敏感而引起的对机体有损害性的反应。毒性反应一般比较严重,但可以预知,也是能够避免发生的,它往往是药物作用增强的结果。短期内大量用药可引起急性毒性反应,多影响呼吸、循环和神经系统功能;长期用药,由于药物在体内蓄积而逐渐发生的毒性称为慢性毒性反应,常损害肝、肾、骨髓及内分泌等功能。毒性反应可通过控制剂量、疗程等手段减轻或避免发生。某些药物有致畸、致突变与致癌作用,即所谓三致作用,属于慢性毒性中的特殊毒性作用。

(3)变态反应(allergic reaction)

又称过敏反应(hypersensitive reaction),是指药物引发的病理性免疫反应。其特点是:① 常见于过敏体质的患者;② 致敏原是药物本身、药物的代谢产物或制剂中的杂质等;③ 反应的性质与药物作用及剂量无关;④ 不易预知。临床表现因人而异。其反应严重程度差异很大,可出现从Ⅰ型到Ⅳ型的变态反应,常见表现有药热、皮疹、血管神经性水肿、哮喘、过敏性休克,甚至危及生命。为预防药物过敏反应发生,应询问过敏史,有些易导致变态反应药物用药前要做皮肤过敏试验(如青霉素等药物),试验阳性者禁用。

(4)特异质反应(idiosyncratic reaction)

由于少数病人有先天性遗传异常,对于某些药物反应特别敏感,反应性质也可能与常人不同,反应严重程度与剂量成正比。如葡萄糖-6-磷酸脱氢酶缺乏者,应用伯氨喹、奎宁及维生素 K 后可发生溶血性反应。

(5)后遗效应(residual effect)

后遗效应是指停药后血浆药物浓度已降至阈浓度以下时残存的药理效应。药物的后遗效应可以是短暂的,也可以较持久。前者如睡前服用巴比妥类催眠药,次日清晨出现的嗜睡、头晕、乏力等宿醉现象,后者见于长期应用肾上腺皮质激素停药后引起的肾上腺皮质功能减退。

(6)依赖性(dependence)

依赖性是指长期应用某种药物后,机体对这种药物产生了生理性或精神性的依赖和需求。如果停药可出现一系列的症候群,表现为精神依赖性和生理依赖性。精神依赖性(psychological dependence)是指多次连续用药后,患者对药物产生精神(或心理)上的依赖,有继续用药的强烈愿望,需要药物缓解精神紧张和情绪障碍,这种依赖性又称心理依赖性或习惯性,如镇静催眠药。生理依赖性(physical dependence)是指反复用药,若中断用药,可导致生理功能紊乱,出现一系列强烈的躯体症状,即戒断症状。这种依赖性又称躯体依赖性或成瘾性。麻醉药品属此类药物,如吗啡、哌替啶。因此,此类药物临床使用受到严格控制。

(7) 停药反应(withdrawal reaction)

停药反应是指长期用药突然停药出现的症状。如表现为原有疾病加剧,称反跳现象(rebound phenomenon)。长期应用普萘洛尔降低血压,突然停药,血压将又回升。

第二节 药物的剂量与效应的关系

药物剂量与药物效应之间的关系称量-效关系(dose-effect relationship)。在一定的剂量范围内,随剂量或血药浓度的增加,药物的效应也增加;当剂量超过一定限度时可引起质的变化,产生中毒反应。一般用量-效曲线(dose-effect curve)反映药物的量-效关系,以纵坐标表示效应,横坐标表示剂量作图,可得一先陡后缓继而基本平直的曲线,称为量-效曲线。若改用对数剂量,则曲线呈对称 S 形(见图 2-1)。

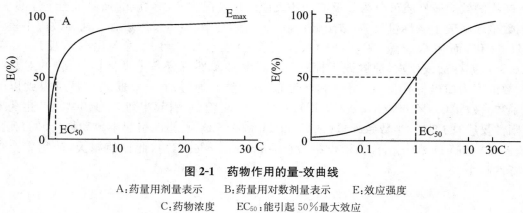

图 2-1　药物作用的量-效曲线

A:药量用剂量表示　　B:药量用对数剂量表示　　E:效应强度
C:药物浓度　　　　EC$_{50}$:能引起 50% 最大效应

量-效曲线可反映几个重要药理学概念:最小有效量(minimal effective dose)或最小有效浓度(minimal effective concentration),指能引起效应的最小药量或最低药物浓度,也称为阈剂量或阈浓度。如果反应指标是死亡,则此时的剂量称为最小致死量(minimal lethal dose)。随剂量或浓度的增大药物效应相应增强,当药物效应增加到一定程度后,增加药物的剂量或浓度,药物的效应不再继续增加,这时的药物效应称为药物的最大效应(maximum effect)或效能(efficacy)。此时,即使再增加药量,只能引起毒性反应。药物的效价强度(potency)是指同类药物达到相同效应时所需要的剂量(一般是指达到 50% 药理效应时的药物剂量)。其值越小则强度越大。它反映药物与受体的亲和力大小。药理效应相同的药物,它们的效能和效价强度并不平行,效能大的药物不一定效价强度也大(见图 2-2)。以排钠量为效应指标,氢氯噻嗪的效价强度大于呋塞米,但呋塞米的效能却远大于氢氯噻嗪。

为了保证药物疗效又不引起毒性反应,国家药典规定了每个药物的极量(包括单剂量、一日量及疗程量),即允许使用的最大剂量,是安全用药的极限。超过极量易引起中毒反应。临床用药不应超过极量。临床常用的剂量是治疗量,为大于最小有效量和小于极量的剂量。药物引起毒性反应的最小剂量为最小中毒量。最小有效量与最小中毒量之间的剂量范围称为药物的安全范围,该范围越大则用药越安全。

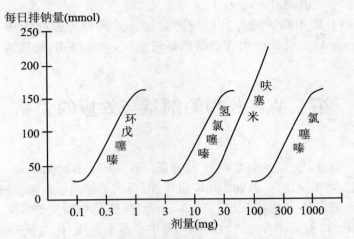

图 2-2　各种利尿药效价强度及最大效应比较

药物的效应按性质可分为量反应和质反应两种情况。药物效应的强弱呈连续性的量变,能用数量增减表示者称量反应(graded response),如心率、血压及尿量等。药物效应不呈连续性量的变化,而用全或无、阴性(一)或阳性(+)表示反应性质的变化称质反应(quantal response),如存活或死亡、惊厥或不惊厥等。用累加阳性百分率为纵坐标,药物的对数剂量或对数浓度为横坐标作图,也可得到 S 形量-效曲线。通过对量-效曲线分析可得到以下指标:半数有效量(50% effective dose,ED_{50}),即动物实验中,引起半数动物(50%)产生药效反应(阳性反应)的剂量;半数致死量(50% lethal dose,LD_{50}),指能引起半数动物(50%)死亡的剂量。LD_{50} 与 ED_{50} 的比值称为治疗指数(therapeutic index,TI),此比值越大,药物安全性越大,毒性越小。

第三节　药物的作用机制

药物的作用机制(mechanism of action)是解释药物如何起作用以及在何部位起作用等问题的有关理论,是药效学研究的重要内容,有助于阐明药物的治疗作用和不良反应。药物的作用机制主要包括以下几方面:

一、理化反应

某些药物能够通过化学反应及物理作用而产生药理效应。如抗酸药中和胃酸以治疗溃疡病、甘露醇在血管内提升渗透压产生脱水作用治疗脑水肿等。

二、参与或干扰细胞代谢过程

补充疗法可以补充生命代谢物质来治疗相应缺乏症,如铁剂治疗缺铁性贫血、胰岛素治疗糖尿病等。有些药物化学结构与正常代谢物非常相似,而导致抑制或阻断代谢的结果。例如,甲氨蝶呤的结构与叶酸相似,掺入癌细胞将影响 DNA 的合成而发挥抗癌作用。

三、影响细胞膜物质转运过程

很多无机离子、代谢物、神经递质、激素通过体内细胞膜主动转运时需要载体参与,干扰这一环节可以产生明显药理效应。例如,利尿药抑制肾小管 $Na^+ — K^+$、$Na^+ — H^+$ 交换而发挥排钠利尿作用。

四、影响酶的活性

酶在体内不仅参与机体代谢过程,而且极易受各种因素的影响。许多药物能改变酶的活性而发挥药理作用,如新斯的明竞争性抑制胆碱酯酶,产生拟胆碱作用;奥美拉唑不可逆性抑制胃黏膜 $H^+ — K^+ — ATP$ 酶,抑制胃酸分泌。还有些药物本身就是酶,如胃蛋白酶、链激酶。

五、作用于细胞膜的离子通道

细胞膜上有 Na^+、Ca^{2+}、K^+、Cl^- 等无机离子通道,可控制相关离子的跨膜转运。有些药物可以离子通道为靶点,直接对其作用而影响细胞功能,如硝苯地平阻滞血管平滑肌的钙通道,产生扩张血管作用;普鲁卡因阻滞神经细胞膜上的钠通道,产生局部麻醉作用。

六、改变机体内活性物质的释放与分泌

药物通过改变机体生理递质的释放或激素的分泌产生作用,如麻黄碱通过促进体内交感神经末梢释放去甲肾上腺素而引起升压作用,大剂量碘通过抑制甲状腺素分泌而产生抗甲状腺作用等。

七、作用于受体

多数药物通过受体发挥作用,用受体学说阐明药物的作用机制在药效学中占有十分重要的地位。

第四节　药物与受体

一、受体的概念

受体（receptor）是存在于细胞膜或细胞内能与特异性配体（如药物、神经递质、激素及自体活性物质等）结合，并产生特定效应的大分子蛋白质。

二、受体的特性

1. 特异性

受体的特异性指一种受体只能与其结构相适应的配体结合，产生特异的生物效应。

2. 可逆性

受体的可逆性指配体与受体的结合是可逆的，配体-受体复合物可以解离，且可被另一个特异性配体所置换。

3. 饱和性

受体的数目有限，当药物达到一定浓度时其最大结合值不再随配体浓度增加而增大，即表现为最大效应，也说明作用于同一受体的配体之间存在竞争性抑制现象。

4. 高敏性

极低浓度的配体即能与受体结合产生显著的效应。

5. 多样性

许多分布不同细胞的同一受体可有多种亚型，使用对受体及受体亚型选择性不同的药物可以产生不同的药理作用。

6. 可调节性

受体的反应性和数量可受机体生理、病理变化和配体的影响，因此，受体的数目可上调或下调。如长期使用受体阻断药，使受体数目增多、亲和力增大、效应力增强，称为向上调节（up-regulation），这是突然停药出现反跳现象的原因之一；如长期使用受体激动药，使受体数目减少、亲和力减小、效应力减弱，称为向下调节（down-regulation），这是药物产生耐受性的原因之一。

三、受体的类型

根据受体的结构及功能特点，可将受体分为以下四类：

1. 含离子通道的受体

这类受体组成贯通细胞内外的离子通道,受体激动时离子通道开放,调控细胞内外离子的流动,引起兴奋或抑制效应,如 N 胆碱受体。

2. G-蛋白偶联受体

这类受体在结构上分为细胞外、跨膜及细胞内三部分,其特点是胞内部分结合着鸟苷酸调节蛋白(G 蛋白),这类受体需要 G 蛋白转导至细胞内的第二信使,最后产生生理效应。这类受体数量最多,例如肾上腺素、多巴胺、5-羟色胺、M 胆碱等的受体。

3. 含有酪氨酸激酶活性的受体

这类受体由三部分组成,在细胞外有一段能与配体结合,中段穿透细胞膜,细胞内段有酪氨酸激酶活性。当配体与受体结合后,增强酶的活性,催化细胞内其他底物蛋白磷酸化,从而将细胞外信息传到细胞内。如胰岛素受体等。

4. 细胞内受体

有些受体存在于细胞内。大多数甾体激素受体位于细胞质内,与相应甾体结合形成复合物后,暴露 DNA 结合部位,于是激素进入细胞核,识别特异 DNA 碱基区段并与之结合,调节其表达过程。甲状腺素受体存在于细胞核内。

四、作用于受体的药物分类

药物与受体相互作用产生效应必须具备两个条件:一是必须有受体亲和力(affinity),即药物和受体结合的能力;二是有效应力(efficacy),也称内在活性(intrinsic activity),即药物产生效应的能力。根据内在活性的大小和有无,可将作用于受体的药物分为三类:

1. 激动药(agonist)

激动药是指与受体既有较强的亲和力,又有较强的内在活性的药物。它们能与受体结合,激动受体,产生药理效应。如去甲肾上腺素激动 α 受体,引起血管收缩。

2. 部分激动药(partial agonist)

部分激动药是指药物与受体有较强的亲和力,但只有较弱的内在活性,在无受体激动药存在的条件下,可产生较弱的激动受体的效应,但当与激动剂合用时,则可拮抗激动药的部分效应。如喷他佐辛为阿片受体部分激动剂,可产生较弱镇痛作用,但与吗啡合用时,可拮抗吗啡的镇痛作用。

3. 拮抗药(antagonist)

拮抗药是指药物与受体只有较强的亲和力,而无内在活性,不仅不能产生效应,还因占据受体而阻断激动药与受体结合,对抗激动药的作用。如阿托品阻断乙酰胆碱对 M 受体的兴奋作用,产生与乙酰胆碱相反的效应。受体拮抗药可分为竞争性拮抗药和非竞争性拮抗药。竞争性拮抗药能与激动药竞争相同受体而产生拮抗效应,其结合是可逆的,通过增加激动药的剂量与拮抗药竞争结合部位,仍能使量-效曲线的最大效应达到原来高度,即最大效应(效能)不变。当竞争性拮抗药的浓度逐渐增加时,激动药的量-效曲线逐渐平行右移[见图 2-3(a)]。非竞争性拮抗药与受体结合是相对不可逆的,也可能引起受体构型改变,而干扰激动药与受体的结合,对抗激动药的作用,增加激动药的用量也不能使量-效曲线的最大效应达到原来水平。随着此类拮抗药用量增加,激动药量-效曲线逐步下移[见图 2-3(b)]。

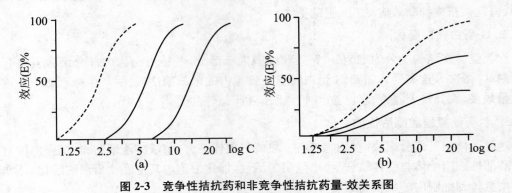

图 2-3　竞争性拮抗药和非竞争性拮抗药量-效关系图

第三章
药物代谢动力学——药动学

学习目标

【掌握】药物体内过程的主要环节及其对临床用药的指导意义。

【熟悉】药物消除的概念、方式、半衰期的定义及其临床意义。

【了解】药物跨膜转运的方式及对药物作用的影响。

药物代谢动力学(pharmacokinetics)简称药动学,是研究机体对药物处置过程的科学,即研究药物在体内的吸收、分布、代谢及排泄过程以及血药浓度随时间变化的规律性(图 3-1)。了解药物在体内的变化规律,有利于医护人员对血药浓度的控制和预测,以发挥药物最佳疗效,减轻不良反应。

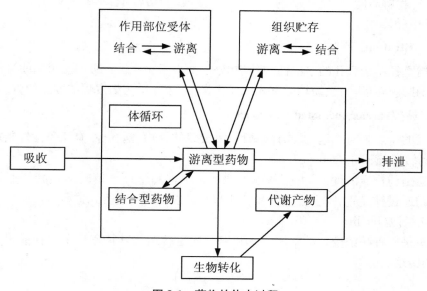

图 3-1 药物的体内过程

第一节 体内过程

一、药物的跨膜转运

药物在体内被吸收、分布、代谢和排泄都要通过体内的各种生物膜。药物通过生物膜的过程称药物的跨膜转运。药物的跨膜转运方式主要有简单扩散(simple diffusion)、滤过(filtration)和载体转运(carrier-mediated transport)。

1. 简单扩散(simple diffusion)

简单扩算是指脂溶性的药物溶于细胞膜从高浓度一侧向低浓度一侧的跨膜转运。这是一种被动转运方式,其特点是:① 不消耗能量;② 不需要载体,故无饱和现象;③ 各药之间无竞争抑制现象;④ 一般分子量小、脂溶性大、极性小的药物易通过生物膜。简单扩散是大多数药物在体内的转运方式。影响药物简单扩散的主要因素有药物分子量、溶解性(脂溶性和水溶性)和解离度,绝大多数药物均为弱酸性或弱碱性化合物,体液 pH 的变化会影响药物的解离度、极性及脂溶性。在酸性环境中,弱酸性药物解离度低,解离型的药物少,极性小,脂溶性高,易跨膜转运;而弱碱性药物解离度高,解离型的药物多,极性大,脂溶性低,不易跨膜转运。在碱性环境中,两者恰好相反。

2. 滤过(filtration)

滤过是指直径小于膜孔的水溶性的药物(分子量小于 100),借助于膜两侧的流体静压或渗透压而进行的跨膜转运,为被动转运方式。如尿素、乙醇等。药物按顺浓度差的方向转运。

3. 载体转运(carrier-mediated transport)

载体转运的特点是对转运物质有选择性;需要载体,故有饱和性;有竞争性抑制现象。

(1)主动转运(active transport)

主动转运是药物逆浓度差,由生物膜低浓度一侧向高浓度一侧转运。其特点是需消耗能量。有些药物通过神经元、肾小管细胞和肝细胞时是以主动转运方式进行的。

(2)易化扩散(facilitated diffusion)

易化扩散是一种顺浓度差的载体转运和离子通道转运。其特点是不消耗能量。如葡萄糖的转运、铁的转运。

二、药物的吸收

吸收(absorption)是指药物从给药部位进入血液循环的过程。药物吸收速度主要影响药物产生作用的快慢,药物吸收的程度主要影响药物作用的强弱。影响药物吸收的因素主要有:药物的理化性质、剂型、给药局部的酸碱度、血流状况、药物的相互作用、不同的给药途径等。

临床常用的给药途径可分为四类：消化道给药、注射给药、呼吸道给药和经皮给药。除静脉给药外，其他给药途径都存在吸收问题。不同途径给药其吸收速度按快慢排序一般为：吸入、舌下、直肠、肌内注射、皮下注射、口服、经皮给药。

1. 消化道给药

经消化道给药如舌下给药、口服给药和直肠给药，其中口服给药最方便、经济、安全，是最常用的一种给药途径。适用于大多数药物和患者。口服给药的缺点是药物吸收较慢且不规则，易受胃肠功能、消化酶和胃肠内容物的影响，不适用于急救、昏迷和呕吐等患者。某些口服药物经胃肠黏膜吸收进入肝脏时，部分可被代谢灭活，而使进入血液循环的有效药量明显减少，这一现象称为首关消除(first pass elimination)或首关效应(first pass effect)。首关效应大的药物，一般不宜口服。如硝酸甘油的首关消除可达90%以上，因此口服疗效差，故宜舌下含服，在很大程度上可避免首关消除。其他如药物溶解速率、胃肠道pH、胃肠道功能状态和饮食等因素均会影响口服给药的吸收。舌下给药虽吸收面积小，但血管丰富而吸收迅速，可避免首关消除，适用于用量小及脂溶性高的药物。直肠给药吸收较快，首关消除少。

2. 注射给药

注射给药用量准确，显效较快，适用于危急和不能口服药物的患者或不能口服的药物，但技术性操作要求较高。静脉给药可使药物迅速、准确地进入体循环，无吸收过程、作用快且剂量准确。肌内注射和皮下注射药物一般较口服给药吸收快，药物可完全吸收。注射部位的血液循环状况影响药物吸收。动脉注射可将药物输送至该动脉分布部位发挥局部疗效以减少全身反应，如将溶栓药直接用导管注入冠状动脉治疗心肌梗死。注射给药还可将药物注射至身体任何部位发挥作用，如局部麻醉。

3. 吸入给药

经口、鼻吸入的药物可从肺泡吸收。肺泡血流丰富，总面积大，气体、挥发性液体药物和气雾剂通过吸入给药吸收快，作用迅速。

4. 舌下和直肠给药

可不同程度地避免首关消除，首关消除较口服轻，如舌下给硝酸甘油。

5. 经皮给药

皮肤吸收能力差，脂溶性高的药物可缓慢吸收。

三、药物的分布

分布(distribution)是指药物吸收后，随血液循环到达机体各组织器官的过程。大多数药物在体内分布是不均匀的。影响药物的分布因素有以下几种：

1. 药物与血浆蛋白结合

大多数药物在血浆中以一定比例与血浆蛋白结合，形成结合型药物，它与未结合的游离型药物同时存在于血液中。药物与血浆蛋白结合特点为：① 结合型药物分子量增大，不易跨膜转运，暂时失去药理活性，也不易被肝脏代谢和肾脏排泄；游离型药物分子小，易转运，具有药理活性。且效应与其浓度成正比。② 血浆中的游离型药物和结合型药物可以相互转化，处于动态平衡。在某些病理状态下,如慢性肾炎、肝硬化等可导致血浆蛋白含量降低或变性,就会影响药物与血浆蛋白的结合率,使血浆中游离型药物浓度增加,药物效应及毒性增强;当血中游离型药物减少时,结合型药物可随时释放补充游离型药物,发挥作用。③ 药物与血浆蛋白结合是可逆的,特异性低,具有饱和性和竞争性。当药物与血浆蛋白结合达饱和后,增加较小的剂量就会出现较强的作用,甚至出现毒性;若两种药物竞争同一种血浆蛋白结合部位时,结合能力强的药物可将另一种药物置换下来,使被置换药的游离型药物浓度升高,效应增强,甚至出现中毒现象。

2. 器官血流量

局部器官的血流量与药物分布的快慢有关。吸收的药物由静脉回到心脏,从动脉向血流量大的组织器官分布,再向血流较少的组织器官分布,达到各组织器官间分布动态平衡。如脂溶性高的静脉麻醉药硫喷妥钠先在血流量大的脑中分布发挥麻醉效应,然后向脂肪等组织转移,使脑中的药物浓度迅速下降,麻醉效应很快消失。这种药物首先向血流量大的组织器官分布,然后向其他组织器官转移的现象称为药物的再分布(redistribution)。

3. 药物与组织细胞亲和力

某些药物对某些组织有特殊亲和力,聚集于某些器官,与其组织细胞结合,使药物分布浓度明显高于其他组织和器官。如碘主要集中在甲状腺组织;氯喹在肝内分布得多,浓度比血浆浓度高约 700 倍。

4. 特殊屏障

机体中有些组织对药物的通透性具有特殊的屏障作用。主要有:① 血脑屏障:是血液-脑组织、血液-脑脊液、脑脊液-脑组织三种屏障的总称。血脑屏障能选择性地阻止多种物质由血液进入脑组织,由于血脑屏障的存在,一般情况下,血流量较大的脑组织内的药物浓度总是低于血浆浓度,构成了对大脑的保护。只有脂溶性高、相对分子质量较小、极性较低的药物可以通过血脑屏障。但当脑膜有炎症时,血脑屏障通透性可增高。应用有些药物可在脑脊液中达到治疗浓度。婴幼儿血脑屏障发育不完善,药物易通过血脑屏障,影响中枢神经的功能甚至导致不良反应。② 胎盘屏障:是指母体胎盘绒毛和子宫血窦间的屏障。其通透性与一般毛细血管无显著差别,多数药物易通过胎盘屏障。由于胎盘屏障的屏障作用较弱和胎儿的血脑屏障尚未发育完善,因此在妊娠期间应禁用对胎儿生长发育有影响的药物。③ 血眼屏障:是血液-视网膜、血液-房水、血液-玻璃体屏障的总称。全身给药时药物在眼内难以达到有效浓度,可采取局部滴眼或眼周边给药,如结膜下给药、球后注射等,以提高眼内药物浓度。

5. 体液 pH 和药物的理化性质

血浆和细胞外液 pH 为 7.4,细胞内液 pH 为 7.0,弱酸性药物在细胞外液解离多,不易进入细胞内,而弱碱性药物则相反。根据这一原理,通过改变体液 pH 值,则可改变药物的分布。例如,弱酸性药物巴比妥类中毒时,用碳酸氢钠碱化血液和尿液,可促使弱酸性药物巴比妥类由脑组织向血浆转移并加速药物自尿排出,是重要救治措施之一。

四、药物的代谢

代谢(metabolism)又称生物转化,是指药物在体内经酶的作用而发生化学结构改变。生物转化的器官主要在肝脏。肝外组织如胃肠道、肾脏、肺脏等亦可不同程度参与药物代谢。体内药物的代谢分两类反应：

1. Ⅰ相反应

Ⅰ相反应包括氧化、还原、水解，使药物分子结构中引入或去除某些功能基团，如羟基、羧基、巯基、氨基等，使原形药物成为极性增高的代谢产物。

2. Ⅱ相反应

Ⅱ相反应为结合，是药物分子结构中的极性基团与体内的化学成分如葡萄糖醛酸、硫酸、甘氨酸、谷胱甘肽等经共价键结合，生成极性大、易溶于水的结合物排出体外。大多数药物经代谢后，药理活性和毒性减弱或消失，即灭活。也有少数药物经代谢后仍有药理活性，如地西泮；甚至有的药物从无活性转化成为有活性的药物，即活化，如环磷酰胺转化成磷酰胺氮芥才有抗癌作用。还有少数药物不经过转化，以原型从肾脏排泄。

参与人体内药物代谢的酶主要有两大类：

（1）特异性酶，如血浆胆碱酯酶灭活乙酰胆碱、神经末梢中的单胺氧化酶转化单胺类药物等。

（2）非特异性酶，是存在于肝细胞微粒体内的混合功能氧化酶系统，简称肝药酶。肝药酶是一组多功能酶系统，能转化数百种药物，是人体内药物代谢的主要酶系统。肝药酶特点是：① 选择性低，能催化多种药物；② 活性有限，在药物间可发生竞争性抑制；③ 个体差异大，可因年龄、机体状态、营养状态等不同影响活性；④ 易受某些药物所诱导或抑制。凡能使药酶活性增强或诱导合成的药物，称药酶诱导剂（enzyme inducer），药酶诱导剂可加快自身和其他药物代谢，使自身和其他药物药效降低。如苯巴比妥、利福平等。凡能使药酶活性降低或抑制合成的药物，称药酶抑制剂（enzyme inhibiter）。药酶抑制剂能减慢其他药物的代谢，使药效增强或毒性增加，如氯霉素、西咪替丁等。

五、药物的排泄

排泄（excretion）是指药物或其代谢产物通过排泄器官自体内排至体外的过程。机体排泄药物的主要器官是肾脏，其次是消化道、呼吸道、汗腺、乳腺及唾液腺等。

1. 肾脏排泄

肾脏是药物排泄最重要的器官。药物及其代谢产物通过肾小球滤过或肾小管分泌进入肾小管内。在肾小管中，随着原尿水分的重吸收，药物浓度逐渐上升，当超过血浆浓度时，那些极性低、脂溶性高的药物和代谢产物可以简单扩散的方式被肾小管重吸收。影响肾排泄药物的因素：① 肾功能。肾功能不全时主要经肾排泄的药物消除减慢，可导致蓄积中毒。② 尿液 pH值。尿液的 pH 对药物排泄的影响较明显，尿液的 pH 可改变弱酸性与弱碱性药物的解离度与排泄速度。如弱酸性药物在碱性尿液中解离度高，脂溶性低，重吸收少，排泄快。临床上可根据需要改变尿液 pH 以促进或减慢药物排泄速度。如弱酸性药物苯巴比妥中毒时，碱化尿液可加速排泄，缓解中毒症状。肾小管上皮细胞可以主动转运的方式排泄药物，肾小管上皮细胞有两个主动分泌通道：弱酸类和弱碱类通道，分别由两类载体转运。前者转运弱酸性药物，后者转运弱碱性药物。经同一载体转运的药物可发生竞争性抑制现象。如丙磺舒与青霉素合用时，前者可抑制青霉素从肾小管分泌,延长了青霉素作用时间并增强疗效。

2. 胆汁排泄

某些药物或其代谢产物以主动转运的方式从胆汁排泄,并由胆道及胆总管进入肠腔,然后随粪便排出。有的药物可经小肠上皮细胞再吸收经肝脏进入血液循环,即肝肠循环(entero-hepatal circulation);此时药物的消除缓慢,半衰期和作用时间明显延长。

3. 胃肠道排泄

经肠道排泄的药物主要来源于口服后肠道中未吸收、随胆汁排泄到肠道的药物以及由肠黏膜分泌排入肠道的药物。由于胃液酸度高,某些生物碱类(如吗啡)注射给药也可向胃液扩散,该类药物中毒时,洗胃可消除胃内药物,防止再被吸收。

4. 其他排泄途径

有些药物以简单扩散的方式随乳汁排出,乳汁的 pH 略低于血浆,弱碱性药物较弱酸性药物更易通过乳汁排泄,影响乳儿的生长发育,因此使用吗啡等药要谨慎。有的药物可经唾液腺、汗腺和泪液排泄,如利福平等;挥发性药物如酒精可从肺排出。

第二节　药动学的基本概念、参数及意义

一、时量关系和时效关系

药物的体内过程是一个连续变化的动态过程,随时间的变化,体内的药量或血药浓度及药物的作用强度也会随之变化,这种动态变化过程,可用时量关系和时效关系表示。

血浆药物浓度随时间而变化的动态过程称为时量关系(time concentration relationship)。药物作用强度随时间而变化的动态过程称为时效关系。给药后测定不同时间的血药浓度,以血药浓度为纵坐标、时间为横坐标作图可得时量曲线(time concentration curve),又称药时曲线。以药物的作用强度为纵坐标、时间为横坐标作图可得时效曲线。由坐标轴和曲线围成的面积称为曲线下面积(area under curve,AUC),说明这一时段内吸收到血液中的相对累积药量。

以单次血管外给药为例,其药物的时量关系和时效关系经历以下三个阶段(见图 3-2)。给药后,血药浓度逐渐上升形成曲线升段,此段反映药物的吸收过程。此时消除过程也已经开始,只是吸收大于消除。坡度陡吸收快。从给药到出现疗效前的一段时间称为潜伏期;当药物吸收速度与消除速度相等时达峰浓度,即最高血药浓度;以后血药浓度逐渐下降而形成曲线的降段,此段反映药物的消除速度,坡度陡消除快。当血药浓度达到最低有效浓度时,药物作用开始消失。从疗效出现到作用基本消失这段时间,是维持有效浓度或基本疗效的时间,称为持续期。而将体内药物已降至有效浓度以下,但又未从体内完全消除的时间称为残留期。

峰浓度的大小与给药剂量有关,残留期的长短反映了药物消除的快慢。因此,在临床用药时,为了更好地发挥药物的疗效,防止蓄积中毒,应测定病人的血药浓度,以便确定合理的给药

剂量和给药间隔时间。

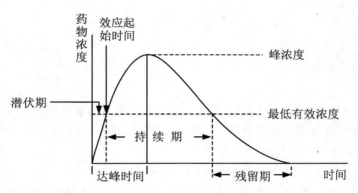

图 3-2　单次血管外给药的时量(效)关系曲线

二、生物利用度

生物利用度(bioavailability,F)指经任何给药途径给予一定剂量的药物后,药物能被吸收进入全身血液循环的百分率及速度。它反映一个药物制剂能被机体吸收利用的程度,是评价药物制剂质量的一个指标。其计算方法为

$$生物利用度(F)=\frac{进入血液循环的药量(A)}{给药总量(D)}\times100\%$$

计算公式为

$$生物利用度(F)=\frac{AUC(血管外给药)}{AUC(血管内给药)}\times100\%$$

影响生物利用度的因素有:首关效应、个体差异、药物剂型及不同批次生产的药物。不同剂型的药物、同一剂型不同厂家生产的药物、同一厂家不同批号的药物,其生物利用度都可能不同。因此临床用药时,不要随意改变给药途径和更换药物剂型,尽可能应用同一药厂生产的同一批号药品,使疗效较为一致。

三、表观分布容积

表观分布容积(apparent volume of distribution,V_d)是假定药物均匀分布于机体所需要的理论容积,即药物在机体分布平衡时体内药量(A)与血药浓度(C)之比值。计算公式为

$$V_d = A/C$$

V_d 单位为 L 或 ml。

表观分布容积虽然是一个理论容量,但可反映药物在体内的分布情况。表观分布容积取决于药物脂溶性大小及药物与血浆蛋白、组织蛋白的结合程度。药物脂溶性低、与血浆蛋白结合率高以及与组织蛋白结合率低则有利于血液滞留药物,表观分布容积减小。相反,则有利于药物从血液进入组织,表观分布容积增大。

对正常成人来说,V_d 为 5 L 左右,表示药物主要分布于血浆;V_d 测值如相当于生理总容积,说明药物分布全身体液;若大于生理总容积,则说明药物分布到组织器官中。药物分布容积越

小,排泄越快,相反排泄越慢。根据药物表观分布容积可以计算出产生期望血药浓度所需要的给药剂量。计算公式为

$$A = C \cdot V_d$$

四、血浆清除率

血浆清除率(plasma clearance,CL)是指机体在单位时间内清除药物的血浆容积,即单位时间内多少容积血浆中所含药物被机体清除,是肝肾等的药物清除率的总和。血浆清除率以单位时间的容积(ml/min 或 L/h)表示。计算公式

$$CL = k \cdot V_d = A/AUC$$

血浆清除率与消除速率常数 k 及表观分布容积 V_d 成正比。A 为体内药物总量。常用静脉或肌内注射药物后测定血药浓度,绘出时量曲线算出 AUC。CL 由机体清除药物的主要组织器官的清除能力决定。所以

$$CL_总 = CL_肝 + CL_肾 + CL_{其他组织}$$

药物的血浆清除率受多个器官功能的影响,当某个重要脏器如肝或肾的功能下降时,CL 值下降,影响机体的血浆清除率。肝功能下降常影响脂溶性药物的清除率,而肾功能下降则主要影响水溶性药物的清除率。

五、药物的消除与蓄积

1. 消除(elimination)

消除是指药物在体内经分布、代谢和排泄,使血浆药物浓度降低的过程。一般有两种消除方式:

(1) 恒比消除:又称一级动力学消除,在单位时间内消除恒定比例的药量。其消除速度与血药浓度成正比,即血药浓度高,单位时间内消除的药量多。大多数药物在治疗量范围内按恒比消除。

(2) 恒量消除:又称零级动力学消除,在单位时间内消除恒定数量的药量。其消除速度与血药浓度无关,即单位时间内消除的药量相等。当体内药量超过机体最大消除能力时药物以恒量消除。当血药浓度降到最大消除能力以下时,则转变为恒比消除。

2. 蓄积(accumulation)

反复给药时,药物进入体内的速度大于消除速度,体内药量或血药浓度逐渐升高,此种现象称为药物的蓄积。药物蓄积过多,可引起蓄积中毒,故临床用药时,应注意药物剂量、给药速度、给药间隔时间、疗程以及肝肾功能等因素,避免发生蓄积中毒。

六、半衰期

半衰期(half-life,$t_{1/2}$)即药物的血浆半衰期,指血药浓度下降一半所需要的时间。它反映了药物在体内消除的速度,消除快的药物半衰期短,消除慢的药物半衰期长。其临床意义如下:

① 反映主要消除器官肝脏、肾脏的功能,当肝肾功能不全时,药物的 $t_{1/2}$ 会明显延长。② 确定给药间隔时间,一般按照 $t_{1/2}$ 确定给药时间。③ 预测达到血药稳态浓度的时间和药物从体内基本消除的时间。根据半衰期确定给药间隔,分次恒定给药,经 $4\sim5$ 个 $t_{1/2}$,可达血药稳态浓度的 $93.5\%\sim96.9\%$;同理,一次用药经过 $4\sim5$ 个 $t_{1/2}$ 后体内药量消除 $93.5\%\sim96.9\%$。④ $t_{1/2}$ 的长短可作为药物分类依据。

表 3-1　一级动力学消除药物的消除和蓄积

半衰期数	一次给药		连续恒速恒量给药后体内累积药量(%)
	消除药量(%)	体存药量(%)	
1	50	50	50
2	75	25	75
3	87.5	12.5	87.5
4	93.7	6.3	93.7
5	96.9	3.1	96.9
6	98.4	1.6	98.4
7	99.2	0.8	99.2

七、血药稳态浓度

按恒比消除的药物,以 $t_{1/2}$ 为间隔时间,连续恒定给药,经 $4\sim5$ 个 $t_{1/2}$ 后,血药浓度可达到相对平衡的稳态血药浓度,称血药稳态浓度(steady state concentration,C_{ss}),又称坪值。此时,药物的吸收与消除速度达到动态平衡。血药稳态浓度的高低取决于给药剂量。给药总量相等,改变给药次数,坪值不变,但给药间隔时间缩短,血药浓度变化幅度小,有利于安全用药。如病情需要迅速达坪值,用药时可采用首次剂量加倍,可使血药浓度迅速达到有效水平(见图3-3)。

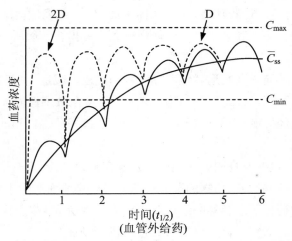

图 3-3　按半衰期($t_{1/2}$)间隔给药的血药浓度变化示意图

D:每个 $t_{1/2}$ 的给药量　　2D:首剂加倍量

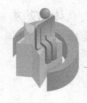

第四章
影响药物作用的因素及合理用药原则

学习目标

【掌握】协同作用、拮抗作用、高敏性、特异质的概念以及合理用药原则。

【熟悉】影响药物作用的各种因素。

第一节　影响药物作用的因素

药物的作用可受到多种因素的影响,使药物作用增强或减弱,甚至发生质的改变,除前述的影响因素外,还与以下几个方面有关。

一、机体方面

1. 年龄

机体的某些生理功能如肝、肾功能、体液与体重的比例、血浆蛋白结合量等可因年龄而异,年龄对药物作用的影响在小儿和老年人方面体现得尤为突出。一般所说的剂量是指18~60岁成年人的药物平均剂量。

老年人由于各器官功能逐渐减退,特别是肝、肾功能逐渐减退,对药物的代谢和排泄能力降低,对药物的耐受性较差,用药剂量一般约为成人的3/4。在敏感性方面,老年人与成年人也有不同。老年人对中枢神经抑制药、心血管系统药、非甾体抗炎药等药物的反应更敏感,易致不良反应发生,用药时宜注意。

小儿各种生理功能,包括自身调节功能尚未发育完善,与成年人有很大差异,对药物的处理能力差而敏感性高,以致影响某些药物的肝脏代谢或肾脏排泄而产生不良反应或毒性。如新生儿尤其是早产儿肝脏葡萄糖醛酸转移酶结合能力尚未发育完善,应用吗啡将可导致呼吸抑制;新生儿的血脑屏障发育尚未完善,药物更容易透过血脑屏障。

2. 性别

除性激素外,性别对药物反应通常无明显差别,但妇女有月经、妊娠、哺乳等特点,用药时应予注意。月经期应避免使用作用剧烈的泻药和抗凝血药,以免月经过多。妊娠期,特别在妊娠早期,避免使用可能引起胎儿畸形或流产的药物。哺乳期妇女应注意药物能否进入乳汁,从而对胎儿产生影响。

3. 个体差异

在年龄、性别、体重相同的情况下,大多数人对药物的反应是相似的。但少数人也存在质和量的差异,这就是个体差异。其中量的差异表现为高敏性和耐受性。如有的患者对某些药物特别敏感,应用较小剂量即可产生较强的作用,称为高敏性。与此相反,对药物的敏感性较低,必须应用较大剂量方可呈现应有的治疗作用,称为耐受性。有的药物长期反复应用后,也可出现耐受性,但停药一段时间后,其敏感性可以恢复,此称为后天耐受。质的差异有变态反应和特异质反应,前已述及(见第一章)。

4. 病理状态

病理状态可使药物的反应性或药物在体内的代谢发生改变,从而影响药物的作用。如阿司匹林只能使发热患者体温降低,而对正常体温无影响;有机磷农药中毒患者对阿托品的耐受性增强,用量应增大;肝、肾功能不全者,药物的作用和半衰期将发生改变,等等。

5. 心理精神因素

患者的心理和精神因素可影响药物疗效,如焦虑、恐惧和悲观失望的消极情绪,可使病情加重,药物也难以发挥应有的治疗作用,临床医务人员应给予积极的心理疏导,鼓励患者战胜疾病,以便药物发挥更好的疗效。

二、药物方面

1. 药物的化学结构

一般来说,化学结构相似的药物其作用相似,如苯二氮䓬类药物均具有镇静、催眠、抗焦虑作用。但有些药物化学结构相似但其作用相反,如维生素 K 与华法林化学结构相似,其分别具有促凝血和抗凝血作用。

2. 剂量与制剂方面的影响

参见第二章药物效应动力学和第三章药物代谢动力学。

三、给药方法

1. 给药途径

给药途径不同,药物出现作用的快慢和强弱不同,有时甚至作用性质也不同,如硫酸镁口服呈现导泻和利胆作用,肌内注射则呈现抗惊厥、降血压作用,外用则可消肿止痛。应掌握各种给药途径对药物作用的影响,以便根据病情需要,正确选择。常用的给药途径对药物作用的影响参见第三章药物代谢动力学。

2. 给药时间和次数

给药的时间有时可影响药物疗效,临床用药时,须视具体药物和病情而定,如催眠药应在睡前服用；助消化药须在饭前或饭时服用；驱肠虫药宜空腹或半空腹服用；有的药物如利福平等，因食物影响其吸收，所以特别注明空腹服用；对胃肠道有刺激性的药物宜饭后服用；等等。

人体的生理功能活动表现为昼夜节律性变化，机体在昼夜 24 小时内的不同时间，对某些药物的敏感性不同。应按照生物周期节律性变化，设计临床给药方案以顺应人体生物节律变化，能更好地发挥药物疗效，减少不良反应。如肾上腺糖皮质激素的分泌高峰在上午八时左右，然后逐渐降低，零时达低谷，临床需长期应用糖皮质激素类药物治疗时，可依据此节律在上午八时一次顿服，既能达到治疗效果，又可减轻对肾上腺皮质的负反馈抑制作用。

每日用药的次数，除根据病情需要外，药物半衰期是给药间隔的基本参考依据，一般来说半衰期较短的药物每日给药 3～4 次，半衰期较长的药物每日给药 1～2 次，这样可较好地维持有效血药浓度，且不会导致蓄积中毒。

3. 药物相互作用

药物相互作用是指联合应用两种或两种以上药物时，由于药物之间或药物与机体之间相互影响，使药物在药效学或药动学方面发生改变，作用较单用时增强或减弱。使药物效应增强称为协同，使药物效应减弱称为拮抗。

（1）药物在体外的相互作用是指药物在体外配伍时所发生的物理性的或化学性的相互作用，并有可能使疗效降低或毒性增大的现象称为药物配伍禁忌。如氢化可的松注射液（乙醇溶液）与氯化钾注射液（水溶性）混合时，由于溶剂性质的改变，可析出氢化可的松沉淀；酸性药物和碱性药物混合，产生中和反应。在药物静脉滴注时尤应注意配伍禁忌。

（2）药动学方面的相互作用是指药物在吸收、分布、生物转化和排泄过程中被其他药物干扰，使作用部位药物浓度改变，导致药物效应增强或减弱。

联合用药后，胃肠的蠕动、胃的排空、消化液的分泌及 pH 值的改变、药物的络合及吸附作用等均可影响药物吸收。如抗酸药可使胃肠道 pH 值升高，若与弱酸性药物阿司匹林合用，则可增加后者的解离而影响吸收；四环素与含 Al^{3+}、Fe^{2+}、Ca^{2+}、Mg^{2+} 的药物合用，可形成不溶性络合物而影响吸收；促进胃排空的药物如甲氧氯普胺可加速药物吸收，而抑制胃排空和减慢肠蠕动的抗胆碱药等则减慢药物的吸收。

（3）药效学方面的相互作用是指联合应用作用于同一代谢过程的不同环节的药物，可使药物作用增强或减弱。如磺胺类可阻断二氢叶酸合成酶，甲氧苄啶阻断二氢叶酸还原酶，两者合用，可在同一叶酸代谢过程的不同环节起到双重阻断作用，抗菌作用增强数倍至数十倍。

第二节　合理用药原则

应该指出，目前临床用药是以取得满意的近期疗效为主要目标的，而近年来循证医学（evidence-based medicine）在用药治疗方面更加注重远期疗效，即在用药物控制症状、促进康复的同时，必须对患者的生存质量和延长寿命有益。合理用药的原则就是要在充分发挥药物疗效的同时，尽量避免或减少可能发生的不良反应。基本原则如下：

一、明确诊断,慎重用药

选药时需要权衡疗效与不良反应,从用药指征和药物经济学等角度综合考虑患者用药的适应证、禁忌证和经济承受能力。

二、选择合适的给药方案

根据药理学特点,尽量选用"高效、低毒、价廉和易用"的药物,规范用药疗程。在需要合并用药时,应发挥有益的药物协同作用,避免采用多种药物进行不合理预防给药的疗法,防止耐药性产生,避免有害的药物相互作用和浪费药物。

三、因人制宜,用药个体化

用药应该因人、因地、因时和病情而定,要注意患者的个体差异,加强用药监护并及时优化个体的治疗用药。

四、对因对症治疗并重

在采用对因治疗和对症治疗的同时还要注重维持生命的支持疗法。如在治疗严重的感染中毒性休克时,要综合使用抗菌、抗休克和维持呼吸、循环等重要生命指征的支持疗法。

五、及时调整药物治疗方案

确定诊断和开出处方仅是治疗的开始,在治疗过程中,医生、护士和患者必须适时交流,严密观察药物的疗效和不良反应,及时调整用药种类和剂量,使患者始终得到安全有效的治疗。

第五章
传出神经系统药物概述

学习目标

【掌握】传出神经系统的分类、受体的类型及效应。

【熟悉】传出神经系统药物的作用方式及分类。

【了解】乙酰胆碱、去甲肾上腺素的合成与代谢过程。

传出神经系统包括自主神经系统与运动神经系统。

传出神经系统药物能直接或间接影响信息传递过程，表现为拟似或拮抗传出神经的功能，从而改变效应器官功能。

第一节 传出神经系统的递质与分类

一、神经递质

神经递质(transmitter)是指由神经纤维合成和释放出的特异性传递信息的物质。主要的递质有乙酰胆碱(ACh)和去甲肾上腺素(NA)。

1. 乙酰胆碱

ACh 是胆碱能神经递质，主要存在于胆碱能神经纤维末梢内，由胆碱和乙酰辅酶 A 在胆碱乙酰化酶催化下生成，以囊泡的形式贮存。当神经冲动到达末梢时，ACh 以出胞裂方式释放到突触间隙，与突触后膜上的胆碱能受体特异性结合产生相应的效应；随后迅速被突触部位的胆碱酯酶(ChE)水解为胆碱和乙酸，部分胆碱被神经末梢重新摄取利用(见图 5-1)。

2. 去甲肾上腺素

NA 主要存在于肾上腺素能神经末梢部位，前体物酪氨酸在酪氨酸羟化酶催化下生成多巴，再经多巴脱羧酶脱羧后生成多巴胺，然后进入囊泡经多巴胺 β-羟化酶催化生成 NA，并与 ATP 和嗜铬蛋白结合，贮存于囊泡中(见图 5-2)。当神经冲动到达末梢时，囊泡内的 NA 以出胞排方式释放到突触间隙，与突触后膜上的相应受体特异性结合产生效应。大部分 NA(约

75%～90%)被重新摄取到神经末梢,小部分被单胺氧化酶(MAO)及儿茶酚氧位甲基转移酶(COMT)破坏(见图5-3)。

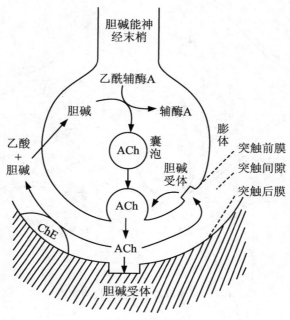

图 5-1　乙酰胆碱的代谢过程

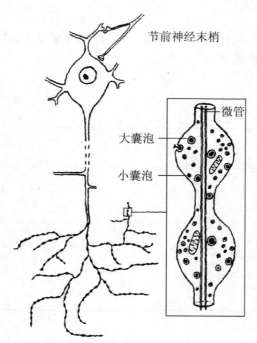

**图 5-2　去甲肾上腺素能神经节后神经末
梢分枝及膨体结构**

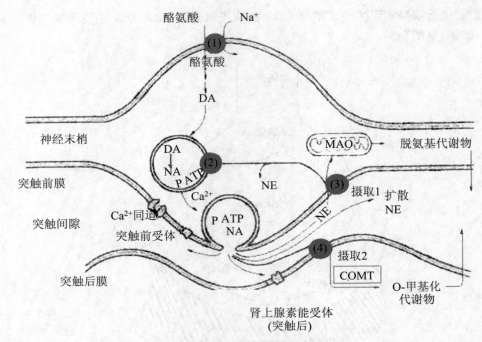

图 5-3　去甲肾上腺素的代谢过程

二、传出神经的分类

不同神经纤维兴奋时释放递质种类不同。根据神经纤维释放递质不同,将传出神经分为胆碱能神经与肾上腺素能神经两类:

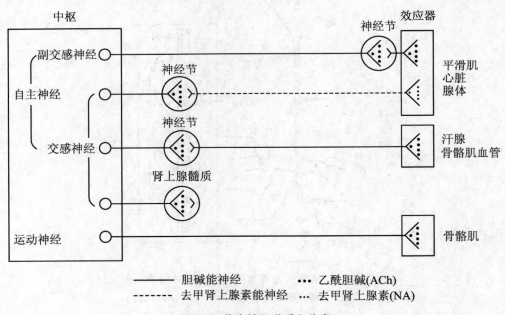

图 5-4　传出神经递质和分类

1. 胆碱能神经

兴奋时纤维末梢释放 ACh,包括交感神经和副交感神经的节前纤维、副交感神经节后纤维、运动神经、少数交感神经节后纤维(如支配汗腺及骨骼肌血管)。

2. 肾上腺素能神经

兴奋时末梢释放去甲肾上腺素,主要是大部分交感神经节后纤维。

除上述两类神经外,某些效应器组织还受其他神经支配。例如多巴胺能神经(肾和肠系膜血管)、嘌呤能神经(肠)和肽能神经(结肠)。

第二节　传出神经系统受体的类型及效应

一、胆碱受体

胆碱受体指能与乙酰胆碱特异性结合的受体,其可分为以下两种:

1. 毒蕈碱型胆碱受体(M 受体)

能与毒蕈碱特异性结合并被激动的胆碱受体称为毒蕈型胆碱受体。M 受体主要分布于节后胆碱能神经纤维所支配的效应器细胞膜上,如心脏、血管、胃肠道及支气管平滑肌、腺体和瞳孔括约肌等处。

2. 烟碱型胆碱受体(N 受体)

能与烟碱特异性结合并被激动的胆碱受体称为烟碱型胆碱受体。N 受体有 N_1 和 N_2 两种亚型。N_1 受体主要位于神经节和肾上腺髓质细胞膜上,兴奋时表现为神经节兴奋和肾上腺髓质分泌;N_2 受体位于骨骼肌终板膜上,兴奋时表现为骨骼肌收缩。

二、肾上腺素受体

能与去甲肾上腺素或肾上腺素相结合的受体称为肾上腺素受体,又分为如下两种:

1. α 型肾上腺素受体(简称 α 受体)

α 受体有 α_1 和 α_2 两种亚型。α_1 受体主要位于肾上腺素能神经所支配效应器官的突触后膜上,如皮肤、黏膜、内脏血管及瞳孔开大肌、胃肠和膀胱括约肌、肝脏等处,兴奋时表现为皮肤、黏膜、内脏血管收缩,瞳孔扩大,胃肠和膀胱括约肌收缩,肝糖原分解和糖异生增强等效应。α_2 受体主要位于肾上腺素能神经末梢的突触前膜上,兴奋时使神经递质释放减少,起负反馈调节作用。

2. β 型肾上腺素受体(简称 β 受体)

β 受体又分 β_1、β_2 两种亚型。β_1 受体主要位于心脏,兴奋时表现为心脏兴奋,心肌收缩力增强,心率加快,传导加速。β_2 受体主要位于支气管平滑肌、骨骼肌血管和冠状血管、肝脏、脂肪等组织,兴奋时表现为支气管平滑肌松弛,骨骼肌血管及冠状血管扩张,糖原和脂肪分解等效应。

此外,在肾血管、冠状血管和肠系膜血管等部位,还有多巴胺(DA)受体,激动后引起肾血管、冠状血管和肠系膜血管扩张。多巴胺受体又分 D_1、D_2 两种亚型。

传出神经系统相应的受体分布与效应见表 5-1。

表 5-1 传出神经受体的分布与效应

效应器		胆碱能神经兴奋		去甲肾上腺素能神经兴奋	
		受体	效应	受体	效应
心肌	心肌	M	收缩力减弱	β_1	收缩力加强
	窦房结	M	心率减慢	β_1	心率加快
	传导系统	M	传导减慢	β_1	传导加快
血管	皮肤黏膜	M	扩张	α	收缩
	内脏			α、β_2	收缩
	骨骼肌	M	扩张	α、β_2	扩张
	冠状动脉			α、β_2	扩张
内脏平滑肌	支气管	M	收缩	β_2	松弛
	胃肠壁	M	收缩	β_2	松弛
	膀胱逼尿肌	M	收缩	β_2	松弛
	胃肠、膀胱括约肌	M	松弛	α	收缩
	胆囊与胆道	M	收缩	β_2	松弛
眼内肌	瞳孔括约肌	M	收缩(缩瞳)		
	瞳孔开大肌			α	收缩(扩瞳)
	睫状肌	M	收缩(近视)	β_2	松弛(远视)
腺体	汗腺	M	全身分泌(交感神经)	α	手脚心分泌
	唾液腺	M	分泌	α	分泌(K^+和H_2O)
	胃肠与呼吸道	M	分泌		
代谢	肝糖原			α、β_2	分解
	肌糖原		—	β_2	分解
	脂肪组织			β	分解
	自主神经节	N_1	兴奋		
	肾上腺髓质		分泌(交感神经节前纤维)		—
	骨骼肌	N_2	收缩(运动神经)	β_2	收缩

第三节　传出神经系统药物作用的方式与药物分类

一、传出神经系统药物作用的方式

1. 直接作用于受体

药物直接与受体结合,结合后产生与乙酰胆碱或甲肾上腺素相似的作用,称激动药(拟似药),结合后产生与递质相反的作用称为阻断药(拮抗药)。

2. 影响递质

药物通过影响递质的转化、释放或贮存,产生拟似或拮抗递质的作用。如抗胆碱酯酶药新斯的明通过抑制胆碱酯酶的活性,阻碍乙酰胆碱的水解破坏,使其在突触间隙浓度增高而间接产生拟胆碱作用;麻黄碱和间羟胺除直接激动肾上腺素受体外,还可促进肾上腺素能神经末梢释放去甲肾上腺素而间接发挥拟肾上腺素作用;利血平阻碍去甲肾上腺素的摄取、贮存等环节,耗竭囊泡内递质而呈现抗肾上腺素能神经作用,表现降压效应。

二、传出神经系统药物的分类

传出神经系统药物的分类见表 5-2。

表 5-2　常用传出神经系统药物的分类

拟似药		拮抗药	
(一)胆碱受体激动药		(一)胆碱受体阻断药	
1. M、N 受体激动药	氨甲酰胆碱	1. M 受体阻断药	
2. M 受体激动药	毛果芸香碱	(1) 非选择性的 M 受体阻断药	阿托品
3. N 受体激动药	烟碱	(2) M_1 受体阻断药	哌仑西平
		2. N 受体阻断药	
(二)抗胆碱酯酶药	新斯的明	(1) N_1 受体阻断药	樟磺咪芬
		(2) N_2 受体阻断药	筒箭毒碱
(三)肾上腺素受体激动药			
1. α、β 受体激动药	肾上腺素　麻黄碱	(二)肾上腺素受体阻断药	
2. α 受体激动药		1. α 受体阻断药	
(1) α_1、α_2 受体激动药	去甲肾上腺素	(1) α_1、α_2 受体阻断药	酚妥拉明
(2) α_1 受体激动药	去氧肾上腺素	(2) α_1 受体阻断药	哌唑嗪
(3) α_2 受体激动药	可乐定	(3) α_2 受体阻断药	育亨宾
3. β 受体激动药		2. β 受体阻断药	
(1) β_1、β_2 受体激动药	异丙肾上腺素	(1) β_1、β_2 受体阻断药	普萘洛尔
(2) β_1 受体激动药	多巴酚丁胺	(2) β_1 受体阻断药	美托洛尔
(3) β_2 受体激动药	沙丁胺醇	3. α、β 受体阻断药	拉贝洛尔

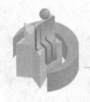

第六章
胆碱受体激动药和抗胆碱酯酶药

学习目标

【掌握】毛果芸香碱的药理作用、用途及用药注意事项。

【熟悉】新斯的明的药理作用、用途及用药注意事项。

【了解】毒扁豆碱、吡斯的明的作用特点及用途。

胆碱受体激动药(cholinoceptor agonists)与胆碱受体特异性结合,激动胆碱受体,产生与乙酰胆碱相类似效应。根据作用方式不同,又分为三大类:M、N 受体激动药,M 受体激动药和 N 受体激动药。

第一节　胆碱受体激动药

一、M 受体激动药

毛果芸香碱(pilocarpine,匹罗卡品)

【药理作用】激动 M 受体,产生 M 样作用。对眼和腺体的作用最明显。

(1) 对眼部的作用:① 缩小瞳孔。激动瞳孔括约肌上的 M 受体,使瞳孔括约肌收缩,瞳孔缩小。作用持续数小时。② 降低眼内压。房水是由睫状肌上皮细胞分泌及虹膜血管内的液体渗出而产生的,通过瞳孔流入前房,到达虹膜角膜角间隙,经小梁网流入巩膜静脉窦,最后进入血液循环。毛果芸香碱通过激动 M 受体,使瞳孔括约肌收缩,虹膜向中心拉紧,虹膜根部变薄,虹膜角膜角间隙扩大,房水易经小梁网流入巩膜静脉窦而降低眼压。③ 调节痉挛。兴奋睫状肌上的 M 受体,使睫状肌向瞳孔中心方向收缩,悬韧带松弛,晶状体变凸,屈光度增加而视远物模糊、视近物清楚,这一作用称为调节痉挛(见图 6-1)。

(2) 腺体:毛果芸香碱能激动腺体 M 受体,使腺体分泌增加,如皮下注射使唾液腺、汗腺分泌增加。

临床用于治疗青光眼,其中对由前房角间隙狭窄导致的闭角型青光眼疗效较好,对因小梁网及巩膜静脉窦变性或硬化的开角型青光眼也有一定疗效。可与扩瞳药交替使用治疗虹膜炎,防止虹膜与晶状体粘连。皮下注射能对抗胆碱受体阻断药中毒的外周症状。

【不良反应】局部应用副作用小,但滴眼浓度过高,将使睫状肌痉挛引起眼痛等症状。

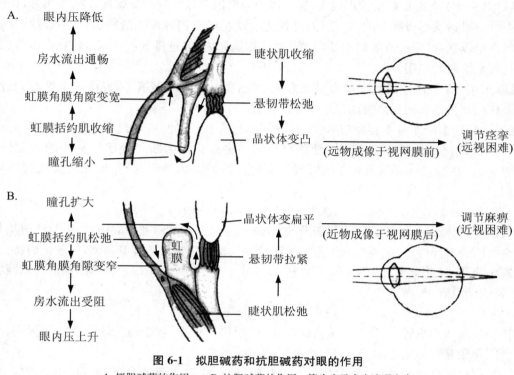

图 6-1　拟胆碱药和抗胆碱药对眼的作用

A:拟胆碱药的作用　　B:抗胆碱药的作用　　箭头表示房水流通方向

二、N 受体激动药

烟碱(nicotine,尼古丁)

由烟草中提取,可激动自主神经节 N_1 和神经肌肉接头处 N_2 胆碱受体,对 N 受体的作用呈双相性,故对 N 受体的作用表现小剂量激动、大剂量阻断 N 受体。由于烟碱作用广泛、复杂,故无临床实用价值,仅具有毒理学意义。

第二节　抗胆碱酯酶药

抗胆碱酯酶药是一类能抑制胆碱酯酶的活性,使 ACh 不易水解破坏,在体内大量蓄积而间接发挥拟胆碱作用的药物。分为两大类:易逆性抗胆碱酯酶药(如新斯的明)、难逆性抗胆碱酯酶药(如有机磷酸酯类)。

新斯的明(neostigmine)

【体内过程】本药为季铵类化合物,极性大,口服生物利用度低,一般口服量比注射量大 10

倍以上,不易透过血脑屏障及角膜,故对眼及中枢作用弱。

【药理作用】本药通过抑制胆碱酯酶的活性,使乙酰胆碱在体内大量蓄积而呈现 M、N 样作用,其特点为:① 兴奋骨骼肌作用强大,这是因为新斯的明除抑制胆碱酯酶发挥作用外,还能直接兴奋骨骼肌运动终板膜上的 N_2 受体,并促进运动神经末梢释放乙酰胆碱;② 对胃肠及膀胱平滑肌作用较强,可促进胃肠蠕动及增加膀胱逼尿肌张力,促进排气和排尿;③ 对心血管、腺体及支气管平滑肌的作用较弱。

【临床用途】临床用于治疗重症肌无力,手术后腹气胀和尿潴留,阵发性室上性心动过速,非去极化型肌松药和阿托品类药过量中毒的解救。

【不良反应】治疗量不良反应较少,过量可引起恶心、呕吐、心动过缓、呼吸困难和肌肉颤动,严重时可引起"胆碱能危象",使骨骼肌持久性去极化而阻断神经肌肉接头的正常传导,导致肌无力症状加重,严重者可引起呼吸肌麻痹。机械性肠梗阻、尿路梗死及支气管哮喘患者禁用。

毒扁豆碱(physostigmine)

又名依色林(eserine),其作用与新斯的明相似,为易逆性抗胆碱酯酶药,口服及注射均易吸收。全身用药选择性低,主要局部滴眼用于眼科。其作用与毛果芸香碱相似,但较强而持久,表现为缩小瞳孔、降低眼压、调节痉挛,可维持 1~2 d。主要治疗青光眼。本品滴眼后易致睫状肌痉挛,常引起眼痛、头痛等。

吡斯的明(pyridostigmine)

作用较新斯的明弱,起效慢而维持时间长,但副作用较少,主要用于治疗重症肌无力、手术后腹气胀和尿潴留。尤适用于不能耐受新斯的明的患者。

同类药物还有依酚氯铵、安贝氯铵、加兰他敏、他克林等,后两个药物尚可用于治疗轻、中度阿尔茨海默病。

【本章用药注意事项】(1)应用毛果芸香碱、毒扁豆碱治疗青光眼前,要测量和记录患者用药前后眼内压,并告诫滴眼时应同时压迫内眦,防止药物通过鼻泪管吸收中毒。

(2)应用新斯的明、吡斯的明治疗重症肌无力时应观察肌张力大小、肌肉疲劳程度、吞咽能力等,鼓励患者按医嘱坚持治疗,并监测心率,如心动过缓者先用阿托品使心率增加至 80 次/min 后再用本品。注意剂量个体化并记录给药次数,监测肌肉疲劳发生的次数,测定肌张力恢复状况,掌握患者手的握力、眼睑是否下垂、吞咽能力、有无呼吸麻痹,以便调整剂量,以达到疗效而不发生胆碱能危象。

(3)新斯的明不宜与氨基糖苷类抗生素、利多卡因、多黏菌素、林可霉素等合用,因上述药物均作用于神经肌接头使骨骼肌张力下降,从而拮抗新斯的明兴奋骨骼肌的作用。

※ 常用制剂与用法 ※

硝酸毛果芸香碱　滴眼剂:1%~2%。滴眼用,用药次数按病情而定。注射剂:5 mg/ml、10 mg/2 ml。治疗阿托品类中毒,1 次 5~10 mg,皮下注射。

溴化新斯的明　片剂:15 mg。1 次 15 mg,3 次/d。

甲基硫酸新斯的明　注射剂:0.5 mg/ml、1 ml/2 ml。1 次 0.5~1 mg,肌肉注射或皮下注射。

溴化吡斯的明　片剂:60 mg。1 次 60 mg,3 次/d。

水杨酸毒扁豆碱　滴眼液:0.25%。滴眼,次数按需要而定。

氢溴酸加兰他敏　片剂:5 mg。1 次 10 mg,3 次/d。注射剂:2.5 mg/ml、5 ml/ml。1 次 2.5~10 mg,1 次/d,肌内注射。

第七章
胆碱受体阻断药

学习目标

【掌握】阿托品的药理作用、用途、不良反应及用药注意事项。

【熟悉】东莨菪碱、山莨菪碱的作用特点及用途。

【了解】其他抗胆碱药的作用和用途。

胆碱受体阻断药（cholinoceptor blocking drugs）能与胆碱受体特异性结合，阻断 ACh 或拟胆碱药与胆碱受体结合，从而产生抗胆碱作用的药物。根据对 M、N 受体作用选择性的不同，分为 M 受体阻断药和 N 受体阻断药。

第一节　M 受体阻断药

一、阿托品及其类似生物碱

阿托品类生物碱主要包括阿托品、东莨菪碱和山莨菪碱，来自茄科植物，如颠茄、莨菪、曼陀罗和洋金花等植物中提取的生物碱。

阿托品（atropine）

【体内过程】阿托品口服吸收迅速，1 h 后作用达高峰，$t_{1/2}$ 约 4 h，作用可持续 3～4 h。肌内注射或静脉给药后，起效及达峰时间更快及较短。眼科局部使用，作用可维持 72 h 或更久。本药全身分布，可透过血脑屏障及胎盘。80％以上阿托品从肾排泄，其中约 50％为原形药物，其余为水解物和葡萄糖醛酸结合的代谢产物，仅少量随乳汁和粪便排出。

【药理作用】选择性阻断 M 受体，拮抗乙酰胆碱或拟胆碱药对 M 受体的激动作用。阿托品作用广泛，作用强度因用药剂量、各效应器官的敏感性不同而异，可依次表现为对腺体、眼、平滑肌、心血管、中枢的作用（见表 7-1）。

表 7-1　阿托品作用与剂量关系

剂量	作　用
0.5 mg	轻度心率减慢,轻度口干和汗腺分泌减少
1.0 mg	口干、口渴感、心率加快,有时心率可先减慢,轻度扩瞳
2.0 mg	心率明显加快、心悸、明显口干、扩瞳和调节麻痹
5.0 mg	上述所有症状加重、说话和吞咽困难、不安、疲劳、头痛、皮肤干燥、发热、排尿困难和肠蠕动减少
10.0 mg	上述所有症状加重、脉细速、瞳孔极度扩大、极度视力模糊,皮肤红、热、干,激动,出现幻觉、瞻妄和昏迷

(1) 抑制腺体的分泌。小剂量(0.3～0.5 mg)即抑制腺体分泌,对唾液腺及汗腺抑制作用最强,引起口干、皮肤干燥,大剂量因抑制出汗而使体温升高。剂量增大,呼吸道腺体的分泌也明显减少,较大量还可抑制胃液分泌,但对胃酸分泌影响较小,因胃酸的分泌还受体液因素的调节。

(2) 对眼部的作用:

① 扩瞳。阻断瞳孔括约肌上的 M 受体,使瞳孔括约肌松弛,而使去甲肾上腺素能神经支配的瞳孔开大肌功能占优势,故瞳孔扩大。

② 升高眼压。由于瞳孔扩大,虹膜退向外缘,虹膜根部变厚,前房角间隙变窄,阻碍房水流入巩膜静脉窦而使眼压升高。

③ 调节麻痹。阻断睫状肌 M 受体,使睫状肌松弛而退向外缘,悬韧带拉紧,晶状体扁平,屈光度降低,视近物模糊不清,只适于看远物,此即为调节麻痹(见图 6-1)。

(3) 松弛内脏平滑肌。阿托品能松弛多种内脏平滑肌,其作用强度与平滑肌的功能状态有关,对过度活动或痉挛的平滑肌其松弛作用最明显。其中对胃肠道平滑肌作用最强,对膀胱逼尿肌作用较强,可减轻膀胱刺激症状,但对支气管、胆道、输尿管平滑肌的解痉作用较弱,对子宫平滑肌无明显影响。

(4) 兴奋心脏。较大量的阿托品(1～2 mg)可阻断心脏 M 受体,解除迷走神经对心脏的抑制作用,心率加快,传导加速。

(5) 扩张血管。一般治疗量的阿托品对血管无明显影响,大剂量阿托品扩张外周血管,解除小血管痉挛,改善微循环,缓解组织缺氧状态,增加组织血流灌注。此作用与阻断 M 受体无关,可能是机体对阿托品引起的体温升高后的代偿性散热反应,也可能是阿托品直接扩血管所致。

(6) 兴奋中枢神经系统。一般剂量(0.5 mg)对中枢神经系统作用不明显,较大剂量(1～2 mg)可轻度兴奋延髓呼吸中枢,剂量再加大(3～5 mg)可出现烦躁不安、多言、谵妄等症状,中毒剂量可产生幻觉、运动失调、惊厥,严重时可由兴奋转入抑制,出现昏迷及呼吸麻痹,最后死于循环与呼吸衰竭。

【临床用途】(1) 缓解各种内脏绞痛。其中对胃肠绞痛、膀胱刺激症状疗效较好,但对胆绞痛及肾绞痛疗效较差,应与镇痛药合用。

(2) 抑制腺体分泌。治疗严重盗汗和流涎症。也用于全身麻醉前给药,以减少呼吸道腺体及唾液腺的分泌,防止分泌物阻塞呼吸道及吸入性肺炎的发生。

(3) 眼科:

① 0.5%～1%阿托品溶液滴眼,治疗虹膜睫状体炎,能松弛虹膜括约肌和睫状肌,使之充

分休息,有利于炎症消退;尚可与缩瞳药交替应用,防止虹膜与晶状体粘连。

② 验光配镜、眼底检查,但因扩瞳及调节麻痹持续时间长,视力恢复慢,现已少用,只有儿童验光用之,临床已被作用较短的后马托品、新福林等取代。

(4) 治疗缓慢型心律失常。如窦性心动过缓、房室传导阻滞。

(5) 抗休克。用于感染性休克的治疗,使用大剂量的阿托品,可解除小血管痉挛,改善微循环。

(6) 解救有机磷酸酯类中毒(详见第四十二章解毒药)。

【不良反应及注意事项】(1) 副作用。治疗量常见口干、皮肤干燥、潮红、心悸、视近物不清、体温升高、排尿困难等,停药后可自行消失,无需特殊处理。

(2) 中毒反应。用量过大(超过 5 mg)时除上述症状加重外,还可出现中枢神经系统兴奋症状,表现为烦躁不安、幻觉、谵妄、呼吸加快甚至惊厥,严重者出现昏迷及呼吸麻痹。

(3) 注意事项:

① 青光眼、前列腺增生患者禁用,老年人、心动过速者慎用。

② 注意用药反应:Ⅰ. 抗休克时,先补足血容量再用药,对于休克患者伴有高热或心率加快者不宜使用。Ⅱ. 病人口干时,可用冷开水含嗽。Ⅲ. 滴眼时,用手指压迫内眦,防止药经鼻黏膜吸收入血;嘱咐病人避免光线对眼的刺激,在室外可配戴深色镜以保护眼睛。Ⅳ. 多饮水和多食高纤维素食物,以防尿潴留和便秘。

③ 阿托品极量:口服,一次 1 mg,1 日 3 mg;皮下注射或静脉注射,一次 2 mg。阿托品最小致死量成人为 80~130 mg,儿童为 10 mg。有机磷中毒病人对阿托品耐受性增大,用药量一般都超过极量。用药前应做好查对,以免误用中毒。对用大剂量阿托品患者,应备好解救药品,以便发生中毒时及时抢救。

④ 阿托品中毒解救:主要措施是消除毒物和对症治疗。如属口服中毒可洗胃、导泻,加快毒物排泄。对外周症状可用胆碱受体激动药毛果芸香碱、毒扁豆碱或新斯的明等对抗,对中枢兴奋症状可用地西泮等治疗。如有呼吸抑制,可采用人工呼吸和吸氧等措施抢救。对于高热病人可用冰袋及酒精擦浴以降低体温。

山莨菪碱(anisodamine)

山莨菪碱人工合成品称为 654-2,其阻断 M 受体作用与阿托品相似,较弱。能选择性地解除内脏平滑肌和血管痉挛。用于解痉止痛、抗休克和血管痉挛性疾病,如脑血管痉挛等。本品因不易透过血脑屏障,对中枢作用不明显。

东莨菪碱(scopolamine)

本药与阿托品作用相似,抑制腺体分泌、扩瞳及调节麻痹作用较阿托品强,对心血管作用较弱;易通过血脑屏障,对中枢神经系统有较强的抑制作用。随剂量增大,可引起镇静、催眠,甚至浅麻醉状态,此外还兴奋呼吸中枢。用于麻醉前给药、防治晕动病、帕金森病。

二、阿托品合成代用品

本类药物与阿托品作用相似,但副作用较少,共分两类:一类是扩瞳药,主要用于扩瞳检查眼底和验光;另一类是解痉药,主要用于解除胃肠痉挛和抑制胃酸分泌(见表 7-2)。

表7-2　阿托品合成代用品

分类	药　物	作用特点	临床用途
合成扩瞳药	后马托品（homatropine）	对眼部作用与阿托品相似，但扩瞳及调节麻痹作用起效快，持续时间短（1～2 d）	代替阿托品扩瞳做眼底检查，验光
	托吡卡胺（tropicamide）	扩瞳及调节麻痹作用较后马托品强、快、短（4～6 h）	做眼底检查、验光
合成解痉药	丙胺太林（propantheline，普鲁本辛）	对胃肠 M 受体选择性高，解痉及抑制胃液分泌作用强而持久	胃、十二指肠溃疡，胃肠绞痛及妊娠呕吐
	贝那替秦（benactyzine，胃复康）	解除平滑肌痉挛，抑制胃液分泌作用较强，还具有安定作用	适用于伴有焦虑症的胃溃疡，胃肠炎及膀胱刺激征

第二节　N 受体阻断药

一、N₁ 受体阻断药

N$_1$ 受体阻断药又称神经节阻断药，能竞争性阻断神经节细胞的 N$_1$ 受体，从而阻断神经冲动在植物神经节中的传递。临床常用的药物有美加明（mecamylamine）和樟磺咪吩（trimetaphan camsilate），本类药物对交感神经节和副交感神经节都有阻断作用，作用选择性低，过去曾用于高血压急症的治疗，但由于不良反应多而严重，现已被其他降压药取代。目前主要有樟磺咪吩在外科手术中用于控制血压，以减少手术区出血。

二、N₂ 受体阻断药

N$_2$ 受体阻断药是一类选择性地与神经肌接头运动终板膜上的 N$_2$ 受体结合，阻断神经冲动向肌肉传递，导致骨骼肌松弛，又称肌松药。临床主要作为全身麻醉的辅助用药。根据作用机制的不同可分为去极化型肌松药与非去极化型肌松药两大类。

1. 去极化型肌松药

琥珀胆碱（succinylcholine，司可林）

【作用与用途】本药与 N$_2$ 受体结合，产生与 ACh 相似但较持久的去极化作用，使骨骼肌运动终板膜对乙酰胆碱的敏感性降低，从而松弛骨骼肌。作用特点为：① 起效快，维持时间短，静注 1 min 出现肌肉松弛作用，5 min 内肌肉松弛作用消失；② 用药后出现短暂的肌束颤动，连续用药易产生快速耐受性；③ 胆碱酯酶抑制药不能拮抗其肌松作用，因为新斯的明抑制胆碱酯酶，反而能加强肌松作用。

临床主要用于：气管内插管、气管镜、食管镜、胃镜等各种检查的短时操作，以便顺利插管。

静脉滴注也可用于较长时间的手术,作辅助麻醉,以减少麻醉药用量,提高手术的安全性。

【不良反应】常见术后肌痛、血钾升高、过量引起呼吸肌麻痹,一旦出现应立即进行人工呼吸,禁用新斯的明解救。青光眼、白内障晶状体摘除术者禁用。

2. 非去极化型肌松药

筒箭毒碱(d-tubocurarine)

【作用与用途】本药与运动终板膜上的 N_2 受体结合,竞争性阻断 Ach 对 N_2 受体的激动作用而松弛骨骼肌。其特点为:① 肌松前无肌束震颤;② 胆碱酯酶抑制药可对抗其作用,过量中毒可用新斯的明解救。临床主要作为外科麻醉的辅助用药。③ 促进体内组胺的释放,并有神经节阻断作用,引起支气管收缩,心率减慢,血压下降,大剂量引起呼吸麻痹,故临床上已较少应用。临床应用较多的是泮库溴胺(pancuronium)和维库溴胺(vecuronium)等药物。

【不良反应】可致短暂的血压下降、支气管痉挛,故支气管哮喘、重症肌无力及严重休克患者禁用。

※ 常用制剂与用法 ※

硫酸阿托品　片剂:0.3 mg。1 次 0.3～0.6 mg,3 次/d。注射剂:0.5 mg/ml、1 mg/ml、5 mg/ml。0.5～1 mg/次,皮下、肌内注射或静脉注射。治疗感染性休克、有机磷酸酯类中毒及锑剂所致的阿-斯综合征时,剂量不受此限。

氢溴酸东莨菪碱　片剂:0.3 mg。1 次 0.3～0.6 mg,3 次/d。注射剂:0.3 mg/ml、0.5 mg/ml。0.3～0.5 mg/次,肌内注射或皮下注射。

氢溴酸山莨菪碱　片剂:5 mg、10 mg。1 次 5～10 mg,3 次/d。注射剂:10 mg/ml、20 mg/ml。5～10 mg/次,肌内注射或静脉注射。

氢溴酸后马托品　滴眼剂:1%～2%。滴眼。

托吡卡胺　滴眼液:0.5%～1%。滴眼。扩瞳用 0.5%,验光用 1%。

溴丙胺太林　片剂:15 mg。15 mg/次,3 次/d。

贝那替秦　片剂:1 mg。1 mg/次,3 次/d。

氯化琥珀胆碱　注射剂:50 mg/ml。1～2 mg/kg,静脉注射。

氯化筒箭毒碱　注射剂:1 mg/ml。首次 6～9 mg,静脉注射,重复给药时用量减半。

泮库溴胺　注射剂:2 mg/2 ml。首次 0.1～0.15 mg/kg,静脉注射,重复给药时用量减半。

维库溴胺　注射剂:2 mg/2 ml。以所附溶剂溶解,静脉注射。

第八章
肾上腺素受体激动药

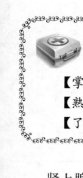

学习目标

【掌握】肾上腺素、异丙肾上腺素、多巴胺的作用、用途、不良反应及用药注意事项。

【熟悉】麻黄碱、间羟胺的作用特点、用途及用药注意事项。

【了解】去甲肾上腺素、去氧肾上腺素的作用特点、用途及用药注意事项。

肾上腺素受体激动药(adrenocepter agnoist)能与肾上腺素受体结合并激动该受体,产生肾上腺素样作用。

本类药物包括肾上腺素、去甲肾上腺素、异丙肾上腺素、多巴胺等,都含有儿茶酚胺结构,易被甲基转移酶(COMT)和单胺氧化酶(MAO)迅速水解破坏,作用时间短暂。

根据药物对受体选择性的作用不同分为三类:① α、β受体激动药;② α受体激动药;③ β受体激动药。

第一节　α、β受体激动药

肾上腺素(adrenaline,AD)

肾上腺素是肾上腺髓质的主要激素。药用肾上腺素可从家畜肾上腺提取或人工合成。

【药理作用】肾上腺素主要激动 α 和 β 受体,产生 α 和 β 型效应。

(1)兴奋心脏。激动心脏 β_1 受体,使心肌收缩力增强,心率加快,房室传导加速,心输出量增加;同时能激动 β_2 受体,舒张冠状血管,改善心肌的血液供应。但是在提高自律性、传导性和收缩性的同时,提高了心肌耗氧量,对心脏功能不全和心肌缺血缺氧的患者不利;剂量过大易引起心律失常,甚至心室颤动。

(2)对血管的影响。对血管的作用因受体分布的类型和密度不同而异。① 皮肤、黏膜、内脏血管的 α_1 受体支配占优势,故呈显著的收缩反应;而冠状血管及骨骼肌血管的 β_2 受体支配占优势,故呈明显的舒张反应。② 肾上腺素主要作用于肾上腺素受体密度高的小血管,如小动脉和毛细血管前括约肌;对肾上腺素受体密度低的静脉及大动脉作用较弱。

(3)对血压的影响。肾上腺素对血压的作用与剂量有关。① 治疗量的肾上腺素,由于激动心脏的 β_1 受体,使心肌收缩力增强,心输出量增加,故收缩压升高;但因激动 β_2 受体,骨骼肌血管的扩张作用抵消或超过了皮肤、黏膜和内脏血管的收缩作用,故使舒张压不变或稍下降,脉压增大。② 大剂量的肾上腺素除强烈兴奋心脏外,还可使血管平滑肌的 α_1 受体占优势,外周阻力显著增高,使收缩压及舒张压均升高(见图 8-1)。

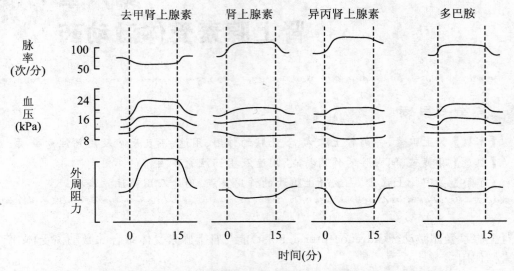

图 8-1 静脉注射肾上腺素受体激动药对心血管系统作用示意图

(4) 扩张支气管。激动支气管平滑肌上的 β_2 受体,发挥强大的舒张作用;并能抑制肥大细胞释放过敏递质;还可收缩支气管黏膜血管,有利于减轻黏膜充血水肿。

(5) 促进代谢。激动 α 和 β_2 受体,促进糖原和脂肪的分解,使血糖升高,血中游离脂肪酸增加。

【临床用途】(1) 心脏骤停。对麻醉和手术意外、药物中毒、溺水、急性传染病等引起的心脏骤停,可用肾上腺素静注或心内注射。以兴奋心脏、恢复窦性心律的同时,要进行有效的心脏按压、人工呼吸和纠正酸中毒等治疗。对电击伤所致的心脏骤停,应配合电除颤或利多卡因除颤后再用肾上腺素。现临床多使用新三联针(肾上腺素、阿托品各 1 mg,利多卡因 100 mg)。

(2) 过敏性休克。肾上腺素通过兴奋心脏、收缩血管、升高血压、舒张支气管平滑肌、抑制过敏递质的释放,能迅速缓解过敏性休克的症状。临床为治疗过敏性休克的首选药。

(3) 支气管哮喘。控制哮喘急性发作,皮下或肌肉注射能于数分钟内起效。

(4) 局部止血。用浸有 0.1% 肾上腺素的纱布或棉球填塞局部,用于鼻黏膜或牙龈出血。

(5) 与局麻药配伍。在局麻药液中加入少量的肾上腺素,可收缩局部血管,延缓局麻药的吸收,延长局麻作用的时间,同时减少吸收中毒。一般局麻药液中肾上腺素的浓度为 1:250 000,一次用量不超过 0.3 mg。但在肢体远端部位如手指、足趾、耳部、阴茎等处手术时,局麻药中不加肾上腺素,以免引起局部组织坏死。

【不良反应】治疗量偶见心悸、头痛、烦躁、面色苍白、出汗等。剂量过大或静注过快出现血压骤升而致脑出血、心律失常甚至心室纤颤。器质性心脏病、高血压、冠心病、甲状腺功能亢进和糖尿病患者禁用,老年人慎用。

麻黄碱(ephedrine)

麻黄碱是从中药麻黄中提取的生物碱,现已人工合成。

【药理作用】直接激动 α、β 受体,并可促进去甲肾上腺素能神经末梢释放 NA 而间接发挥作用。特点为:① 化学性质稳定,可口服给药;② 对心脏、血管、支气管平滑肌的作用与肾上腺素相似,但作用弱、缓慢、持久;③ 中枢兴奋作用较强;④ 易产生快速耐受性。

【临床用途】① 防治腰麻和硬脊膜外腔麻醉所致的低血压;② 某些变态反应性疾病及鼻黏膜充血肿胀引起的鼻塞(用 0.5%～1% 溶液滴鼻);③ 用于预防支气管哮喘发作和轻症的治疗。

【不良反应】主要表现为中枢神经系统兴奋症状,如头痛、不安、失眠、震颤等。器质性心脏病、高血压患者禁用。

多巴胺(dopamine,DA)

多巴胺是去甲肾上腺素生物合成的前体,药用的是人工合成品。

【药理作用】激动 α、β 受体和外周多巴胺受体,并促进去甲肾上腺素能神经末梢释放 NA,间接发挥拟肾上腺素的作用。

(1) 兴奋心脏。激动心脏 β_1 受体,使心肌收缩力增强,心输出量增加,但对心率影响小,较少引起心律失常。

(2) 对血管的作用。治疗量的 DA 激动多巴胺受体,使肾、肠系膜和冠状血管扩张;大剂量激动 α_1 受体,使皮肤、黏膜、骨骼肌血管收缩。

(3) 升高血压。治疗量的 DA 使收缩压升高、舒张压不变或略升高。大剂量激动 α 受体,使收缩压及舒张压均升高。

(4) 扩张肾血管。治疗量的 DA 激动肾脏多巴胺受体,扩张肾血管,增加肾血流量而改善肾功能;多巴胺尚能直接抑制肾小管重吸收 Na^+,排钠利尿。大剂量时则兴奋肾脏 α 受体,使肾血管收缩,肾血流量减少。

【临床用途】(1) 抗休克。如感染性、心源性、出血性休克等,特别适用于伴有心肌收缩力减弱、尿量减少的休克患者,为临床常用的较理想的抗休克药。

(2) 用于急性肾衰竭。常与利尿药合用。

【不良反应】治疗量不良反应较轻,剂量过大或滴速过快可出现心动过速、头痛、心律失常和肾功能下降等。

第二节　α 受体激动药

去甲肾上腺素(noradrenaline,NA)

去甲肾上腺素是去甲肾上腺素能神经末梢释放的递质,也可由肾上腺髓质少量分泌。药用去甲肾上腺素为人工合成品。

【药理作用】主要激动 α 受体,对 β_1 受体有较弱的兴奋作用,对受体 β_2 几乎无作用。

(1) 收缩血管。激动 α_1 受体,除冠状血管扩张外,全身小动脉、小静脉均收缩,以皮肤、黏膜血管收缩最明显,其次是肾血管。

(2) 兴奋心脏。激动心脏的 β_1 受体,使心肌收缩力增强、心率加快、传导加速,心输出量增加。但在整体情况下,因血压升高反射性地兴奋迷走神经而减慢心率。

（3）升高血压。小剂量静脉滴注时因兴奋心脏、增加心输出量,收缩血管作用不甚明显,故收缩压升高,而舒张压不明显升高。较大剂量时因血管强烈收缩、增加外周阻力,故收缩压及舒张压均升高。

【临床用途】（1）药物中毒引起的低血压,可用于中枢抑制药如氯丙嗪过量引起的低血压。

（2）治疗上消化道出血,用本品 1～3 mg 稀释后口服,收缩食管和胃黏膜局部血管而产生止血作用。

（3）抗休克,仅用于多种休克早期引起的低血压,如神经源性休克、过敏性休克、感染性休克,以保证心、脑等重要器官的血液供应。但因 NA 易引起急性肾衰竭,故已被间羟胺取代用于抗休克。

【不良反应及禁忌证】（1）局部组织缺血坏死。静脉滴注时间过长、浓度过高或药液漏出血管外,引起局部血管强烈收缩而致局部组织缺血坏死。

（2）肾衰竭。剂量过大或滴注时间过长,使肾血管强烈收缩,肾血流量减少,出现少尿、无尿或肾实质性损伤。

禁用于高血压、动脉硬化、器质性心脏病、少尿、尿闭者。

间羟胺（metaraminol；阿拉明,aramine）

为人工合成拟肾上腺素药,既可直接激动 α 受体,又可促进肾上腺素能神经末梢释放递质而间接发挥作用。其主要特点是:收缩血管、升压作用较 NA 弱而持久,对心率影响小,很少引起心律失常;对肾血管收缩作用弱,较少引起急性肾衰;化学性质稳定,使用方便,可静注或静滴又可肌注。故临床上常将其作为去甲肾上腺素的代用品,用于各种休克的早期治疗及防治低血压。

去氧肾上腺素（phenylephine,苯肾上腺素；neosynephrine,新福林）

本品直接激动 α_1 受体,收缩血管,升高血压,并通过迷走神经反射性地使心率减慢,临床用于治疗室上性阵发性心动过速。去氧肾上腺素还能激动瞳孔开大肌的 α_1 受体,使开大肌收缩而产生扩瞳作用。与阿托品比较,其扩瞳作用弱、起效快、维持时间短,一般不升高眼压及不引起调节麻痹,临床常用 2.5% 溶液滴眼,作为快速短效的扩瞳药用于眼底检查。

第三节　β受体激动药

异丙肾上腺素（isoprenaline,喘息定）

异丙肾上腺素为人工合成品,其化学结构是 NA 氨基上的氢原子上被异丙基所取代。

【药理作用】主要激动 β 受体,对 β_1 和 β_2 受体选择性低,对 α 受体几无作用。以下为三类肾上腺素受体激动药的作用比较（见表 8-1）。

表 8-1　肾上腺素受体激动药分类及其基本作用比较

分类	药物	对不同肾上腺素受体作用的比较			作用方式	
		α 受体	β₁ 受体	β₂ 受体	直接作用于受体	释放递质
α、β 受体激动药	肾上腺素	++++	+++	+++	+	
	多巴胺	+	++	±	+	+
	麻黄碱	++	++	++	+	+
α 受体激动药	去甲肾上腺素	+++	+++	±	+	
	间羟胺	++	+		+	+
	去氧肾上腺素	++	±	±	+	±
β 受体激动药	异丙肾上腺素	—	+++	+++	+	

（1）兴奋心脏。激动心脏 β₁ 受体，使心肌收缩力增强，心率加快，传导加速，心输出量增加。与肾上腺素比较，本品对窦房结的作用较强，而对异位起搏点影响小，故较少引起心律失常。

（2）扩张血管。激动骨骼肌、冠状血管 β₂ 受体，使血管扩张，外周阻力下降，但对肾和肠系膜血管的扩张作用较弱。

（3）对血压的影响。由于心输出量增加和外周阻力下降，故使收缩压升高而舒张压下降，脉压差增大（见表 8-1）。

（4）扩张支气管。激动支气管平滑肌上的 β₂ 受体，并抑制过敏递质的释放而舒张支气管平滑肌，特别对痉挛状态的支气管平滑肌作用更明显。扩张支气管作用比肾上腺素强。

（5）促进代谢。促进糖原和脂肪的分解，使血糖和血中游离脂肪酸浓度升高，组织耗氧量增加。其升高血糖作用较肾上腺素弱。

【临床用途】（1）心脏骤停。主要用于窦房结功能衰竭、心室自身节律缓慢或高度房室传导阻滞而引发的心脏骤停，常与间羟胺、阿托品合用于心内注射，以兴奋心脏，使停搏的心脏恢复跳动。

（2）房室传导阻滞。治疗房室传导阻滞，以加速心脏传导，采用舌下含服或静脉滴注。

（3）支气管哮喘。用于控制支气管哮喘的急性发作，常采用舌下给药或气雾吸入，作用快速有效。

（4）抗休克。适用于低心排血量、高外周阻力型的感染性的休克，但应注意补充血容量。但异丙肾上腺素对内脏血管的舒张作用较弱，改善组织微循环障碍的作用不明显，同时能明显加快心率及增加心肌耗氧量，对休克不利，故目前临床已少用。

【不良反应】常见有心悸、头痛，剂量过大可引起心律失常和诱发加剧心绞痛。久用可产生耐受性。禁用于冠心病、心肌炎及甲状腺功能亢进症的患者。

多巴酚丁胺（dobutamine）

多巴酚丁胺选择性激动 β₁ 受体，可使心肌收缩力增强，心排血量增加，对心率影响不明显。主要用于心肌梗死并发的心功能不全（详见第二十一章抗慢性心功能不全药物）。

沙丁胺醇（salbutamol，舒喘灵）和特布他林（terbutaline，间羟舒喘宁）

两药均选择性激动 β₂ 受体，使支气管平滑肌松弛，解除支气管平滑肌痉挛。对 β₁ 受体影响较弱,主要用于支气管哮喘(详见第二十五章作用于呼吸系统药物)。

【本章药物用药注意事项】(1)用药过程中监测患者的血压、心率、脉搏,注射肾上腺素后应进行监护,观察药物疗效及不良反应情况。多巴胺静脉滴注时应完全溶于静滴液中,从慢速开始逐渐增加滴速,最大滴速为 $75\sim100~\mu g/min$。不宜与碱性药物配伍。

(2)NA 不宜皮下、肌内注射,只能加入到葡萄糖液中稀释后缓慢静脉滴注,严格控制点滴速度,以每分钟滴入 $4\sim8~\mu g$ 为宜。静注后 8 h 内,每隔 1 h 观察一次局部反应,严防药液外漏。一旦发现药液外漏、皮肤苍白,应立即更换注射部位,局部热敷,用普鲁卡因或 α 受体阻断药作局部浸润注射。注意观察血压和尿量变化,收缩压维持在 12 kPa(90 mmHg)为宜,尿量至少保持在 25 ml/h 以上。

(3)使用异丙肾上腺素时,应严格控制剂量,剂量过大使心肌耗氧量过度增加,易致心动过速及心室颤动,特别是对缺氧的支气管哮喘患者更应注意。故用药后密切观察心率变化,以维持心率在 110 次/min 以下为宜。

(4)告诉患者反复用麻黄碱后可出现快速耐受性,切勿自行加量。为减轻中枢兴奋症状,可加用镇静催眠药,尽量勿在睡前服用麻黄碱。

※ 常用制剂与用法 ※

盐酸肾上腺素　注射剂:1 mg/ml。$0.25\sim1$ mg/次,皮下注射或肌肉注射,也可用生理盐水稀释后静脉注射,必要时可做心室内注射。

盐酸麻黄碱　片剂:25 mg。3 次/d。注射剂:30 mg/ml。$15\sim30$ mg/次,皮下注射或肌内注射。

盐酸多巴胺　注射剂:20 mg/2 ml。20 mg/次,稀释后缓慢静脉滴注。

重酒石酸去甲肾上腺素　注射剂:2 mg/ml,10 mg/2 ml。$1\sim2$ mg 稀释后静脉滴注。

重酒石酸间羟胺　注射剂:10 mg/ml,50 mg/5 ml。$10\sim20$ mg/次,肌内注射;$20\sim40$ mg 稀释后静脉滴注。

盐酸去氧肾上腺素　注射剂:10 mg/ml。$5\sim10$ mg/次,肌肉注射;$10\sim20$ mg 稀释后静脉滴注。滴眼液:2.5%。滴眼。

盐酸异丙肾上腺素　片剂:10 mg。10 mg/次。3 次/d,舌下含化。气雾剂:0.25%。$0.1\sim0.4$ mg/次,喷雾吸入。

硫酸异丙肾上腺素　注射剂:1 mg/2 ml。$0.5\sim1$ mg/次,稀释后静脉滴注。

第九章
肾上腺素受体阻断药

肾上腺素受体断断药（adrenoceptor blocking drugs）能与肾上腺素受体结合却没有效应力，从而产生拮抗效应。根据药物对受体选择性不同，可分为 α 受体阻断药、β 受体阻断药和 α、β 受体阻断药三大类。

第一节　α 肾上腺素受体阻断药

α 受体阻断药能选择性地与 α 受体结合，本身不激动或较少激动 α 受体，却能妨碍肾上腺素受体激动药与 α 受体结合，从而产生抗肾上腺素作用。α 受体阻断药能将肾上腺素的升压作用翻转为降压，这个现象称为"肾上腺素作用的翻转"（adrenaline reversal），因为 α 受体阻断药选择性阻断了与血管收缩有关的 α 受体，留下与血管舒张有关的 β 受体，所以 α 及 β 受体激动药肾上腺素的血管收缩作用被取消，而血管舒张作用得以充分地表现出来，导致血压下降。对于主要作用于 α 受体的去甲肾上腺素，它们只能取消或减弱其升压效应而无"翻转作用"。对于主要作用于 β 受体的异丙肾上腺素的降压作用则无影响（见图 9-1）。

根据对受体选择性的不同，将 α 受体阻断药分为：① α₁、α₂ 受体阻断药；② α₁ 受体阻断药；③ α₂ 受体阻断药。

一、α₁、α₂ 受体阻断药

α₁、α₂ 受体阻断药对 α 受体无选择性，根据药物作用持续时间的长短，将 α 受体阻断药分为短效和长效两类。

1. 短效类受体阻断药

本类药物与 α 受体结合力较弱，易于解离，因此作用温和，持续时间短。

酚妥拉明（phentolamine）和妥拉唑啉（tolazoline）

酚妥拉明，又名瑞吉亭（regitine）。

【体内过程】酚妥拉明生物利用度低，口服效果仅为注射给药的 20％。口服后 30 min 血药浓度达峰值，作用维持时间约 3～6 h；肌内注射作用维持 30～45 min。大多以无活性的代谢物从尿中排泄。妥拉唑啉口服吸收缓慢，排泄较快，以注射给药为主。

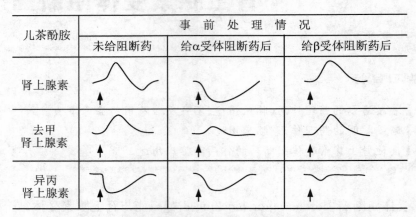

图 9-1　给予肾上腺素受体阻断药前后儿茶酚胺对犬血压的影响

【药理作用】选择性阻断 α 受体。

（1）对血管作用。静脉注射能使血管舒张，血压下降，对静脉和小静脉的 α 受体阻断作用比其对小动脉作用强，使肺动脉和外周血管阻力降低。其机制主要是阻断血管平滑肌上的 α_1 受体和直接松弛血管平滑肌而使血管舒张。

（2）对心脏的作用。对心脏有兴奋作用，使心肌收缩力加强，心率加快，心排出量增加。这种兴奋作用一方面由于血管舒张，血压下降，反射性引起；另一方面是因为阻断神经末梢突触前膜 α_2 受体，从而促进 NA 释放的结果。

（3）其他。有拟胆碱作用，使胃肠平滑肌兴奋；有组胺样作用，使胃酸分泌增加。酚妥拉明可引起皮肤潮红。妥拉唑啉可增加唾液腺、汗腺分泌。

【临床用途】（1）外周血管痉挛性疾病，如肢端动脉痉挛性疾病等。

（2）在静脉滴注去甲肾上腺素发生外漏时，可用酚妥拉明 10 mg 或妥拉唑啉 25 mg 溶于 10～20 ml 生理盐水中，作皮下浸润注射。也可用于肾上腺素等拟交感胺药物过量所致的高血压。

（3）肾上腺嗜铬细胞瘤。酚妥拉明能降低肾上腺嗜铬细胞瘤所致的高血压，用于肾上腺嗜铬细胞瘤的鉴别诊断，其骤发高血压危象以及手术前的准备。

（4）抗休克。通过兴奋心脏、增加心输出量，舒张血管，改善微循环而增加组织灌流量，并能降低肺循环阻力，防止肺水肿的发生。适用于感染性、神经源性休克，用药前宜先补充血容量。

（5）心肌梗死及充血性心脏病所致的心力衰竭。应用酚妥拉明可扩张血管，降低外周阻力；使心脏后负荷明显降低、左室舒张末压与肺动脉压下降、心排出量增加，心力衰竭得以减轻。

（6）其他。通过阻断前列腺和膀胱底部的 α 受体，从而改善前列腺增生而引起的阻塞性排尿困难等症状。

【不良反应及注意事项】常见的反应有低血压,胃肠平滑肌兴奋所致的腹痛、腹泻、呕吐和诱发溃疡病。静脉给药过快可引起严重的心率过快、心律失常和心绞痛。

胃炎、十二指肠溃疡病、冠心病患者慎用。

2. 长效类受体阻断药

本类药物与 α 受体结合力较强,具有起效慢、作用强、作用持久的特点。

酚苄明(phenoxybenmine)

酚苄明为人工合成代用品。

【体内过程】口服只有 20%～30% 吸收。因局部刺激性强,不作肌内或皮下注射。阻断 α 受体,起效慢,1 h 后可达最大效应,但作用强大;本药脂溶性高,大剂量应用的时候可蓄积在脂肪组织中,然后缓慢释放,故作用持久。主要经肝代谢,经肾及胆汁排泄。一次用药,12 h 排泄 50%,24 h 排泄 80%,作用可维持 3～4 d,一周后尚有少量残留于体内。

【药理作用】酚苄明能舒张血管,降低外周阻力。对于静卧的正常人,缓慢静脉注射一般剂量(1 ml/kg),收缩压改变很少,而舒张压下降。但当伴有代偿性交感性血管收缩,如血容量减少或直立时,就会引起显著的血压下降。由于血压下降所引起反射作用,加上阻断突触前膜 α_2 受体和对摄取-1、摄取-2 的抑制作用,可使心率加快。酚苄明除可阻断 α 受体外,高浓度应用时,还具有抗 5-HT 及抗组胺作用。

【临床用途】(1)用于外周血管痉挛性疾病的治疗。

(2)抗休克,适用于治疗感染性休克。

(3)治疗嗜铬细胞瘤。对不宜手术或患有恶性嗜铬细胞瘤的患者,可持续应用,也可用于嗜铬细胞瘤术前准备。

(4)治疗良性前列腺增生。用于前列腺增生引起的阻塞性排尿困难,可明显改善症状,可能与阻断前列腺和膀胱底部的 α 受体有关,但作用出现缓慢。

【不良反应及注意事项】常见的不良反应有直立性低血压、反射性心动过速、心律失常及鼻塞;口服可致恶心、呕吐、思睡及疲乏等。静脉注射或用于休克时必须缓慢给药和密切监护。

二、选择性 α_1 受体阻断药

临床常用哌唑嗪(prazosin)、特拉唑嗪、坛舒洛辛等。对 α_2 受体阻断作用较弱,因此不促进 NA 的释放,在扩张血管、降低血压的同时,加快心率的副作用比较轻。口服有效,主要用于高血压病和顽固性心功能不全的治疗。

三、选择性 α_2 受体阻断药

育亨宾(yohimbine)为选择性 α_2 受体阻断药,育亨宾易进入中枢神经系统,阻断 α_2 受体,可促进去甲肾上腺素能神经末梢释放去甲肾上腺素,增加交感神经张力,导致血压升高,心率加快。育亨宾主要用做实验研究中的工具药。

第二节 β肾上腺素受体阻断药

β受体阻断药能与去甲肾上腺素能神经递质或肾上腺素受体激动药竞争结合β受体,从而拮抗其β型拟肾上腺素的作用。β受体阻断药可根据其选择性分为 β₁、β₂ 受体阻断药,包括普萘洛尔(propranolol,心得安)、噻吗洛尔(timolol)、吲哚洛尔(pindolol)、纳多洛尔(nadolol)等;β₁ 受体阻断药,包括阿替洛尔(atenolol)、美托洛尔(metoprolol)、艾司洛尔(asmolol)等(表9-1)。其中以普萘洛尔最常用。

表 9-1 常用 β 受体阻断药的作用比较

药物	受体阻断作用	内在拟交感活性	膜稳定作用
普萘洛尔	β_1,β_2	——	+ +
噻吗洛尔	β_1,β_2	——	——
吲哚洛尔	β_1,β_2	+ +	+
纳多洛尔	β_1,β_2	——	——
美托洛尔	β_1	——	——
阿替洛尔	β_1	——	——
拉贝洛尔	α,β_1,β_2	——	+
醋丁洛尔	β_1	+	+

【体内过程】β受体阻断药口服后自小肠吸收,但由于受脂溶性高低的影响及通过肝脏时的首关消除,其生物利用度差异较大。如普萘洛尔、美托洛尔等口服容易吸收,而生物利用度低;吲哚洛尔等生物利用度相对较高。脂溶性高的药物主要在肝脏代谢,少量以原形从尿中排泄。这类药物的半衰期多在 3～6 h,纳多洛尔的半衰期可达 10～20 h,属长效 β 受体阻断药。

【药理作用】(1)β受体阻断作用:

① 心血管系统。通过阻断 β₁ 受体,使心肌收缩力减弱,心率减慢,心输出量减少,心肌耗氧量降低;普萘洛尔对 β₂ 受体也有阻断作用,加上心脏功能受到抑制,反射性兴奋交感神经引起血管收缩和外周阻力增加;β₂ 受体被阻断可收缩冠状动脉血管,但冠脉血流量的改变取决于心血管功能状态。

② 支气管平滑肌。阻断支气管平滑肌上 β₂ 受体,导致支气管平滑肌张力增高,呼吸道阻力增加,对哮喘患者可诱发或加重哮喘发作。

③ 肾素。阻断肾小球旁器细胞的 β₁ 受体而抑制肾素的释放,这可能是其降压作用原因之一。

④ 代谢。阻断 β 受体,抑制脂肪代谢,降低血液中游离脂肪酸的含量;抑制糖原分解,对正常人血糖无影响,但可减弱 AD 引起的血糖升高。

(2)内在拟交感活性。有些 β 受体阻断药(如吲哚洛尔)在阻断 β 受体的同时,对 β 受体还具有部分激动作用,称为内在拟交感活性。由于这种作用较弱,一般被其 β 受体阻断作用掩盖。

（3）膜稳定作用。有些 β 受体阻断药在高浓度时能降低细胞膜对钠、钾离子的通透性，从而产生膜稳定作用。对人离体心肌细胞的膜稳定作用仅在高于临床有效浓度几十倍时才能发挥。另外，无膜稳定作用的 β 受体阻断药对心律失常仍然有效。因此认为这一作用在常用治疗量时与其治疗作用的关系不大。

【临床用途】（1）抗心律失常。对多种原因引起的快速性心律失常，如窦性心动过速、室上性心动过速等效果好。

（2）抗心绞痛和心肌梗死。对稳定性心绞痛有较好效果，但不能用于变异性心绞痛。

（3）抗高血压。可使高血压患者心率减慢、血压下降，对高肾素性、伴有心绞痛或脑血管病变的高血压患者效果好。

（4）其他。辅助治疗甲状腺功能亢进及甲状腺危象，对某些充血性心力衰竭患者能缓解症状，改善预后。

【不良反应】一般不良反应有恶心、呕吐、轻度腹泻等消化道症状，偶见过敏性皮疹和血小板减少等。严重的不良反应常与用药不当有关，可导致严重后果，主要包括：

（1）心血管反应。可引起心脏抑制及血压降低。

（2）呼吸道反应。阻断支气管平滑肌上的 β_2 受体，使支气管痉挛，从而诱发和加重支气管哮喘。

（3）反跳现象。长期应用突然停药的患者，可使原有症状加重，可能是由于受体被阻断后，受体数目向上调节所致。

（4）其他。偶见眼-皮肤黏膜综合征，个别患者有幻觉、失眠和抑郁症状，少数人可出现低血糖与加强降血糖药的降血糖作用。

【禁忌证】禁用于严重左心功能不全、窦性心动过缓、重度房室传导阻滞和支气管哮喘的病人。心肌梗死病人及肝功能不良者慎用。

1. β_1、β_2 受体受体阻断药

普萘洛尔（propranolol）

普萘洛尔，又名心得安。

【体内过程】口服吸收率大于 90%，主要在肝脏代谢，其代谢产物 4-羟普萘洛尔，仍具有一些 β 受体阻断药的活性。首关消除率达 60%～70%，生物利用度仅为 30%。口服后血浆高峰时间为 1～3 h。$t_{1/2}$ 为 2～5 h。易于通过血脑屏障和胎盘屏障，也可分泌于乳汁中。不同个体口服相同剂量的普萘洛尔，血浆高峰浓度相差可达 25 倍，这可能由于肝消除功能不同所致。

【药理作用与临床用途】普萘洛尔具有较强的 β 受体阻断作用，对 β_1 和 β_2 受体的选择性很低，没有内在拟交感活性。用药后心率减慢，心肌收缩力和心排出量减少，冠脉血流量下降，心肌耗氧量明显减少，对高血压病人可使其血压下降，支气管阻力也有一定程度的增高。可用于治疗心律失常、心绞痛、高血压、甲状腺功能亢进等。

2. β_1 受体阻断药

阿替洛尔（atenolol）和美托洛尔（metoprolol）

阿替洛尔和美托洛尔对 β_1 受体有选择性阻断作用，缺乏内在拟交感活性，对 β_2 受体作用较弱，故增加呼吸道阻力作用较轻，但对哮喘病人仍需慎用。临床试验证明，阿替洛尔每日 75～600 mg 的降压效果比普萘洛尔每日 60～480 mg 佳。阿替洛尔的 $t_{1/2}$ 和作用维持时间

均较普萘洛尔和美托洛尔长,临床应用时每日口服一次即可,而普萘洛尔和美托洛尔则需每日 2~3 次。

第三节 α、β肾上腺素受体阻断药

本类药物对 α、β 受体的阻断作用选择性不强,但对 β 受体的阻断作用强于 α 受体的阻断作用。临床主要用于高血压的治疗,以拉贝洛尔为代表,其他药物还有布新洛尔(bucindolol)、阿罗洛尔(arotinolol)和氨磺洛尔(amosulalol)等。

拉贝洛尔(labetalol)

【体内过程】本药口服可吸收,部分被首关消除,生物利用度为 20%～40%,口服个体差异性大,容易受胃肠道内容物的影响。拉贝洛尔的 $t_{1/2}$ 为 4～6 h,血浆蛋白结合率为 50%。本药约有 99% 在肝脏迅速代谢,只有少量以原形经肾脏排出。

【药理作用和临床用途】拉贝洛尔是相对较新的 α、β 受体竞争性阻断药的代表,对 β 受体的阻断作用约为普萘洛尔的 2/5,对 α 受体的阻断作用为酚妥拉明的 1/6～1/10,对 β 受体的阻断作用为对 α 受体阻断作用的 5～10 倍。由于对 β_2 受体的内在拟交感活性及药物的直接作用,可使血管舒张,可增加肾血流量。

本药多用于中度和重度的高血压、心绞痛,静注可用于高血压危象,它与单纯 β 受体阻断药相比能降低卧位血压和外周阻力,一般不降低心排出量,可降低立位血压,引起直立性低血压。本药对支气管平滑肌收缩作用不强,但对哮喘病人仍不利。

【不良反应及注意事项】常见不良反应有眩晕、乏力、恶心等。哮喘及心功能不全者禁用。本药对儿童、孕妇及脑出血者禁用静注。注射液不能与葡萄糖盐水混合滴注。

阿罗洛尔(arotinllol)

本药口服后,2 h 血药浓度达高峰,$t_{1/2}$ 约为 10 h,连续给药无蓄积性。在体内代谢后仍保持一定的药理活性,其氨基甲酰基水解代谢产物部分经肾排泄,部分经粪便排泄。

本药为非选择性 α、β 受体阻断药,与拉贝洛尔相比,α 受体阻断作用强于 β 受体阻断作用,其作用比大致为 1:8。临床观察表明可降低心肌收缩力,降低心肌耗氧量,减慢心率,减少心排出量。适宜的 α 受体阻断作用,在不使末梢血管阻力升高的情况下,呈现 β 受体阻断作用而降压。可用于高血压病的治疗,通常每天 20 mg,分两次口服。老年人从小剂量(5 mg)开始,注意调整剂量。本药亦可用于原发性震颤的治疗,一般从每天 10 mg 开始给药,最多每天不超过 30 mg。长期应用应定期监测心功能、肝肾功能。如有心动过缓或低血压应减量或停药。

本药少见的不良反应有乏力、胸痛、头晕、稀便以及肝脏转氨酶升高等。罕见的不良反应可见心悸、心动过缓、心衰加重、周围循环障碍、消化不良及皮疹等。孕妇及哺乳期妇女禁用。

本药与利血平或交感神经抑制剂、降糖药及钙离子通道阻滞剂合用可产生协同作用,应注意调整剂量。

※ 常用制剂与用法 ※

甲磺酸酚妥拉明　注射剂,肌内或静脉注射,5 mg/次。

盐酸妥拉唑啉　口服,25 mg/次,3 次/d。肌内注射,25 mg/次。

盐酸酚苄明　口服,10～25 mg/次,2 次/d。抗休克,0.5～1 mg/kg,加入 5%葡萄糖注射液 200～500 ml 中静脉滴注,最快不得少于 2 h 内滴完。

盐酸普萘洛尔　抗心绞痛及抗高血压,口服,10 mg/次,3 次/d,每 4～5 日增加 10 mg,直至每日 80～100 mg 或至症状明显减轻或消失。抗心律失常,口服,10～20 mg/次,3 次/d。静脉滴注 2.5～5 mg/次,以 5%葡萄糖注射液 100 ml 稀释静滴,按需要调整滴速。

噻吗洛尔　滴眼,0.25%滴眼剂,2 次/d。

阿替洛尔　口服,100 mg/次,1 次/d。

美托洛尔　口服,50～100 mg/次,2 次/d。急需时缓慢静脉注射,5 mg/次。

拉贝洛尔　口服,100 mg/次,2～3 次/d。静脉注射,100～200 mg/次。

阿罗洛尔　口服,100 mg/次,2 次/d。

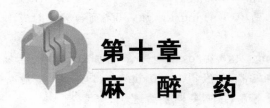

第十章
麻　醉　药

第一节　局部麻醉药

局部麻醉药(local anesthetics)简称局麻药,是一类能在给药局部发挥作用,可逆性阻断神经冲动的产生和传导,在意识清醒的状态下,暂时消除患者局部感觉甚至运动功能的药物。

一、局麻药的作用和作用机制

1. 局麻作用

在正常情况下,神经细胞膜的除极化有赖于 Na^+ 内流,局麻药在细胞膜内侧阻滞 Na^+ 通道,抑制 Na^+ 内流,阻止动作电位的产生和神经冲动的传导,产生局麻作用。低浓度时阻断感觉神经冲动发生及传导,而较高浓度时对任何神经都有阻断作用,使之完全丧失兴奋性及传导性,任何刺激不再引起除极化反应。

一般说来,细的无髓鞘神经纤维比粗的有髓鞘神经纤维对局麻药的作用更敏感。局麻药的麻醉作用顺序是:痛、温觉纤维＞触、压觉纤维＞中枢抑制性神经元＞中枢兴奋性神经元＞自主神经＞运动神经＞心肌传导纤维,恢复时按相反顺序进行。

2. 吸收作用

局麻药从给药部位吸收或直接进入血液循环达一定血药浓度时,可产生全身作用。其吸收的程度与用药局部血流量有关。

(1) 中枢神经系统:局麻药可引起中枢神经系统先兴奋后抑制现象,表现为不安、头痛、恶心、呕吐、惊厥,这是由于中枢抑制性神经元对局麻药比较敏感,首先被局麻药抑制,使中枢兴奋性神经元活动相对亢进所致。中枢过度兴奋转入抑制直至昏迷,可因呼吸衰竭而死亡。

(2)心血管系统:局麻药可稳定心肌细胞膜,对心肌有直接抑制作用。吸收后可降低心肌兴奋性,使传导速度减慢、心肌收缩力减弱。多数局麻药可扩张血管,使血压下降。心肌对局麻药耐受性较高,局麻药通常在血药浓度高时才发生心血管系统毒性反应。中毒时呼吸首先停止,故中毒时维持呼吸更为重要。

二、常用局部麻醉药特点及用途

常用局麻药均由人工合成,根据化学结构不同可分为酯类和酰胺类两大类。

1. 酯类局麻药

普鲁卡因(procaine,奴佛卡因)

普鲁卡因是最早人工合成并用于临床的酯类局部麻醉药。本药为短效局麻药,1～3 min 起效,作用维持时间 0.5～1 h。亲脂性低,对黏膜穿透力弱,因此不适用于表面麻醉。普鲁卡因毒性相对较小,无明显组织刺激性。主要用于浸润麻醉、阻滞麻醉、蛛网膜下腔麻醉及局部封闭疗法。

丁卡因(tetracaine,地卡因)

本药为长效局麻药,作用迅速,1～3 min 起效,可维持 2～3 h。穿透力强,麻醉作用及毒性反应均比普鲁卡因强约 10 倍。由于丁卡因在体内代谢较慢,局部吸收后的全身毒性较大,一般不用于浸润麻醉。临床主要用于表面麻醉和手术需时较长的蛛网膜下腔麻醉等。

2. 酰胺类局麻药

利多卡因(lidocaine)

本药为中效局麻药,起效快,可维持 1.5～2 h。穿透力也较强,作用强度约为普鲁卡因的 2～3 倍,毒性反应发生率比普鲁卡因高,过敏反应发生率较酯类局麻药低。可用于各种局麻方法,有全能局麻药之称,但主要用于阻滞麻醉和硬脊膜外腔麻醉,还具有抗心律失常作用(见第十九章)。

布比卡因(bupivacaine)

本药为长效、强效局麻药,3～5 min 起效,可维持 5～10 h。局麻作用比利多卡因强 4～5 倍。常用于浸润麻醉、阻滞麻醉和硬脊膜外腔麻醉。布比卡因对感觉神经的阻断作用优于对运动神经的阻断,因此,特别适合于分娩期和手术后病人预留导管输入药液止痛。布比卡因心脏毒性反应较强,且复苏困难,应予以注意。

罗哌卡因(ropivacaine)

罗哌卡因的化学结构类似布比卡因。其麻醉效价强度和维持时间与布比卡因相似,但对心脏的毒性明显低于后者。临床主要用于硬膜外麻醉、阻滞麻醉和局部浸润麻醉。

三、局部麻醉药的应用方法

局麻药主要用于各种手术的局部麻醉,根据具体情况,可采用不同的局部麻醉方法(见图 10-1)。

1. 表面麻醉

将穿透力较强的局麻药直接喷洒或涂抹于黏膜表面,使黏膜下神经末梢麻醉。适用于眼、鼻、口腔、咽喉、气管、食管和泌尿生殖道等黏膜部位的浅表手术。常用药物的浓度为:2%的丁卡因和2%~10%的利多卡因。

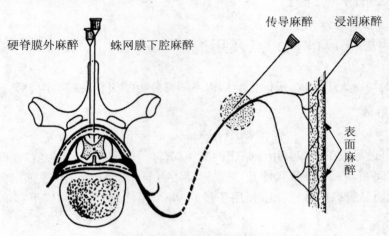

图 10-1　局部麻醉方法示意图

2. 浸润麻醉

将局麻药注射于皮下或手术野附近深部组织,使局部神经末梢麻醉。适用于浅表小手术。注射给药时,应避免注入血管内。局部麻醉药溶液中加入一定浓度的肾上腺素(5 μg/ml)可降低局部麻醉药的吸收速度和延长麻醉时间。但手指、脚趾、耳、鼻和阴茎等肢端的浸润麻醉不宜加用肾上腺素,以免因局部血管强烈收缩,导致组织缺血和坏死。常用于浸润麻醉的药物浓度为:0.5%~1%的普鲁卡因和利多卡因,0.125%~0.25%的布比卡因。

3. 传导麻醉

传导麻醉是将局麻药注射于外周神经干附近,阻滞神经冲动传导,使该神经所支配的区域麻醉,也称神经阻滞麻醉。适用于四肢及牙科手术。常用药物的浓度为:1%~1.5%的利多卡因,0.25%~0.375%的布比卡因。

4. 蛛网膜下腔麻醉

将局麻药自低位腰椎间注入蛛网膜下腔内,麻醉该部位的脊神经根,也称腰麻或脊髓麻醉。适用于腹部及以下的手术。应用时要严格限制用药量和病人的体位,密切观察病人的呼吸和血压,防止药液扩散至颅腔,危及生命中枢。

5. 硬脊膜外腔麻醉

将局麻药注入硬脊膜外腔,麻醉经此腔穿出椎间孔的脊神经根,也称硬膜外麻醉。适用于腹部手术,用药量比蛛网膜下腔麻醉时大5~10倍,起效较慢,需15~20 min。与蛛网膜下腔麻醉相比,因对硬脊膜无损伤,可随时经保留导管调整给药量,故较少引起病人呼吸和循环障碍。也较少引起手术后的头痛等不良反应。

四、不良反应和用药注意事项

局部麻醉药的不良反应除与药品类型、给药部位和个体反应差异有关外,主要与用药剂量、药物吸收快慢和药物是否直接误入血液循环相关。

1. 中枢神经系统反应

呈浓度依赖性进行性加重。早期表现为口周和舌头僵直、烦躁、耳鸣、肌震颤、头昏,继之昏睡、视力障碍、肌肉抽搐、惊厥、昏迷和呼吸抑制。

2. 心血管系统抑制

亦呈浓度依赖性进行性加重,并以利多卡因、布比卡因等酰胺类局部麻醉药多见。显示心肌兴奋性、传导性和收缩力降低,心电图 QRS 波加宽,心动过缓和心律失常。多数局部麻醉药还引起小动脉明显扩张和血压下降。

3. 局部组织损伤

在脊髓腔或神经索内注射局部麻醉药时,因浓度过高或神经接触药物过久,少数病人可能出现感觉或运动神经功能丧失。

4. 变态反应

发生率极低。多由酯类局部麻醉药引起。轻者出现荨麻疹、皮炎和哮喘发作,重者出现急性过敏性休克。

5. 特异质反应

遗传性假性胆碱酯酶活性不足者,即使用常用量的酯类局部麻醉药也可能引起严重毒性反应。

6. 用药注意事项

(1)局部麻醉药溶液均呈酸性,不得与碱性药物混合使用,以免麻醉效力降低和麻醉起效时间延迟。

(2)具有对氨基苯甲酸结构的酯类局麻药不宜与磺胺类药物合用,以免降低后者的抗菌效力。

(3)普鲁卡因作为全身麻醉辅助药静脉滴注时,能使吸入麻醉药或静脉麻醉药增效,合用时应减量。

第二节 全身麻醉药

全身麻醉药(general anesthetics)简称全麻药,是一类作用于中枢神经系统,可逆性达到程度不同的感觉和意识丧失状态,有利于外科手术进行的药物。理想的全身麻醉药应有麻醉诱导期短,停药后麻醉恢复期平稳而快速,麻醉深度易于控制,无明显局部刺激和其他不良反应,安全范围大等特点。

全身麻醉药包括吸入麻醉药和静脉麻醉药两类。目前临床应用的全身麻醉药均有一定缺点,很难达到理想药物的要求。因此常常根据病人情况和手术要求,加入一些麻醉辅助药物(如阿片类镇痛药、M胆碱受体阻断药、镇静催眠药、肌肉松弛药和强安定药等)或采用吸入麻醉药和静脉麻醉药联合使用,以达到较满意的麻醉效果。

一、吸入麻醉药

吸入麻醉药(inhalation anesthetics)是通过肺部吸收而达到麻醉效果的药物,包括气体和液体吸入麻醉药两类。目前以液体吸入麻醉药品种最多,应用最广。

传统的全身麻醉分期是根据乙醚的作用来划分的,包括镇痛期、兴奋期、外科麻醉期和延髓麻醉期。为了达到理想的麻醉效果,目前普遍使用作用发生快的非乙醚吸入麻醉药,采用呼吸机控制病人呼吸,手术前和手术中使用多种麻醉辅助药,以及静脉麻醉药和吸入麻醉药联合使用等。这使得区分四个麻醉分期的指征变得非常模糊,难于区分,也无区分的必要。

1. 常用吸入麻醉药及其用途

乙醚(diethyl ether)

为第一个临床最广泛使用的吸入麻醉药,有异常刺激性臭味,为易挥发的液体。乙醚具有稳定性差,遇光、热、氧气发生化学变化而毒性增强,易燃易爆,刺激呼吸道腺体分泌,麻醉诱导期和苏醒期长,胃肠反应较重等缺点,目前已极少使用。

氧化亚氮(nitrousoxide)

亦称笑气,是目前尚在使用的最老的气体麻醉药。该药无色、微甜,无刺激性,性质稳定,不易燃易爆,不在体内代谢。

氧化亚氮麻醉效价强度低,但镇痛作用强。含本品20%的吸入气可产生显著的镇痛作用,但80%的最大允许使用浓度也仅产生镇静作用。氧化亚氮主要作为复合麻醉药,与其他吸入麻醉药、静脉麻醉药或神经安定镇痛药合用,能缩短麻醉诱导期,增强全身麻醉药的作用,减少麻醉药药量及对呼吸道的刺激作用和对心脏的抑制作用。

氟烷(halothane)

氟烷是第一个用于临床的含氟吸入麻醉药。本品为无色透明液体,微带水果香味,化学性质不稳定。

氟烷的麻醉效价强度高,麻醉诱导迅速,停药后苏醒也快(大约1 h)。其镇痛作用较弱,中枢性骨骼肌松弛作用常难于达到手术要求,故一般需加用阿片类镇痛药或骨骼肌松弛药,以利于手术平稳进行。本品对心血管系统有直接抑制作用,同时也能增加心肌对儿茶酚胺的敏感性;当病人处于酸血症或缺氧状态时,易致心律失常。

异氟烷(isoflurane,异氟醚)和恩氟烷(enflurane,安氟醚)

两者为同分异构体。它们的理化性质稳定,是目前临床应用最广的吸入麻醉药。它们的麻醉效价强度虽然稍低于氟烷,但麻醉诱导迅速、平稳而舒适,麻醉深度易于调节;对心血管系统抑制作用亦不如氟烷,也不增加心肌对儿茶酚胺的敏感性。其麻醉时肌肉松弛作用虽然大于氟烷,但要达到满意肌肉松弛效果仍需要加用肌肉松弛药。两药在体内代谢量远低于氟烷。恩氟烷剂量过大可致惊厥,有癫痫史患者应避免使用。异氟烷对呼吸道有一定刺激性。

2. 不良反应和用药注意事项

（1）抑制呼吸和心血管系统功能。所有吸入麻醉药均可抑制呼吸和心血管系统功能，以氟烷抑制作用最强，而氧化亚氮最弱，且抑制作用与剂量呈正相关。呼吸抑制可采用呼吸机补偿。

（2）心律失常。与增加心肌对内、外源性儿茶酚胺的敏感性有关，可致室性心律失常。以氟烷作用最强，异氟烷次之；有焦虑情绪患者更易发生心律失常。

（3）吸入性肺部炎症。因麻醉时正常反射消失，胃内容物可反流并被肺吸入，引起手术后肺部炎症。采用气管插管麻醉可预防此症。

（4）肝脏毒性。含氟吸入麻醉药对肝脏功能均有一定影响。以氟烷发生率最高，约 1/3 的病人有可逆性转氨酶活性异常，但发生爆发性、致死性肝炎者极少（发生率大约为 1/35 000）。

（5）对手术室工作人员的影响。长期吸入低剂量的吸入麻醉药可致头痛、警觉性降低和孕妇流产的可能。

（6）用药注意事项。阿片类镇痛药和镇静催眠药可增强本类药物作用；骨骼肌松弛药可增强本类药的肌松效果，合用时剂量应减半；含氟吸入麻醉药，尤其是氟烷将增加心肌对儿茶酚胺的敏感性；β受体拮抗剂可增强本类药的心肌抑制作用。

二、静脉麻醉药

静脉麻醉药（intravenous anesthetics）是指缓慢静脉注射或滴入引起全身麻醉的药物。常用的静脉麻醉药有硫喷妥钠、氯胺酮等。

硫喷妥钠（thiopental sodium）

为超短效巴比妥类。脂溶性高，静脉注射后几秒内即可进入脑组织，麻醉作用迅速，无兴奋期。由于本品能迅速从脑组织和高血液灌流组织扩散到脂肪和肌肉等组织，形成再分布，因此作用维持时间短，终止给药后病人在 10 min 内苏醒。硫喷妥钠的镇痛效应差，肌肉松弛不完全，临床主要用于诱导麻醉、基础麻醉和脓肿的切开引流、骨折、脱臼的闭合复位等短时手术。

硫喷妥钠对呼吸中枢有明显抑制作用，新生儿、婴幼儿易受抑制，故禁用。还易诱发喉头和支气管痉挛，故支气管哮喘者禁用。用药前宜皮下注射硫酸阿托品预防喉头痉挛。

氯胺酮（ketamine）

为中枢兴奋性氨基酸递质 NMDA 受体的特异性阻断药，能阻断痛觉冲动向丘脑和新皮层的传导，同时又能兴奋脑干及边缘系统。引起意识模糊、短暂性记忆缺失及满意的镇痛效应，但意识并未完全消失，常有梦幻、肌张力增加、血压上升。此状态又称分离麻醉（dissociative anesthesia）。

氯胺酮麻醉时对体表镇痛作用明显，内脏镇痛作用差，但诱导迅速。对呼吸影响轻微，对心血管具有明显兴奋作用。用于短时的体表小手术，如烧伤清创、切痂、植皮等。

第三节 复 合 麻 醉

在麻醉药物的临床应用中,为了在手术中或手术后确保安全,达到满意的镇痛、骨骼肌松弛等外科手术条件,减轻不良反应,常常将两种以上的麻醉药或麻醉辅助药同时或者先后使用,这种麻醉药物的使用方法称为复合麻醉。

1. 麻醉前给药

在病人麻醉前给予镇静催眠药以消除紧张情绪,给予抗 M 胆碱受体药以减少麻醉中唾液腺和支气管腺分泌,给予阿片类镇痛药以增强麻醉药的镇痛效果。

2. 基础麻醉(basal anesthesia)

在病人麻醉前给予大剂量巴比妥类催眠药,使病人进入深睡眠状态后再施行药物麻醉。

3. 诱导麻醉(induction of anesthesia)

首先采用硫喷妥钠或氧化亚氮使病人平稳而快速进入外科手术期,再用其他药物维持麻醉效果。

4. 合用骨骼肌松弛药

一些手术要求达到满意的骨骼肌松弛,常在手术中按需要加用一定的骨骼肌松弛药。

5. 低温麻醉(hypotherm alanesthesia)

在心脏外科手术麻醉时,常需要使病人体温下降至 28～30 ℃。为达此目的,加用氯丙嗪并配合物理降温。

6. 神经安定镇痛术和神经安定麻醉术(neuroleptanalgesia and neuroleptanesthesia)

在某些外科小手术或烧伤换药时,使用强安定药氟哌利多与镇痛药芬太尼合用,或者氟哌利多与氧化亚氮合用,以达到良好的安定、镇痛和短时麻醉作用。

※ 常用制剂与用法 ※

盐酸普鲁卡因　注射剂:25 mg/10 ml、50 mg/10 ml、40 mg/2 ml、150 mg/支(粉针)。浸润麻醉用 0.5%～1%等渗液。传导麻醉、腰麻及硬膜外麻醉均可用 2%溶液。一次极量 1 000 mg。腰麻不宜超过 200 mg。

盐酸丁卡因　注射剂:50 mg/5 ml。表面麻醉用 0.25%～1%溶液,传导麻醉、腰麻及硬膜外麻醉可用 0.2%溶液。腰麻不宜超过 6 mg。

盐酸利多卡因　注射剂:200 mg/10 ml、400 mg/20 ml。浸润麻醉用 0.25%～0.5%溶液,表面麻醉、硬膜外麻醉均用 1%～2%溶液。一次极量 500 mg。腰麻不宜超过 100 mg。

盐酸布比卡因　注射剂:12.5 mg/5 ml、37.5 mg/5 ml。浸润麻醉用 0.25%溶液,传导麻醉用 0.25%～0.5%溶液,硬膜外麻醉用 0.5%～0.75%溶液。极量:一次 200 mg,一日 400 mg。

盐酸罗哌卡因　注射剂：常用浓度为 0.5％～1％。浸润麻醉用 0.5％溶液，总量 100～200 mg。

氧化亚氮　钢瓶装，液化气体。

氟烷　注射剂：20 ml/支。用量按需而定。

异氟烷　注射剂：100 ml/支。用量按需而定。

恩氟烷　注射剂：20 ml/支、250 ml/支，用量按需而定。

硫喷妥钠粉针剂　注射剂：0.5 g/支。用时配 2.5％溶液缓慢静注，一次极量 1 g，静滴一日极量 2 g。

神经安定镇痛合剂　注射剂：2 ml/支、5 ml/支。每 ml 含氟哌利多 2.5 mg、芬太尼 0.05 mg。剂量 0.1 ml/kg 静注或肌注。

盐酸氯胺酮　注射剂：10 mg/ml、50 mg/ml。静脉诱导麻醉，1～2 mg/kg，维持用量每次0.5 mg/kg。

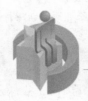

第十一章
镇静催眠药

 学习目标

【掌握】苯二氮䓬类的作用、用途和不良反应和用药注意事项。

【熟悉】巴比妥类的用途、不良反应和急性中毒解救。

【了解】镇静催眠药的概念和分类；水合氯醛的作用特点和应用。

镇静催眠药（sedative-hypnotics）是指通过抑制中枢神经系统而达到缓解过度兴奋和引起近似生理性睡眠及其他效应的药物。本类药物主要包括苯二氮䓬类、巴比妥类和几种新型催眠药。

传统的镇静催眠药（如巴比妥类等）都是普遍性中枢抑制药，在较小剂量时起镇静作用，随着剂量增大，依次出现催眠、抗惊厥和麻醉作用，中毒量可致呼吸麻痹而死亡。但20世纪60年代开始应用的苯二氮䓬类药物与其不同，即使很大剂量也不引起麻醉和中枢麻痹。此外苯二氮䓬类药物还有明显的抗焦虑作用。由于苯二氮䓬类有较好的抗焦虑和镇静催眠作用，安全范围大，目前几乎完全取代了巴比妥类等传统镇静催眠药。

正常生理性睡眠包括快动眼睡眠（rapid eye movement sleep，REM）和非快动眼睡眠（non rapid eye movement sleep，non REM）两个时相，梦境多发生在快动眼睡眠时相，而夜惊多发生在非快动眼睡眠时相。两者交替出现，保持适当比例。某些镇静催眠药可缩短快动眼睡眠时相，长期应用后突然停药可致该时相反跳性延长，出现多梦和焦虑现象。理想的催眠药应能快速诱导睡眠，维持时间适当，对精神运动无影响，对呼吸、循环、记忆等生理功能无损害，无依赖性。

当前应用较广的是苯二氮䓬类及新型的催眠药。其中苯二氮䓬类有较好的抗焦虑和镇静催眠作用，不产生广泛的中枢抑制，安全范围大，但长期使用仍有一定的依赖性和短暂的记忆缺失。新型催眠药佐匹克隆和唑吡坦等选择性好，不良反应轻，可明显提高失眠病人的睡眠质量。

第一节　苯二氮䓬类

苯二氮䓬类（benzodiazepines，BDZ）药物多为1,4-苯并二氮䓬的衍生物，结构相似，但不同衍生物之间，抗焦虑、镇静催眠、抗惊厥、肌肉松弛和安定作用则各有侧重。

作为抗焦虑和镇静催眠的目的,苯二氮䓬类几乎完全取代了巴比妥类,这类药物的优点是:① 安全性高,即使过量也不会引起麻醉和中枢麻痹;② 对肝药酶无诱导作用,耐受性轻;③ 停药后反跳现象比巴比妥类轻;④ 嗜睡和运动失调等不良反应轻。

目前临床应用较多的有地西泮(diazepam,安定)、氟西泮(flurazepam,氟安定)、氯氮䓬(chlordiazepoxide,利眠宁)、奥沙西泮(oxazepam,舒宁)和三唑仑(triazolam,酣乐欣)等。现以地西泮为例,介绍此类药物。

地西泮(diazepam,安定)

【体内过程】地西泮口服吸收良好,约 1 h 达血药峰浓度。肌内注射给药吸收缓慢,且不规则。地西泮血浆蛋白结合率高达 99%。脂溶性很高,静脉注射时首先分布至脑和其他血流丰富的组织和器官,然后再分布而蓄积于肌肉、脂肪等组织中。脑脊液中浓度约与血浆游离药物浓度相等,并可通过胎盘,进入胎儿循环,影响新生儿。

地西泮在体内生物转化所生成的去甲地西泮和奥沙西泮具有与母体药物相似的活性。最后与葡萄糖醛酸结合经肾排出。可从母乳中排出,使乳儿嗜睡;也可自胆汁中排泄,形成肝肠循环。地西泮成人 $t_{1/2}$ 约为 20～43 h,而去甲地西泮 $t_{1/2}$ 则为 60 h。连续应用,应注意药物及其活性代谢物在体内蓄积。新生儿由于肝功能发育不完善,$t_{1/2}$ 延长,可达 40～100 h。

【药理作用和临床用途】地西泮主要作用于中枢神经系统,产生抗焦虑、镇静催眠、抗惊厥和中枢性肌肉松弛作用。

(1)抗焦虑作用。地西泮小剂量(2.5～5 mg/次,3 次/d),能减轻或者消除紧张、忧虑、激动和失眠等。对各种原因引起的焦虑症有显著疗效。适用于焦虑症、焦虑性抑郁、各种躯体疾病如脑血管病等引起的焦虑状态等。

(2)镇静催眠作用。随着剂量增大,地西泮有镇静催眠作用(5～15 mg/次,临睡前服),还可产生暂时性记忆缺失,麻醉前给药,可以缓解患者对手术的恐惧情绪,减少麻醉药量,增加其安全性,使患者对手术中的不良刺激在术后不复记忆。同理,临床也常用于心脏电击复律或内镜检查前给药。多用地西泮静脉注射。地西泮的催眠作用可明显缩短睡眠诱导时间,延长睡眠持续时间。其特点为:① 治疗指数高,对呼吸、循环抑制轻,不引起麻醉;② 对 REM 影响小,连续应用停药后反跳现象轻;③ 对肝药酶无诱导作用,联合用药相互干扰轻。对各种原因引起的失眠有效。

(3)抗惊厥、抗癫痫作用。临床用于辅助治疗破伤风、子痫、小儿高热惊厥和药物中毒性惊厥。静脉注射地西泮(5～20 mg/次,缓慢静注),是目前治疗癫痫持续状态的首选药(详见第十二章)。

(4)中枢性肌肉松弛作用。地西泮具有中枢性肌松作用,特别是静脉给药作用尤为明显。这种中枢性肌松作用可能是因为小剂量时抑制脑干网状结构下行系统对脊髓 γ 神经元的易化作用,较大剂量增强脊髓神经元的突触前抑制从而抑制多突触反射。临床上可用于脑血管意外或者脊髓损伤引起的肌肉僵直,也用于缓解关节病变、腰肌劳损所致的肌肉痉挛。

【作用机制】本类药物对中枢神经具有较高的选择性,其作用机制主要是通过与中枢神经系统相应部位的 BZ 受体结合,从而增强 γ-氨基丁酸(GABA)的抑制性作用。

GABAA 受体是脑中主要的 GABA 受体亚型,是一个大分子复合体,它是一种配体-门控性 Cl^- 通道。在 Cl^- 通道周围含有 5 个结合位点,即 GABA、BZ、巴比妥类、印防己毒素和乙醇等。BZ 类药物与此大分子复合物上的 BZ 结合位点结合,通过变构调节作用,易化 GABA 与

GABAA 受体的结合,使 Cl^- 通道开放的频率增加而增加 Cl^- 内流,使更多的 Cl^- 流入神经细胞而产生超极化,从而增强 GABA 的抑制效应(图 11-1)。

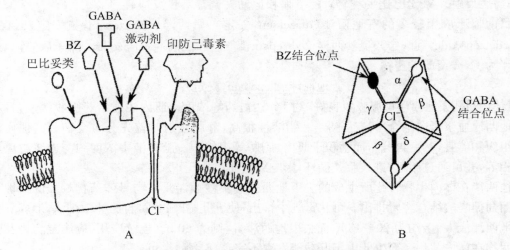

图 11-1　GABAA 受体氯离子通道复合体模式图

【不良反应及用药注意事项】地西泮药物毒性小,安全范围大。治疗量连续用药可出现头昏、嗜睡、乏力等反应。大剂量可导致共济失调、意识障碍、口齿不清、精神错乱。过量急性中毒可致昏迷和呼吸抑制,但严重后果者少。

地西泮虽无明显肝药酶诱导作用,但长期用药仍可产生一定耐受性。产生耐受性时,用量逐渐增加以维持疗效。久服可发生依赖性和成瘾,不仅有精神依赖,也有躯体依赖,一旦停药即出现反跳和戒断症状(失眠、焦虑、激动、震颤等)。一般在连续用药 4~12 个月即可产生,戒断症状多在停药后 2~3 d 发生。为了防止发生戒断症状,要逐渐停药,不可突然停药。与巴比妥类相比,本类药物的戒断症状发生较迟、较轻。

地西泮长期应用可引起畸胎,孕妇禁用。偶有过敏反应如皮疹、白细胞减少等。

由于地西泮具有中枢性肌肉松弛作用,特别是与其他中枢神经系统抑制药、吗啡和乙醇合用时,作用加强,严重者可致死,如临床需合用宜降低剂量,并密切监护病人。

氯氮䓬(chlordiazepoxide,利眠宁)

氯氮䓬口服和肌肉注射可完全吸收,但后一种情况吸收较慢。口服 4 h 血药浓度达高峰,血浆蛋白结合率为 96%,$t_{1/2}$ 约 5~30 h。由肝脏代谢,代谢产物为去甲氯氮䓬、地莫西泮、去甲地西泮等,这些代谢产物均有药理活性,并且在体内代谢缓慢,久用有蓄积性,代谢产物及少量原形自肾脏排出。临床主要用于焦虑症、神经官能症和失眠。

氟西泮(flurazepam,氟安定)

氟西泮作用与地西泮相似,但催眠作用较强。口服易吸收,血药浓度 1 h 达到高峰,主要活性代谢产物去烷基氟西泮,后者 $t_{1/2}$ 为 40~100 h,葡萄糖醛酸结合的代谢产物和少量原形经尿排出。主要短期用于治疗各种类型失眠,尤其适用于对其他催眠药物不能耐受的病人。常见的不良反应为眩晕、嗜睡、共济失调等。肝、肾疾病者,孕妇及儿童不宜服用。

硝西泮（nitrazepam）

硝西泮口服吸收不规则，有明显个体差异，2 h 血药浓度达到高峰。作用与地西泮相似，临床用于治疗失眠，30 min 左右起作用，维持睡眠 6～8 h，醒后无明显的后遗效应。还可治疗多种癫痫，尤适用于婴儿痉挛及肌阵挛性发作。

氯硝西泮（clonazepam）

氯硝西泮口服吸收良好，1～4 h 血药浓度达高峰，血浆蛋白结合率为 85%，$t_{1/2}$ 为 20～40 h，主要在肝脏代谢，其代谢产物 7-氨基氯硝西泮仅有微弱活性。临床用于治疗癫痫和惊厥，氯硝西泮对各种癫痫均有效，尤其对癫痫小发作和肌阵挛发作疗效最佳。

阿普唑仑（alprazolam，佳静安定）

口服吸收迅速，1～2 h 血药浓度达峰值。血浆蛋白结合率为 80%，$t_{1/2}$ 为 12～15 h。可产生抗焦虑作用，缩短入睡时间，减少觉醒次数，改善睡眠质量。还有抗癫痫、中枢性肌肉松弛作用。适用于焦虑、抑郁、顽固性失眠、癫痫及术前镇静。

艾司唑仑（estazolam，速安眠）

口服吸收较快，$t_{1/2}$ 为 12～18 h。催眠作用强，口服 20～60 min 可入睡，维持 5～8 h。临床上用于各种类型的失眠、麻醉前给药。

三唑仑（triazolam，酣乐欣）

三唑仑有显著的镇静催眠作用。速效、强效和极少蓄积是其优点，临床用于治疗各种类型失眠。常见不良反应是嗜睡、头晕和头疼，应用较大剂量时顺行性记忆缺少和异常行为发生率增高，长期用药可产生依赖性。

第二节　巴比妥类

巴比妥类为巴比妥酸的衍生物。本类药物长期以来用于镇静、催眠，但现已被比较安全、有效的苯二氮䓬类所取代。目前临床上主要应用其中某些药物的抗惊厥、抗癫痫和麻醉作用。根据作用时间长短分为四类，见表 11-1。

表 11-1　巴比妥类作用与用途比较

分类	药物	显效时间(h)	作用维持时间(h)	催眠时间(g/次)	主要用途
长效	苯巴比妥(phenobarbital)	0.5～1	6～8	0.06～0.1	抗惊厥
	巴比妥(barbital)	0.5～1	6～8	0.3～0.6	镇静催眠
中效	戊巴比妥(pentobarbital)	0.25～0.5	3～6	0.05～0.1	抗惊厥

续表

分类	药物	显效时间(h)	作用维持时间(h)	催眠时间(g/次)	主要用途
短效	异戊巴比妥 (amobarbital)	0.25~0.5	3~6	0.1~0.2	镇静催眠
	司可巴比妥 (secobarbital)	0.25	2~3	0.1~0.2	抗惊厥、镇静催眠
超短效	硫喷妥钠 (thiopental sodium)	iv 立即	0.25	—	静脉麻醉

【体内过程】巴比妥类难溶于水,其钠盐则易溶于水。口服巴比妥类均快速而完全吸收,钠盐吸收更快,一般 10~60 min 起效。静脉注射给药一般是为了控制癫痫持续状态、各种惊厥、诱导麻醉或维持麻醉。

硫喷妥脂溶性高,静脉注射后很快进入中枢发挥作用,因很快再分布到全身组织,特别是贮存在脂肪组织,使血药浓度快速降低,所以作用持续时间较短(15 min)。苯巴比妥脂溶性低,吸收、入脑、起效均慢,主要经肾排出,消除慢,作用维持较久(6~8 h)。其他药物作用的快慢及维持时间介于上述两药物之间。

尿液 pH 值对苯巴比妥的排泄影响较大。碱化尿液可加速其排泄,这可作为其中毒时的一项解救措施。

【药理作用和临床用途】巴比妥类药物是普遍性中枢抑制药,随剂量增加依次出现镇静、催眠、抗惊厥和麻醉作用。大剂量对心血管系统也有抑制作用,10 倍催眠量可引起呼吸中枢麻痹而致死。

(1)镇静、催眠。小剂量可引起安静,缓解焦虑、烦躁不安的状态。中剂量催眠,能缩短入睡时间,减少觉醒次数,延长总睡眠时间,但明显缩短 REM 睡眠和深睡眠。久用停药出现反跳现象,患者停药困难,被迫继续用药,进而产生依赖性和成瘾性。治疗失眠已被苯二氮䓬类取代。与具有中枢兴奋作用的药物如氨茶碱、麻黄素配伍,以消除这些药物引起的失眠副作用;与镇痛药、解热镇痛药配伍以增强疗效;也可用于其他镇静催眠药撤药引起的反应。

(2)抗惊厥、抗癫痫。大于催眠剂量的巴比妥类具有抗惊厥作用,可用于小儿高热、子痫、破伤风和药物中毒等各种惊厥。常用苯巴比妥和异戊巴比妥肌肉注射或静脉注射。苯巴比妥也可用于抗癫痫或癫痫持续状态。

(3)麻醉和麻醉前给药。硫喷妥钠静脉给药用于麻醉或诱导麻醉。

此类药物需用至镇静剂量时才显示抗焦虑作用。由于本类药物的安全性远不及苯二氮䓬类,且较易发生依赖性。因此,目前已很少用于镇静和催眠。其中只有苯巴比妥和戊巴比妥仍用于控制癫痫持续状态;硫喷妥钠偶尔用于小手术或内镜检查时作静脉麻醉。

【不良反应】(1)后遗效应。作为催眠药常见的不良反应,服药后次晨仍有嗜睡、头晕、乏力、精神不振等。应减少服用剂量。

(2)反常的兴奋现象。某些病人在服药后,尤其老年、体弱者,易产生反常兴奋作用,超过了抑制作用,表现为兴奋、欣快、不安,严重时可发生谵妄状态。因此,要注意小剂量用药。

(3)耐受性和依赖性。巴比妥类久服可产生耐受性,与其诱导肝药酶加速自身代谢和机体对巴比妥类药物产生适应性有关;其肝药酶诱导作用也可加速其他药物的代谢,影响药效。长期应用产生依赖性,突然停药易发生"反跳"现象。此时,快动眼睡眠时间延长,梦魇增多,迫使病人继续用药,终至成瘾。成瘾后停药,戒断症状明显,表现为激动、失眠、焦虑,甚至惊厥,故应避免滥用。

(4)对呼吸系统的影响。催眠剂量的巴比妥类对正常人的呼吸影响不明显。大剂量对呼吸中枢有明显的抑制作用,静脉过快也可引起呼吸抑制,深度呼吸抑制导致呼吸衰竭是该类药物致死的主要原因。严重肺功能不全和颅脑损伤致呼吸抑制者禁用。

(5)急性中毒。一次吞服大量或静脉注射过量过快,均可引起急性中毒,中毒剂量为催眠剂量的5~10倍,主要表现为深度昏迷、呼吸抑制、血压下降甚至消失、反射减弱或消失、体温降低等症状,患者多死于呼吸衰竭。解救原则:清除毒物(洗胃或灌肠),维持血压、呼吸和体温,用碳酸氢钠碱化尿液促进药物排泄。严重时可输血、血液透析。

(6)其他。偶见过敏性反应,如皮疹、剥脱性皮炎、发热、肝功能损害等。还可引起粒细胞缺乏症、血小板减少性紫癜等。因此在用药期间要定期检查血象。

第三节　其他镇静催眠药

水合氯醛(chloral hydrate)

水合氯醛是1869年开始应用于临床的经典的催眠药,是氯醛的水合物,为有特殊臭味的刺激性的液体,对口腔、胃黏膜都有较强的刺激性。本药吸收快,口服或直肠给药,一般约15 min起效,维持6~8 h。具有见效快,醒后一般无头晕、困倦等不适感,无后遗作用。由肝代谢、经肾排泄。微量可通过胎盘排出,也可从乳汁中排出。水合氯醛吸收后,在体内大部分在肝内还原为三氯乙醇,其对中枢神经系统有较强的抑制作用,因此大剂量也有抗惊厥作用。

临床主要用于顽固性失眠患者。此药不缩短快动眼睡眠的时间,停药时也无代偿性快动眼睡眠时间延长。大剂量有抗惊厥作用,但安全范围比巴比妥类小。

甲丙氨酯(meprobamate,眠尔通)

口服给药吸收良好,1~3 h血药浓度达高峰,大部分在肝脏代谢,10%以原形从尿中排出,$t_{1/2}$为6~16 h。本药有镇静、催眠、抗焦虑作用和弱的肌松作用。临床上短期用于治疗焦虑和失眠,与镇痛药合用治疗肌痉挛。对癫痫小发作有一定疗效,单用对大发作无效甚至加重。

近年来开发出几种的新型抗焦虑药物,如丁螺环酮类、佐匹克隆(zopiclone;imovane,依梦返)和唑吡坦(zolpidem)等。

丁螺环酮类

包括丁螺环酮、依沙哌隆、吉吡隆等。此类药物作用特点类似,仅以丁螺环酮(busprione,布斯哌隆)为例加以介绍。

丁螺环酮与苯二氮䓬类不同之处在于此药没有抗惊厥、催眠和中枢性肌松作用。在未达到镇静作用的剂量就可以明显缓解焦虑。它是5-HT$_{1A}$受体的部分激动剂。作用机制也与GABA系统无直接关系,对苯二氮䓬类或其他镇静催眠药的撤药症状无影响。对镇静催眠药、乙醇、三环抗抑郁药等中枢抑制药没有明显增强作用。与苯二氮䓬类相比,丁螺环酮需要一周的时间才能发挥稳定的抗焦虑作用。临床上主要用于治疗普通焦虑状态,对于恐惧症无效。

口服快速吸收,有明显首关效应,$t_{1/2}$为 2~4 h,肝脏代谢主要通过羟化和 N 位脱烷基,肝功能低下时间延长。

对精神运动系统影响比苯二氮䓬类轻,不影响驾驶,但心悸、神经过敏、胃肠功能紊乱、知觉异常等较苯二氮䓬类常见。服用 MAO 抑制剂的病人可能会使血压升高。

佐匹克隆(zopiclone)

佐匹克隆具有同苯二氮䓬类类似的镇静、抗焦虑、肌松和抗惊厥作用。口服吸收迅速,达峰时间 0.5~1.0 h,$t_{1/2}$为 3.5~6 h,血浆蛋白结合率 45% 左右,体内分布广泛,主要从尿排出,也可经唾液和乳汁排出。作用于 $GABA_A$ 受体 Cl^- 通道复合体中不同于苯二氮䓬类的结合位点。主要用于催眠,其特点是入睡快,延长睡眠时间,明显增加深睡眠,轻度减少 REM 睡眠,睡眠质量高,醒后舒适。

不良反应少,部分病人可有口干、口苦、恶心、便秘、晨间嗜睡、肌无力等,长期用药后,突然停药也可出现戒断症状。

唑吡坦(zolpidem)

唑吡坦是咪唑吡啶类药物,其药理作用机制与特异性的中枢 GABA 受体激活有关。口服吸收迅速,存在首关效应,生物利用度约 70%,血浆蛋白结合率约 92%,$t_{1/2}$ 约 2 h。

作用类似于佐匹克隆,但抗焦虑、肌松和抗惊厥作用均较弱,而镇静催眠作用较强。失眠者服用后入睡快,增加睡眠时间,睡眠质量高,醒后感觉良好,常规剂量不产生耐受性,停药后无"反跳"现象。催眠特点与佐匹克隆相似,但不减少 REM 睡眠。不良反应常见眩晕、嗜睡、乏力、恶心、头痛等,少见记忆障碍、噩梦、烦躁、腹泻和精神压抑等。

※ 常用制剂与用法 ※

地西泮 片剂:2.5 mg、5 mg。抗焦虑、镇静:2.5~5 mg/次,3 次/d。注射剂:10 mg/2 ml。癫痫持续状态:5~20 mg/次,缓慢静脉注射。再发作时可反复应用。心脏电复律:每 2~3 min 静脉注射 5 mg,至出现嗜睡、语言含糊或入睡。常用量:10~25 mg。

氯氮䓬 片剂:5 mg、10 mg。抗焦虑、镇静:5~10 mg/次,3 次/d。催眠 10~20 mg,睡前服。

氟西泮 胶囊剂:15 mg、30 mg。催眠:15~30 mg/次,睡前服。

奥沙西泮 片剂:15 mg。15~30 mg/次,3 次/d。

三唑仑 片剂:0.125 mg、0.25 mg。催眠:0.25~0.5 mg/次,睡前服。

苯巴比妥 片剂:15 mg、30 mg、100 mg。镇静:15~30 mg/次;催眠:60~100 mg/次,睡前服。抗癫痫:大发作从小剂量开始,15~30 mg/次,3 次/d;最大剂量 60 mg/次,3 次/d。

苯巴比妥钠 注射剂:50 mg、100 mg、200 mg。抗惊厥:0.1~0.2 g/次,肌内注射。癫痫持续状态:0.1~0.2 g/次,缓慢静脉注射。

异戊巴比妥 片剂:0.1 g。催眠:0.1~0.2 g/次,睡前服。

司可巴比妥 胶囊剂:0.1 g。催眠:0.1~0.2 g/次,睡前服。麻醉前给药:0.2~0.3 g/次。

硫喷妥钠 注射剂:0.5 g、1 g。临用前配成 1.25%~2.5% 溶液,缓慢静脉注射,至病人入睡为止。极量:1 g/次。

水合氯醛　10%溶液,催眠:5～10 ml/次,睡前服。抗惊厥:10～20 ml/次。

甲丙氨酯　片剂:0.2 g、0.4 g。镇静、抗焦虑:0.2～0.4 g/次,3 次/d。催眠:0.4～0.8 g/次,睡前服。

丁螺环酮　片剂:5 mg。抗焦虑:5～10 mg/次,3 次/d。

佐匹克隆　片剂:3.75 mg、7.5 mg。催眠:7.5 mg/次,睡前服。老年人开始时 3.75 mg/次。

唑吡坦　片剂:10 mg。催眠:5～10 mg/次,睡前服。老年人开始时 5 mg/次。

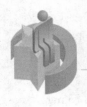

第十二章
抗癫痫药及抗惊厥药

学习目标

【掌握】苯妥英钠抗癫痫药的作用、用途和不良反应及用药注意事项。

【熟悉】苯巴比妥、卡马西平、乙琥胺、丙戊酸钠的抗癫痫特点和应用；拟多巴胺药的作用、应用及用药注意事项。

【了解】抗癫痫药的种类和应用；抗惊厥药的作用、用途及用药注意事项。

第一节 抗 癫 痫 药

癫痫是一类慢性、反复性、突然发作性大脑功能短暂失调综合征，其特征为脑神经元突发性异常高频率放电并向周围扩散。由于异常放电神经元所在部位（病灶）和扩散范围不同，临床表现为不同的运动、感觉、意识和自主神经功能紊乱等临床症状。癫痫发作的类型及主要临床表现见表12-1。

表 12-1 癫痫发作的类型

分型	主要特点
部分性发作	
① 单纯部分性发作	有运动、感觉及自主神经症状，但无意识障碍
② 复杂部分性发作（精神运动性发作或颞叶癫痫）	出现意识障碍和精神症状等
③ 继发性全身发作	部分性发作发展至全身性发作
全身性发作	
① 大发作（全身性强直—阵挛发作）	全身阵挛性抽搐，意识丧失
② 小发作（失神发作）	分典型发作和不典型发作，突然知觉丧失，动作中断
③ 其他	肌阵挛发作、强直发作、失张力发作
癫痫综合征	
癫痫持续状态	癫痫反复或持续发作 30 min 以上，意识丧失。大发作多见
不能分类的发作	因资料不足或不能归入上述各类的发作

从电生理学观点看,抗癫痫药的作用机制有两种方式:抑制病灶神经元过度放电,或作用于病灶周围正常神经组织,抑制异常放电的扩散。上述效应的基础可能与增强脑内 GABA 介导的抑制作用有关,如苯二氮䓬类和苯巴比妥(见第十一章);也可能与干扰 Na^+、Ca^{2+}、K^+ 等离子通道有关,如苯妥英钠。

一、常用抗癫痫药

苯妥英钠(phenytoins sodium,大仑丁)

本药为二苯乙内酰脲的钠盐,是临床最常用的抗癫痫药。

【体内过程】口服吸收慢而不规则,$6\sim12$ h 血药浓度达峰值,血浆蛋白结合率约 90%。$60\%\sim70\%$ 在肝代谢为无活性的对羟基苯基衍生物,原形由尿排出者不足 5%。消除速率与血药浓度密切相关,低于 $10\ \mu g/ml$ 时,按恒比消除,$t_{1/2}$ 约 $6\sim24$ h;高于此浓度时,则按恒量消除,$t_{1/2}$ 可延长至 $20\sim60$ h,且血药浓度与剂量不成比例地迅速升高,易出现毒性反应。因治疗量血药浓度个体差异大,宜采用临床血药浓度监控给药。由于本药呈强碱性(pH 为 10.4),刺激性大,故不宜肌内注射。癫痫持续状态时可作静脉注射。

【药理作用与临床用途】(1) 抗癫痫作用。苯妥英钠是治疗大发作和部分性发作的首选药。但对小发作(失神发作)无效,有时甚至使病情恶化。本药起效较慢,每日服 $300\sim400$ mg,$7\sim10$ 日后才能达到有效血药浓度($10\sim20\ \mu g/ml$)。

实验证明,苯妥英钠对癫痫病灶异常高频放电无抑制作用,但能抑制 Na^+ 和 Ca^{2+} 内流,稳定膜电位,阻止癫痫病灶异常放电的扩散而达到治疗作用。大剂量苯妥英钠还能抑制 K^+ 内流,延长动作电位时程和不应期。

目前认为,高浓度苯妥英钠能抑制神经末梢对 GABA 的摄取,诱导 GABA 受体上调,由此间接增强 GABA 的作用,使 Cl^- 内流增加而出现细胞膜超极化,抑制异常高频放电的发生和扩散。

(2) 治疗中枢性疼痛综合征。中枢性疼痛综合征包括三叉神经痛和舌咽神经痛等,其神经元放电与癫痫有相似的发作机制。感觉通路神经元在轻微刺激下即产生强烈放电,引起剧烈疼痛。苯妥英钠能使疼痛减轻,发作次数减少。

(3) 抗心律失常。苯妥英钠还具有抗心律失常作用(见第十九章)。

【不良反应】(1) 局部刺激。苯妥英钠为强碱性,可刺激胃肠引起食欲减退、恶心、呕吐、腹痛等症状,餐后服用可减轻症状,静脉注射可引起静脉炎。长期用药可致牙龈增生,发生率约 20%,多见于青少年,为胶原代谢改变引起结缔组织增生的结果。注意口腔卫生,经常按摩牙龈,可防止或减轻,一般停药 $3\sim6$ 个月后可恢复。

(2) 神经系统反应。轻症反应包括眩晕、共济失调、头痛和眼球震颤等。血药浓度大于 $40\ \mu g/ml$ 时可致精神错乱;$50\ \mu g/ml$ 以上时出现严重昏睡,甚至昏迷。

(3) 造血系统反应。久服可致叶酸吸收及代谢障碍,抑制二氢叶酸还原酶,还可引起巨幼红细胞性贫血,补充甲酰四氢叶酸可有效治疗贫血。

(4) 过敏反应。皮疹较常见。可见粒细胞缺乏、血小板减少、再生障碍性贫血。偶见肝损害。应定期作血常规和肝功能检查。

(5) 其他。妊娠早期用药,偶致畸胎(如腭裂等)。静脉注射过快时,可致心律失常、心脏抑制和血压下降,宜在心电监护下进行。

【药物相互作用】苯妥英钠为肝药酶诱导剂,能加速多种药物,如皮质类固醇和避孕药等的代谢而降低药效。苯妥英钠与卡马西平能相互影响,两者血药浓度均降低。苯妥英钠能提高苯巴比妥的血药浓度。肝药酶抑制剂(如氯霉素、异烟肼等)可使苯妥英钠血药浓度升高。

丙戊酸钠(sodium valproate)

【体内过程】口服吸收迅速而完全,生物利用度在 80% 以上。血浆蛋白结合率约为 90%。脑脊液药浓度为血药浓度的 10%,$t_{1/2}$ 约 15 h。

【作用与用途】本药为广谱抗癫痫药,对各种类型的癫痫发作都有一定疗效。对失神小发作的疗效优于乙琥胺,但因本药有肝损害,临床仍首选乙琥胺;对全身性强直阵挛发作有效,但不及苯妥英钠和卡马西平;对非典型小发作的疗效不及氯硝西泮;对复杂部分性发作的疗效近似卡马西平;也可用于其他药物未能控制的顽固性癫痫。

其抗癫痫作用与抑制电压敏感性 Na^+ 通道有关,也可通过抑制 GABA 代谢酶,使脑内GABA 积聚,降低神经元的兴奋性而控制发作。

【不良反应】较轻。偶见肝损害,表现为谷草转氨酶升高,个别可因肝功能衰竭而死亡。儿童耐受性较好,对胎儿有致畸作用,常见脊椎裂。

【药物相互作用】丙戊酸钠抑制苯巴比妥的代谢,使其血药浓度升高,$t_{1/2}$ 延长。丙戊酸钠与苯妥英钠通过竞争蛋白结合部位,增加苯妥英钠的游离血药浓度。也能显著提高氯硝西泮和乙琥胺的血药浓度,而苯妥英钠、苯巴比妥、卡马西平等能降低丙戊酸钠的血药浓度。

卡马西平(carbamazepine,酰胺咪嗪)

【体内过程】口服吸收良好,血药浓度 2~6 h 达峰值。血浆蛋白结合率为 80%。经肝代谢为有活性的环氧化物,经肾排出。$t_{1/2}$ 在用药之初平均为 35 h。因本药为肝药酶诱导剂,连续用药 3~4 周后,$t_{1/2}$ 可缩短 50%。

【作用与用途】作用与苯妥英钠相似。治疗浓度时能阻滞 Na^+ 通道,抑制癫痫病灶及其周围神经元放电。能改善精神异常,适用于伴有精神症状的癫痫,对精神运动性发作最有效;对大发作、局限性发作和混合型癫痫也有效。治疗三叉神经痛和舌咽神经痛的疗效优于苯妥英钠。

【不良反应】用药早期可出现头昏、眩晕、恶心、呕吐和共济失调等,亦可有皮疹和心血管反应。一般并不严重,一周左右逐渐消退,不需中断治疗。偶见严重反应,包括骨髓抑制(再生障碍性贫血、粒细胞减少和血小板减少)、肝损害。

苯巴比妥(phenobarbital)、扑米酮(primidone,扑痫酮)

【药理作用】苯巴比妥的抗癫痫作用与苯妥英钠相似,也可抑制 Na^+ 内流和 K^+ 外流,但需较高浓度。对异常神经元有抑制作用,抑制其异常放电和扩散。

扑米酮在体内代谢成具有抗癫痫活性的苯巴比妥和苯乙基丙二酰胺。一般认为,这两个代谢产物是其抗癫痫作用的基础。但也有报道认为,扑米酮的抗癫痫机制与苯妥英钠相似,具有独立的抗癫痫作用。

【临床用途】苯巴比妥对除失神小发作以外的各型癫痫(包括癫痫持续状态)均有效。但因其中枢抑制作用明显,不作为首选药,仅在癫痫持续状态时作静脉注射治疗。但临床更倾向于用戊巴比妥钠静脉注射以控制癫痫持续状态。

扑米酮对癫痫部分性发作和大发作的疗效优于苯巴比妥,但对复杂部分性发作的疗效不及卡马西平和苯妥英钠。

【不良反应】常见镇静、嗜睡、眩晕和共济失调等。偶可发生巨幼红细胞性贫血、白细胞减少和血小板减少。

乙琥胺（ethosuximide）

【体内过程】口服吸收迅速，不与血浆蛋白结合，大部分在肝代谢灭活，小部分以原形排出。连续服药 7～10 日可达到稳态血药浓度，有效血药浓度为 40～100 $\mu g/ml$。$t_{1/2}$ 成人约为 55 h，小儿约为 30 h。

【作用与用途】对癫痫小发作虽疗效不及氯硝西泮、丙戊酸钠。但不良反应及耐受性产生较少，故常作为治疗癫痫小发作的首选药。对其他型癫痫无效。

【不良反应】常见嗜睡、眩晕、呃逆、食欲缺乏和恶心、呕吐等。偶见嗜酸性白细胞增多症和粒细胞缺乏症。严重者可发生再生障碍性贫血。

苯二氮䓬类

苯二氮䓬类用于治疗癫痫的药物有地西泮、氯硝西泮、硝西泮和氯巴占（clobazam）。

地西泮静脉注射为控制癫痫持续状态的首选，特点是快速、有效、安全。但剂量过大、静脉注过快时亦可引起呼吸抑制，宜缓慢注射（1 mg/min）。

硝西泮对肌阵挛发作、失神性发作和婴儿痉挛有较好疗效。

氯硝西泮和氯巴占抗癫痫谱更广，对肌阵挛发作、失神性发作尤佳。因硝西泮影响吞咽，可引起流涎和食物吸入，故有被氯硝西泮取代的趋势。氯硝西泮不宜与丙戊酸钠同时服用，因可诱发失神性发作持续状态。

苯二氮䓬类的不良反应是中枢抑制作用明显，甚至发生共济失调。久用可产生耐受性，骤然停药时发生症状反跳和戒断症状，原有发作加剧。

二、临床用药原则

1. 根据发作类型选药

（1）全身性发作常选用苯妥英钠、丙戊酸钠、卡马西平、苯巴比妥；

（2）失神性发作首选乙琥胺，次选氯硝西泮或丙戊酸钠；

（3）单纯部分性发作首选卡马西平，次选苯妥英钠；

（4）复杂部分性发作选用苯妥英钠、卡马西平或加用扑米酮；

（5）肌阵挛发作首选丙戊酸钠，次选氯硝西泮；

（6）婴儿痉挛症可用氯硝西泮；

（7）对混合性癫痫宜联合或选用广谱抗癫痫药；

（8）癫痫持续状态是危重急症，首选地西泮 5～10 mg 静脉缓慢注射。

2. 治疗方案个体化

（1）在剂量方面，抗癫痫药有效剂量个体差异较大，应从小剂量开始逐渐增加剂量，以发作控制且不引起严重不良反应为宜。有些药物需经数日才能达到有效稳态血药浓度，故增加剂量不宜过急，一般每隔一周调整一次剂量。

（2）在用法上，治疗初期，一般用一种药物，如疗效不佳时可联合用药。换药时应采取过渡方式，即在原药基础上加用其他药，待后者生效后再逐步撤掉原药，否则可使发作加剧甚至诱发癫痫持续状态。若需两种或三种药物合用,应适当调整剂量。

3. 坚持长期用药

用药时间一般应持续至完全无发作达 3～4 年之久,然后逐渐减量停药,大发作减药量过程至少 1 年,小发作 6 个月,有些病例需要终生服药。用药期间应定期做神经系统、血常规及肝肾功能检查,以便及时发现毒性反应,有条件者监测血药浓度。

第二节 抗 惊 厥 药

惊厥是中枢神经过度兴奋的一种症状,表现为全身骨骼肌不自主地强烈收缩。常见于小儿高热、破伤风、癫痫大发作、子痫和中枢兴奋药中毒等。常用抗惊厥药有巴比妥类、水合氯醛、地西泮以及硫酸镁。

硫酸镁(magnesium sulfate)

硫酸镁口服难吸收,有泻下和利胆作用,外用热敷可消炎去肿。而注射给药则可发挥全身作用。

【药理作用和临床用途】Mg^{2+} 是体内重要的金属离子之一,参与许多生理和生化过程,影响神经冲动传递和肌肉应激性维持。神经化学传递和骨骼肌收缩均需 Ca^{2+} 参与,Mg^{2+} 与 Ca^{2+} 由于化学性质相似,可以特异地竞争 Ca^{2+} 受点,拮抗 Ca^{2+} 的作用,结果使神经肌肉接头处 Ach 减少,骨骼肌紧张性降低,肌肉松弛。与此同时,也作用于中枢神经系统,引起感觉和意识消失。临床上主要用于缓解子痫、破伤风等惊厥,也可用于高血压危象。

【不良反应及应用注意】硫酸镁注射过量时,将引起呼吸抑制、血压骤降、心动过缓和传导阻滞等,甚至引起死亡。肌腱反射消失为呼吸抑制的前兆,用药过程中应随时检查腱反射。中毒时应立即进行人工呼吸,并缓慢静脉注射氯化钙或葡萄糖酸钙加以对抗。使用时宜备有氯化钙和葡萄糖酸钙注射液以防万一。

孕妇、经期妇女、无尿者、急腹症和胃肠道出血者禁用。肾功能不全、低血压和呼吸衰竭者慎用。

※ 常用制剂与用法 ※

苯妥英钠 片剂:0.05 mg、0.1 mg。0.3～0.6 g/次,分 2～3 次或于晚上一次顿服。极量:0.3 g/次,0.6 g/d。注射剂:0.1 mg、0.25 g。癫痫持续状态:若患者未用过苯妥英钠,可用 0.25～0.5 g,加 5% 葡萄糖 20～40 ml,在 6～10 min 内缓慢静脉注射。

卡马西平 片剂:0.1 mg、0.2 mg。开始极量:100 mg,2 次/d,以后逐渐增至 600～900 mg/d 或 8～10 mg/(kg·d),分次服用。用于抗癫痫时,剂量可偏大。用于三叉神经痛等症时,剂量一般宜小。超过 1.2 g/d,常不能耐受。

扑米酮 开始 0.06 g,3 次/d;渐增至 0.25 g,3 次/d。每日总量不超过 1.5 g。

乙琥胺 胶囊剂:0.25 g。儿童 15～35 mg/(kg·d);成人 0.6～1.8 g/d,分 3 次服。

丙戊酸钠　片剂:0.1 g、0.2 g。儿童 15~60 mg/(kg・d);成人 0.6~1.8 g/d,分 3 次服。

氯硝西泮　片剂:0.5~2 mg。起始量:儿童 0.01~0.03 mg/(kg・d),成人不超过 1.5 mg/d,分 3 次服。最大耐受量:儿童 0.2 mg/(kg・d),成人 20 mg/d。

地西泮　用于癫痫持续状态,5~10 mg 静脉注射,间隔 10~15 min 一次,最大量可至 30 mg。注射速度以不超过 5 mg/min 为宜。必要时在 2~4 h 内重复上述方案。亦可静脉滴入,至发作停止。

硫酸镁　注射剂:1 g/10 ml、2.5 g/10 ml。1.25~2.5 g/次,肌内注射或静脉滴注。静脉滴注时以 5% 葡萄糖注射液将硫酸镁稀释成 1% 浓度进行滴注,直至惊厥停止。

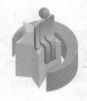

第十三章
抗中枢神经系统退行性疾病药

学习目标

【掌握】抗帕金森病药物分类及左旋多巴作用特点、临床用途和不良反应。

【熟悉】左旋多巴增效药和苯海索的作用特点、临床用途。

【了解】帕金森病的发病机制及治疗阿尔茨海默病药物的分类及特点。

第一节　抗帕金森病药

帕金森病(parkinson's disease,PD)又称震颤麻痹,是由多种原因引起的慢性进行性中枢神经组织退行性变性疾病。常见症状为静止性震颤、共济失调、运动迟缓(困难)、肌肉强直等。若由脑动脉硬化、脑炎后遗症及化学药物(抗精神病药、氰化物、CO、Mn)中毒等病因所致,出现类似帕金森病的症状,则称为帕金森综合征(parkinsonism)。

帕金森病主要病变在锥体外系黑质-纹状体神经通路。已知黑质中多巴胺能神经元发出上行性纤维到纹状体(尾核及壳核),与纹状体神经元形成突触,释放多巴胺(DA)递质,最终对脊髓前角运动神经元起抑制作用(抑制性递质);纹状体内有乙酰胆碱能神经元释放乙酰胆碱递质(ACh),对脊髓前角运动神经元起兴奋作用(兴奋性递质)。正常时两种递质相互拮抗,处于平衡状态,共同作用于脊髓前角运动神经元,参与运动功能调节。帕金森病是由于黑质中多巴胺神经元变性,数目减少,多巴胺能神经功能低下而胆碱能神经功能相对亢进,从而产生肌张力增高等一系列临床症状。

抗帕金森病药可分为中枢拟多巴胺类药和中枢抗胆碱药两类。通过增强中枢多巴胺能神经功能或降低中枢胆碱能神经功能控制或缓解症状,改变患者的预后,减少并发症,提高生活质量和延长寿命,但不能根治。

一、中枢拟多巴胺类药

本类药物按其作用机制可分为四类:① 多巴胺前体药物(左旋多巴);② 左旋多巴增效药(外周脱羧酶抑制药卡比多巴、单胺氧化酶 B 抑制药司来吉兰、儿茶酚氧位甲基转移酶抑制药硝替卡朋);③ 促释多巴胺神经递质药(金刚烷胺);④ 多巴胺受体激动药(溴隐亭等)。

1. 多巴胺前体药

左旋多巴(levodopa,L-Dopa)

左旋多巴为 DA 的前体。

【体内过程】口服吸收迅速,但绝大部分(95%以上)在肝和胃肠黏膜被外周多巴脱羧酶脱羧,转变成 DA,后者不易透过血脑脊液屏障,在外周引起不良反应;仅有少量(约 1%)进入中枢神经系统,在脑内脱羧转变为 DA,发挥中枢作用,因此显效较慢。若同时服用外周脱羧酶抑制药,可使进入中枢的 L-Dopa 增多,提高疗效,减轻外周不良反应。

其代谢产物经肾排出。

【药理作用和临床用途】(1) 治疗帕金森病。L-Dopa 进入中枢,在中枢脱羧酶作用下转变为 DA,补充纹状体中的 DA 递质,使 DA 和 ACh 两种递质重新达到平衡,改善帕金森症状。不论年龄、性别和病程长短,均可获得疗效。其特点为:① 显效慢,服药 2～3 周开始起效,1～6 个月以上才获得最大的疗效,但作用持久,且随用药时间延长而疗效增强,疗程超过 3 个月,50% 的患者获得较好疗效,疗程 1 年以上,疗效达 75%;② 改善肌肉强直、运动困难效果较改善肌肉震颤效果好;③ 对轻症及年轻患者疗效较重症及老年患者好;④ 对吩噻嗪类抗精神失常药物所引起的帕金森综合征无效,因该类药物能阻断中枢 DA 受体。

(2) 治疗肝昏迷。"伪递质学说"认为,肝衰竭时,肝对血液中苯乙胺和酪胺的解毒功能降低,致使其在脑内转化为伪递质苯乙醇胺和羟苯乙醇胺(鳝胺),取代正常递质去甲肾上腺素,妨碍神经功能而引起肝昏迷。L-Dopa 在脑内可转变成去甲肾上腺素,取代患者脑中伪递质,恢复正常神经功能,从而可暂时使肝昏迷患者意识苏醒。但不能改善肝功能,故不能根治。

【不良反应及注意事项】与 L-Dopa 转变成多巴胺有关。

(1) 胃肠反应。约 80% 患者治疗初期有恶心、呕吐、食欲减退等,与 DA 刺激延髓催吐化学感受区有关,多潘立酮可消除之。偶见溃疡、出血或穿孔。

(2) 心血管反应。约 30% 患者治疗初期出现轻度直立性低血压,严格控制药量可避免。老年患者亦可引起心律失常,与 DA 对 β 受体的激动作用有关,冠心病患者禁用。

(3) 神经系统反应:

① 运动过多症(不自主异常运动):为长期用药所引起的不随意运动,多见于面部肌群抽动,如张口、伸舌、咬牙(称口-舌-颊三联征),皱眉和头颈扭动等。也可累及肢体或躯体肌群引起摇摆运动,偶见喘息样呼吸。表明已达最大耐受量。

② 症状波动及"开-关现象"(on-off phenomenon):服药 3～5 年,有 40%～80% 患者出现症状快速波动,重者出现"开-关现象",即患者突然多动或活动正常(开),而后又出现全身性或肌肉强直性运动不能(关),两种现象可交替出现,严重妨碍患者正常活动。用药疗程长,发生率高,适当减少用量可减轻此不良反应。

(4) 精神障碍。可见失眠、焦虑、噩梦、躁狂、幻觉、妄想或抑郁等,需减量或停药,精神病患者慎用。此反应可能与 DA 作用于边缘系统有关,应用中脑-边缘系统 DA 受体选择性阻断药氯氮平可对抗该不良反应。

(5) 注意事项。① 维生素 B_6 为多巴脱羧酶的辅基,可增强外周脱羧酶活性,产生外周副反应;② 抗精神病药能阻断中枢多巴胺受体,故能拮抗左旋多巴的中枢作用;③ 利血平能耗竭中枢多巴胺,甚至引起帕金森综合征,使左旋多巴作用失效;④ 非选择性 MAO 抑制剂能抑制 DA 在外周的代谢,因而可增强 DA 的外周副反应,也能使 NA 堆积,引起血压升高,甚至发生高血压危象。

2. 左旋多巴增效剂

（1）外周多巴脱羧酶（氨基酸脱羧酶）抑制药：

卡比多巴（carbidopa）

又名 α-甲基多巴肼、洛得新，是较强的 L-芳香氨基酸脱羧酶抑制药，不易透过血脑屏障，故仅能抑制外周多巴脱羧酶的活性，使 L-Dopa 在外周组织中脱羧减少，DA 生成受阻，进入脑中的 L-Dopa 增多。与 L-Dopa 合用不仅能使循环中 L-Dopa 含量增高，而且也可减轻外周副反应，故为 L-Dopa 的主要辅助药。卡比多巴单独应用基本无药理作用，临床上将卡比多巴与 L-Dopa 以 1∶10 的剂量比例配伍，制成复方制剂称信尼麦（心宁美，sinemet），作为治疗帕金森病的首选药。

苄丝肼（benserazide）

苄丝肼作用与卡比多巴相似，它与 L-Dopa 按 1∶4 剂量比例制成复方制剂为多巴丝肼，又名美多巴（madopar）。

（2）选择性单胺氧化酶 B（MAO-B）抑制药：

司来吉兰（selegiline）

司来吉兰是选择性较高的 MAO-B 抑制药，在脑内抑制纹状体中的 DA 代谢，使纹状体中 DA 增多，是治疗帕金森病的辅助药，与 L-Dopa 合用可减少后者剂量和副反应，使 L-Dopa 的"开-关现象"消失。近来发现司来吉兰作为神经保护剂能优先抑制黑质-纹状体中的超氧阴离子和羟自由基的形成，延迟神经元变性和 PD 的发展。

（3）儿茶酚氧位甲基转移酶（COMT）抑制药：

硝替卡朋（nitecapone）、托卡朋（tocapone）

硝替卡朋、托卡朋为新型 COMT 抑制药。其中硝替卡朋只抑制外周 COMT，增加 L-Dopa 生物利用度，使纹状体中 L-Dopa 和 DA 增加来发挥抗帕金森病作用。托卡朋则能延长 L-Dopa 半衰期，稳定血药浓度，使更多的 L-Dopa 进入脑组织，同时也能抑制中枢 COMT，减少 DA 降解，可明显改善病情，尤其适用于伴有症状波动的患者。托卡朋的主要不良反应为肝损伤，甚至引起暴发性肝衰竭，仅用于其他抗 PD 药无效的患者，且要严密监测肝功能。

3. 多巴胺神经递质促释药

金刚烷胺（amantadine）

金刚烷胺特点为见效快而维持时间短，用药数日即可获得最大效应，6～8 周后逐渐减弱，而 L-Dopa 起效慢，维持时间长，因此两者合用，有协同作用。作用机制主要是促进纹状体中残存的多巴胺能神经元释放 DA 递质、抑制 DA 的再摄取，使突触间隙中 DA 递质增高；还有较弱的中枢抗胆碱作用。

4. 多巴胺受体激动药

溴隐亭（bromocriptine）

溴隐亭口服吸收迅速，血药浓度个体差异大（5 倍之多），故剂量应个体化。主要在肝中代谢，经胆汁排出。它能激动中枢不同部位的 DA 受体，产生多种效应。选择性激动黑质-纹状体通路的 DA 受体，对外周 DA 受体作用弱，临床主要用于治疗帕金森病，其特点为对 L-Dopa 和复方制剂疗效不佳甚至无效（严重的黑质病变，缺乏多巴脱羧酶）或发生异常的不自主运动者，溴隐亭用后可使症状改善。因可激动结节-漏斗部位 DA 受体,抑制催乳素和生长激素的释放,用于产后回乳、催乳素分泌过高引起的闭经及溢乳,也可治疗垂体瘤伴有的肢端肥大症。

培高利特(pergolide)

培高利特疗效与溴隐亭相似,作用强而持久。可用于不能耐受 L-Dopa 者,特别适用于复方制剂疗效逐渐减退者,对 L-Dopa 引起的"开-关现象"有较好的防治效应,肌肉僵直和运动迟缓症状也见改善。但近来报道其不良反应另有心脏瓣膜的损害,应予以注意。

利修来得(lisuride)

利修来得又名利舒脲。为新型 DA 受体激动药,选择性激动 D_2 受体。其优点是能改善运动功能障碍,减轻 L-Dopa 所致的"开-关现象"和不自主异常运动。

二、中枢抗胆碱药

中枢抗胆碱药通过阻断中枢胆碱受体,减弱纹状体中乙酰胆碱的作用,治疗帕金森病。传统胆碱受体阻断药阿托品、东莨菪碱抗帕金森病有效,但因外周抗胆碱副反应大,一般不用,常用中枢性胆碱受体阻断药,如苯海索等。

苯海索(trihexyphenidyl)

又名安坦。外周抗胆碱作用弱,约为阿托品的 1/10~1/3,对中枢胆碱受体有明显阻断作用,能阻断纹状体胆碱受体使增高的肌张力降低,临床主要用于不能耐受或禁用左旋多巴的患者。疗效不及左旋多巴,与之合用可提高疗效。其特点为:① 对肌震颤疗效好,对流涎、多汗及情感抑郁也可使之好转,但对肌肉强直、运动困难效果差;② 对抗精神病药引起的帕金森综合征有效。

不良反应与阿托品相似但较轻,闭角性青光眼、前列腺肥大者慎用。中枢神经系统副反应有精神错乱、谵妄及幻觉等,使其应用受到了一定的限制。久用突然停药,可使病情恶化。

丙环定(procyclidine)

又名开马君。药理作用、临床应用及不良反应与苯海索相似。

苯扎托品(benzatropine)

又名苄托品。具有抗胆碱作用,同时还有抗组胺、局部麻醉和大脑皮质抑制作用。临床应用和不良反应同苯海索,老年患者对其敏感,用药时要谨慎,3 岁以下小儿不能用本药。

三、帕金森病药物治疗原则

(1) 给药应从小剂量开始,逐渐递增,在获得最佳疗效后将剂量减少 15%~20% 为宜,长期以此剂量作为维持剂量。

(2) 早期、轻症病例一般以一种药物治疗为宜。

(3) 长期用药,会产生疗效减低或症状波动现象。疗效减低时可加用其他抗帕金森病药物,症状波动可调整用药次数和剂量或联合用药。

(4) 长期用药突然停药会致症状急剧加重,应逐渐减量或加用其他抗帕金森病药替代。

第二节 治疗阿尔茨海默病药

阿尔茨海默病(Alzheimern's disease,AD)是一种与年龄高度相关的、以进行性认知障碍和记忆力损害为主的中枢神经系统退行性疾病,表现为记忆力、判断力、抽象思维等一般智力的丧失,但视力、运动能力等则不受影响。AD约占老年性痴呆症患者总数的70%。

阿尔茨海默病迄今尚无十分有效的治疗方法,现有的药物治疗策略是增强中枢胆碱能神经功能,主要有胆碱酯酶抑制药和M受体激动药等。

一、胆碱酯酶抑制药

他克林(tacrine)

他克林属第一代可逆性胆碱酯酶抑制药,对AD的治疗作用是多方面共同作用的结果。它通过抑制血浆和组织中的AChE而增加ACh的含量,可直接激动M、N胆碱受体和促进ACh释放,还可促进脑组织对葡萄糖的利用。

因其不良反应较重而限制其临床应用,最常见的不良反应为肝毒性。

多奈哌齐(donepezil)

多奈哌齐为第二代可逆性AChE抑制药。与他克林相比:① 多奈哌齐对中枢AChE有更高的选择性,能改善轻度至中度AD患者的认知能力和临床综合功能;② 具有剂量小、毒性低和价格相对较低的优点,患者耐受性较好。不良反应常见有胸痛、牙痛、大小便失禁、胃肠道出血、腹痛等,亦可出现谵妄、震颤和感觉异常等。

加兰他敏(galantamine)

加兰他敏属于第二代AChE抑制药。疗效与他克林相当,肝毒性小。本药可能成为AD治疗的首选药。主要不良反应为用药早期的恶心、呕吐及腹泻等胃肠反应。

利凡斯的明(rivastigmine)

又名卡巴拉汀,是第二代AChE抑制药。对中枢的AChE的抑制作用明显强于对外周的作用,能选择性地抑制大脑皮质、海马中的AChE活性。适用于轻、中度AD患者,可改善患者的记忆和认知功能,改善日常生活能力,减轻精神症状,对伴有心、肝、肾疾病的AD患者具有独特的疗效。不良反应轻,常有恶心、呕吐、眩晕等。

石杉碱甲(huperzine A)

石杉碱甲是我国学者从植物千层塔中分离得到的一种强效、可逆性胆碱酯酶抑制药。易透过血脑屏障。有强的拟胆碱活性,能易化神经肌肉接头递质传递,能改善AD患者的记忆障碍和认知功能。用于老年性记忆功能减退及老年痴呆患者。不良反应有胃肠道反应和头晕、多汗等。

美曲膦酯(metrifonate)

又名敌百虫。是目前用于AD治疗的唯一以无活性前药形式存在的AChE抑制药。本药能改善AD患者的行为和认知功能,亦能改善患者的幻觉、抑郁或焦虑等症状。用于轻、中度

AD。不良反应少而轻,偶有腹泻、下肢痉挛、鼻炎等症状。

二、M 受体激动药

占诺美林(xanomeline)

占诺美林是 M_1 受体选择性激动药,为目前选择性最高的 M_1 受体激动剂之一。口服易吸收,大剂量可明显改善 AD 患者的认知功能和行为能力,但易引起胃肠道和心血管方面的不良反应。新研制的透皮吸收贴剂可避免消化道不良反应。

三、其他治疗阿尔茨海默病药

随着对 AD 研究的进一步深入,治疗 AD 的药物不断出现。除了拟胆碱药物之外,还有:① N-甲基-D-天冬氨酸(NMDA)受体拮抗药:美金刚;② 抗氧化剂:维生素 E、褪黑素等;③ 非甾体类抗炎药:布洛芬、阿司匹林等;④ 激素及调节激素药:雌激素、雷洛昔芬等;⑤ 神经生长因子和神经代谢激活药:茴拉西坦、吡硫醇及脑活素等。

美金刚(memantine)

美金刚是一个用于治疗中、重度 AD 的药物。其机制可能与干扰谷氨酸兴奋毒性反应、抗氧化应激有关。它是第一个用于治疗晚期 AD 的 NMDA 受体非竞争性拮抗药,与 AChE 抑制药合用效果更好。

茴拉西坦(aniracetam)

茴拉西坦是新一代脑代谢增强药。对 AD 患者记忆和认知功能有明显改善作用,亦能改善行为障碍等症状。

※ 常用制剂与用法 ※

左旋多巴　片剂:50 mg、100 mg、250 mg。抗帕金森病:开始 0.25～0.5 g/d。以后每隔 2～4 日递增 0.125～0.5 g。治疗肝昏迷:开始 0.3～0.4 g/d,加入 5% 葡萄糖溶液 500 ml 中静脉滴注,清醒后减至 0.2 g/d。

卡比多巴　与左旋多巴组成信尼麦片剂:1 号片含卡比多巴 10 mg 及左旋多巴 100 mg。首次剂量,卡比多巴 10 mg、左旋多巴 100 mg,4 次/d;以后每隔 3～7 日每日增加卡比多巴 40 mg、左旋多巴 400 mg,直至每日量卡比多巴 200 mg、左旋多巴 2 000 mg 为限。

苄丝肼　与左旋多巴混合制成胶囊制剂称美多巴。开始用时卡比多巴 25 mg、左旋多巴 100 mg,3 次/d。一日剂量不超过本药 250 mg、左旋多巴 1 000 mg。

司来吉兰　片剂:5 mg。开始每日清晨 5 mg 口服。需要时增加至 2 次/d,上午及中午各 5 mg。

托卡朋　片剂:100 mg、200 mg。100 mg/次,3 次/d。首次与左旋多巴同服,其后分别于 6 h 和 12 h 后服第二次、第三次,同时左旋多巴剂量需视病情调整。

金刚烷胺　胶囊(片)剂:100 mg。100 mg/次,早晚各服一次。

溴隐亭　片剂:2.5 mg。开始 0.625～1.25 mg/次,2 次/d,2 周内逐渐增加剂量,一日剂量20 mg 为宜。

培高利特　片剂:0.05 mg、0.25 mg、1 mg。开始 0.05 mg/次,两日后,每隔两日增加 0.1～0.15 mg,直至获得理想的疗效为止。平均可达一日 2.4 mg。

苯海索　片剂:2 mg;胶囊剂:5 mg。开始 1～2 mg/d,以后递增,最多不超过 20 mg/d。

他克林　片剂:10 mg。10 mg/次,3 次/d,最高量 160 mg/d,宜每周检查肝功能。

多奈哌齐　片剂:5 mg。10 mg/次或 30 mg/d,3～6 个月为一个疗程。

利凡斯的明　胶囊剂:1.5 mg、3 mg、4.5 mg。起始剂量 1.5 mg/次,2 次/d,2 周后增加剂量,最高量 12 mg/d。

美金刚　片剂:10 mg。第一周 5 mg/d,第二周 10 mg/d,第三周 15 mg/d,第四周开始以后20 mg/d。

茴拉西坦　胶囊剂:0.1 g。0.2 g/次,3 次/d;70 岁以上老人,0.1 g/次,3 次/d。1～2 个月为一个疗程。

第十四章
抗精神失常药

学习目标

【掌握】氯丙嗪、氯氮平的药理作用、临床用途、主要不良反应及禁忌证。

【熟悉】奥氮平、碳酸锂、丙米嗪的作用特点和临床用途。

【了解】其他同类药的作用特点和临床用途;能根据患者不同症状正确选择药物和给药方式,并指导患者合理用药。

精神失常是由多种原因所致精神活动障碍的一类疾病,包括精神分裂症、躁狂症、抑郁症和焦虑症等。治疗这些疾病的药物统称为抗精神失常药,根据临床应用又可分为抗精神病药、抗躁狂抑郁症药及抗焦虑药。

第一节　抗精神病药

精神分裂症是以思维、情感、行为不协调,精神活动与现实脱离为主要特征的一类常见精神病。根据临床症状可将精神分裂症分为Ⅰ型和Ⅱ型。Ⅰ型以幻觉和妄想等阳性症状为主,Ⅱ型以情感淡漠、主动性缺乏等阴性症状为主。本节药物主要对Ⅰ型有良好治疗效果,对Ⅱ型疗效差甚至无效。

一、吩噻嗪类

氯丙嗪(chlorpromazine)

又名冬眠灵。1952年在法国治疗兴奋性躁动病人获得成功,导致了精神分裂症临床治疗学的重大突破,使精神分裂症患者找到了有效的药物治疗,摆脱了传统的电休克等疗法的痛苦。作为第一个抗精神失常药,目前在临床治疗中仍发挥着巨大作用。

【体内过程】口服易吸收,但不规则,个体差异较大。受食物及药物(如抗胆碱药)的影响,吸收速度可延缓,有首关消除现象。口服氯丙嗪后2～4 h达高峰,肌内注射吸收迅速,生物利用度是口服的3～5倍。因局部刺激性大,需深部肌内注射。药物与血浆蛋白的结合率为90%以上,因脂溶性较高,易透过血脑屏障,故脑中浓度较血中浓度高10倍,并可通过胎盘屏障进入胎儿体内。由于药物蓄积于脂肪内故排泄缓慢,$t_{1/2}$为6~9 h。药物主要经肝代谢、经肾排泄。

【药理作用】氯丙嗪阻断脑内多巴胺受体(D_2)产生抗精神病作用,此外,还可阻断α受体和M受体。药理作用广泛而复杂。

(1) 对中枢神经系统的作用:

① 抗精神病作用:氯丙嗪对中枢神经系统有较强的抑制作用。正常人服用治疗剂量的氯丙嗪后,出现镇静、活动减少、感情淡漠、注意力下降、对周围事物不感兴趣,在安静环境中易诱导入睡,但易被唤醒,醒后神志清醒,加大剂量也不出现麻醉。精神病患者用药后,可使兴奋躁狂症状得到有效控制。大剂量持续用药(6周~6个月),可使患者的幻觉、妄想、精神运动性兴奋逐渐消失,情绪安定,理智恢复,生活自理。氯丙嗪的抗精神病作用无耐受性。

中枢神经系统的多巴胺能神经通路主要有四条:即中脑-边缘系统通路和中脑-皮质通路(两者与精神、情绪及行为有关)、黑质-纹状体通路(与锥体外系的运动功能有关)、结节-漏斗通路(与内分泌活动、体温调节等有关)。目前认为,氯丙嗪抗精神病作用机制是阻断了中脑-边缘系统通路和中脑-皮质通路的多巴胺 D_2 受体。

② 镇吐作用:小剂量氯丙嗪通过阻断延髓第四脑室底部的催吐化学感受区(CTZ)的 D_2 受体,对抗多巴胺受体激动剂如阿朴吗啡所致的呕吐;大剂量则直接抑制呕吐中枢,但氯丙嗪对因前庭受刺激引起的呕吐无效。

③ 对体温调节的作用:药物能抑制结节-漏斗通路中的体温调节中枢,使其调节功能失灵,故使机体温度随外界温度变化而改变。在物理降温措施配合下,氯丙嗪可使机体温度降至正常或以下水平。但在高温环境下,氯丙嗪又可使体温高于正常水平。

④ 加强中枢抑制药的作用:氯丙嗪对中枢神经系统有较强的抑制作用,与麻醉药、镇静催眠药、镇痛药以及乙醇等中枢抑制药合用时,应适当减少后几类药物的用量,以免加重对中枢神经系统功能的抑制。

(2) 对自主神经的作用。氯丙嗪能阻断肾上腺素α受体,翻转肾上腺素的升压作用,同时抑制血管运动中枢,故能扩张血管、降低血压。因易产生耐受性,不宜用于高血压的治疗。也能阻断M胆碱受体,但无治疗意义,多与其不良反应有关。

(3) 对内分泌系统的影响。通过对结节-漏斗通路中的 D_2 受体的阻断作用,氯丙嗪可促进催乳素的分泌(因减少下丘脑催乳素抑制因子的释放),抑制促性腺激素、糖皮质激素及生长激素的分泌。

【临床用途】(1) 精神分裂症。氯丙嗪对急、慢性精神分裂症均有效。主要用于Ⅰ型精神分裂症,以急性期效果尤佳。能显著缓解或消除患者的兴奋、躁狂、攻击行为以及幻觉、妄想症状,有效改善异常的思维、情感和行为,使之理智恢复,生活自理。但不能根治,需长期甚至终生用药。也可用于治疗躁狂症及其他伴有兴奋、紧张、躁动、幻觉和妄想的精神病患者。

(2) 呕吐和顽固性呃逆。氯丙嗪可用于多种原因引起的呕吐,包括生理性(如妊娠早期)、病理性(如尿毒症、胃肠炎、恶性肿瘤晚期、放射病等)以及药物性(如四环素、洋地黄、吗啡等)。也可用于顽固性呃逆,但对前庭受刺激所致的呕吐(如晕动病)无效。氯丙嗪还对顽固性呃逆有效,可能与其抑制位于延髓催吐化学感受区旁的呃逆调节中枢有关。

(3) 低温麻醉与人工冬眠。在物理降温配合下,氯丙嗪可用于低温麻醉;与哌替啶、异丙嗪组成冬眠合剂,应用后可使患者呈深睡状态,体温、基础代谢及组织耗氧量均明显降低,称为"人工冬眠疗法"。此时机体对外界病理性刺激的反应性降低,而对缺氧、缺能的耐受力提高,有利于帮助机体度过危险期,为其他有效措施的采用赢得时间。常用于严重创伤和感染、中毒性高热、惊厥、妊娠毒血症及甲状腺危象等。

【不良反应及用药注意事项】(1) 一般不良反应。包括中枢抑制症状,如嗜睡、无力、淡漠;M胆碱受体阻断症状,如口干、无汗、便秘、视力模糊、眼压升高等;α受体阻断症状,如鼻塞、血压下降、直立性低血压以及反射性心率过快等。注射液刺激性较强,故应深部肌内注射。静脉注射可引起血栓性静脉炎,应以 0.9%氯化钠溶液或葡萄糖溶液稀释后缓慢注射。为防止直立性低血压发生,注射给药后应卧床休息两小时左右方可缓慢起立。

(2) 锥体外系反应。这是长期大量应用氯丙嗪后出现的严重不良反应,常见有以下三种表现:① 帕金森综合征:出现肌张力增高、面容呆板(即面具脸)、肌肉震颤、动作迟缓、流涎等,发生率约为 30%;② 静坐不能:以中年患者多见,出现坐立不安、反复徘徊;③ 急性肌张力障碍:多出现在用药后 5 天以内,由于舌、面、颈及背部肌肉痉挛,患者出现强迫性张口、伸舌、斜颈、呼吸运动障碍以及吞咽困难等。上述表现是因药物阻断了黑质-纹状体通路的 D_2 受体,与多巴胺的功能减弱及乙酰胆碱的功能增强有关。减少用药量或停药后症状可减轻甚至消失,必要时加用中枢抗胆碱药。

此外,大约有 1/5 的患者出现一种叫作迟发性运动障碍的不良反应。表现为不自主有节奏的刻板运动,出现口-舌-颊三联症(如吸吮、舔舌、咀嚼等)及广泛性舞蹈样手足徐动症。发生原因可能与氯丙嗪长期阻断 D_2 受体,使其敏感性增加或反馈性促进突触前膜释放 DA 增加有关。及早停药可减轻或恢复,应用中枢抗胆碱药反而加重,抗多巴胺药可减轻此症状。

(3) 精神异常。表现为兴奋、躁动、恐惧、妄想、意识障碍或抑郁、焦虑等,应注意与原有疾病鉴别。一旦发生,应立即减量、停药或换用其他药物。

(4) 过敏反应。皮疹、光敏性皮炎较常见,少数患者可出现肝损害、黄疸、粒细胞减少、溶血性贫血甚至再生障碍性贫血。

(5) 内分泌系统反应。可出现男性乳房发育,女性乳房肿大、泌乳、月经不调、闭经等。

(6) 急性中毒。一次过量应用氯丙嗪后可致急性中毒,出现昏睡、血压下降、心动过速、心肌损害、心电图异常(P-R 间期或 Q-T 间期延长,T 波低平或倒置),应立即进行对症治疗。可用去甲肾上腺素升压,但禁用肾上腺素。

【禁忌证】青光眼、乳腺增生、乳腺癌、昏迷、严重肝功能障碍及有癫痫、惊厥病史者禁用;冠心病患者慎用。

其他吩噻嗪类药:

奋乃静(perphenazine)、氟奋乃静(fluphenazine)和三氟拉嗪(trifluoperazine)

奋乃静、氟奋乃静和三氟拉嗪共同特点是抗精神病作用强,镇静作用较弱,锥体外系反应明显。其中,奋乃静作用较氯丙嗪温和,对心血管系统、造血系统及肝脏的不良反应较轻,对慢性精神分裂症患者的疗效较好。氟奋乃静、三氟拉嗪对中枢有兴奋和激活作用,故对有行为退缩、情感淡漠症状的患者疗效较好,也适用于慢性精神分裂症及偏执型精神分裂症患者。

硫利达嗪(thioridazine)

又名甲硫达嗪。作用类似氯丙嗪,但锥体外系反应为本类药中较轻者,故应用较广泛,其他作用较弱。常用于老年患者,也可用于儿童多动症和行为障碍。

二、硫杂蒽类

氯普噻吨(chlorprothixene)

又名泰尔登。是本类药的代表药物,与氯丙嗪比较,具有以下特点:调整情绪、控制焦虑抑郁的作用较强,而抗幻觉妄想的作用较弱,镇静作用强。常用于伴有焦虑、抑郁症状的精神分裂症、焦虑性神经官能症及更年期抑郁症。不良反应为锥体外系反应,但较氯丙嗪轻。

氟哌噻吨(flupentixol)

又名三氟噻吨。抗精神病作用与氯丙嗪相似,还可抑制神经末梢对去甲肾上腺素和5-羟色胺的再摄取,故有抗抑郁作用。适用于伴有情感淡漠、幻觉、焦虑及抑郁的急、慢性精神分裂症患者。因有特殊的激动作用,故禁用于躁狂症患者。锥体外系反应较常见,偶有猝死现象。

三、丁酰苯类

氟哌啶醇(haloperidol)

又名氟哌丁苯。药理作用和临床应用与吩噻嗪类相似,具有以下特点:抗精神病、镇吐作用强于氯丙嗪;镇静、M受体阻断和α受体阻断作用较弱;锥体外系反应发生率高达80%,且程度较重。但因对心血管和肝脏的影响较轻,故临床仍保留其应用价值。主要用于治疗以兴奋、躁动、幻觉、妄想为主的精神分裂症及躁狂症,也可用于儿童多发性抽动-秽语综合征,能消除不自主的运动,并减轻和消除伴存的精神症状。因本药可从乳汁中排出,故哺乳期妇女禁用。剂量宜从小量开始(尤其老年患者),根据反应逐渐增加,直到适宜个体的最佳剂量。

氟哌利多(droperidol)

又名氟哌啶。作用同氟哌啶醇,由于其在体内代谢快,故作用更快、更强、更短。临床常作为一种强安定药,与镇痛药芬太尼合用后,使患者处于一种特殊的麻醉状态,即痛觉消失、精神恍惚、活动减少、对周围环境淡漠,被称为"神经阻滞镇痛术"。用于小手术(如清创)、内镜检查、造影等,也可用于麻醉前给药、呕吐以及控制精神患者的攻击行为等。

四、其他抗精神病药

奥氮平(olanzapine)

又名再普乐。本药对体内多种受体有阻断作用,包括5-HT、D_2、α、M及H_1受体。并选择性抑制中脑-边缘系统多巴胺能神经功能,对纹状体多巴胺能神经功能的影响较小。对Ⅰ型和Ⅱ型精神分裂症均有一定疗效,也可用于躁狂症。急性期可控制症状,也可用于恢复期巩固疗效,防止复发。常见不良反应为嗜睡、体重增加,较少出现头晕、外周水肿、直立性低血压等。哺乳期妇女、闭角型青光眼以及对本药过敏者禁用。

五氟利多(penfluridol)

五氟利多因能缓慢从贮存的脂肪组织中释放入血,故给药一次作用可维持一周,是常用的口服长效抗精神分裂症药。抗精神病作用较强,也有镇吐作用,但镇静作用较弱。适用于急、慢性精神分裂症,尤其是慢性患者的维持和巩固治疗,对幻觉、妄想、退缩症状均有较好疗效。锥体外系反应较常见。

舒必利（sulpiride）

又名硫苯酰胺。能选择性阻断中脑-边缘系统通路的 D_2 受体，有一定抗抑郁作用。常用于紧张性精神分裂症，可改善患者与周围的接触，减轻幻觉和妄想；对情绪低落、抑郁等症状的患者可使情绪活跃；也可用于长期应用其他药治疗无效的精神分裂症患者；对顽固性恶心呕吐有效。锥体外系反应较轻。

氯氮平（clozapine）

又名氯扎平。属苯二氮䓬类，为广谱神经安定剂。疗效与氯丙嗪相当，但作用更迅速，多在一周内见效。能较快控制患者的兴奋躁动、焦虑不安及幻觉妄想症状。常用于其他药物无效或锥体外系反应明显的精神分裂症患者，也用于氯丙嗪等药物引起的迟发性运动障碍。用药后可使症状明显改善，原有精神病得到控制。本药几乎无锥体外系反应，但可引起粒细胞减少甚至缺乏。用药期间应作血常规检查。

利培酮（risperidone）

又名利司培酮。为第二代非典型抗精神病药。对 Ⅰ 型和 Ⅱ 型精神分裂症均有效，同时对患者的认知功能障碍和继发性抑郁也有治疗作用。常用于治疗首发急性或慢性患者。

常用抗精神病药作用特点的比较见表 14-1。

表 14-1　常用抗精神病药作用特点比较

药物	抗精神病剂量 (mg/d)	副反应		
		镇静作用	锥体外系反应	降压作用
氯丙嗪	25～300	＋＋＋	＋＋	＋＋＋（肌内注射）、＋＋（口服）
氟奋乃静	2～20	＋	＋＋＋	＋
三氟拉嗪	5～20	＋	＋＋＋	＋
奋乃静	8～32	＋＋	＋＋＋	＋
硫利达嗪	150～300	＋＋＋	＋	＋＋＋
氟哌啶醇	10～80	＋	＋＋＋	＋＋
氯氮平	12.5～300	＋＋		＋＋＋
利培酮	1～8	＋	＋	＋＋

注：＋＋＋代表强；＋＋代表次强；＋代表弱。

第二节　抗躁狂药和抗抑郁药

躁狂抑郁症又称情感性精神障碍，分躁狂和抑郁两种症状，可单独一种症状反复发作，也可两种症状交替出现。其发病机制与脑内单胺类神经递质改变有关，脑内 5-HT 含量降低，是两者发病的共同基础。在此基础上，如去甲肾上腺素能神经功能亢进，则表现为躁狂症；反之，则为抑郁症。抗躁狂抑郁药通过调节脑内 5-HT、NA 及 DA 能神经递质的含量与受体功能发挥治疗作用。

一、抗躁狂症药

躁狂症主要表现为情绪高涨、联想丰富、烦躁不安、活动过度、思维和语言难以自制。氯丙嗪、氟哌啶醇及某些抗癫痫药具有抗躁狂症作用,但碳酸锂是典型的抗躁狂症药物。

碳酸锂(lithium carbonate)

碳酸锂口服吸收快,但透过血脑屏障进入脑经组织较慢,故显效慢,连续用药2~3周方可充分显效。主要经肾排泄,因与钠离子竞争性重吸收,钠盐摄入量多时可使血浆锂离子浓度降低。

【药理作用和临床用途】治疗量对正常人精神活动几无影响,但对躁狂症和精神分裂症的躁狂症状有显著疗效。可使言语、行为恢复正常。

主要用于躁狂症,尤其对急性躁狂和轻度躁狂效果明显,对精神分裂症的兴奋躁动症状也有效。对严重的急性躁狂症患者,可用本药与抗精神病药(如氯丙嗪或氟哌啶醇)合用,既可迅速控制症状,又能减轻本药所致的恶心呕吐等不良反应,症状控制后再用碳酸锂维持疗效。

【不良反应】锂盐安全范围窄,血药浓度超过2 mmol/L即可中毒。随着血药浓度的增加,轻者出现头昏、口干、恶心、呕吐、腹痛、腹泻、多尿,严重者可出现精神紊乱、视物不清、意识模糊、反射亢进、肌肉震颤、癫痫发作等脑病综合征,甚至昏迷、休克、急性肾衰竭与死亡。本药中毒没有特异的解毒药,故有条件的医院应开展血药浓度的监测,发现血锂浓度过高时,立即减量或停药,并适当补充0.9%氯化钠注射液以促进锂盐的排泄。中毒严重者可进行血液透析。

二、抗抑郁症药

抑郁症患者临床表现为情绪低落、寡言少语、思维缓慢、动作迟钝、自责感强、有自杀倾向或行为等。常用药物有以下几类:

1. 三环类抗抑郁症药

丙米嗪(imipramine)

又名米帕明。口服吸收良好,但个体差异性大。2~8 h血药浓度达峰值,血浆蛋白结合率达96%,$t_{1/2}$为10~20 h。药物吸收后在体内分布广泛,尤以脑、肝、肾及心脏分布较多,经肝代谢,经肾排出。

【药理作用】(1)对中枢神经系统的作用。正常人服用本药后,表现为安静,伴有头晕、困倦、口干、视力模糊、血压略降等。而抑郁症患者连续用药后则出现精神振奋、情绪提高、思维得到改善、注意力集中。本药作用缓慢,需连续服药2~3周才会出现显著疗效。研究表明,丙米嗪可阻断NA及5-HT在神经末梢的再摄取,使突触间隙中两种递质的浓度增高,促进突触传递功能,发挥抗抑郁作用。

(2)对自主神经系统的作用。治疗量的丙米嗪有明显阻断M胆碱受体的作用,患者出现阿托品样反应,与其副反应有关。

(3)对心血管系统的作用。治疗量的丙米嗪通过阻断支配心肌组织的神经突触间隙NA的再摄取,使心肌中NA的含量增高,从而引起心动过速,甚至心律失常,心电图表现为T波倒置或低平。此外,本药对心肌尚有奎尼丁样作用。

【临床用途】（1）抑郁症。丙米嗪对内源性及更年期抑郁症疗效较好，对反应性抑郁症次之，对精神病的抑郁症状效果较差。还可用于强迫症的治疗。

（2）焦虑和恐惧症。对伴有焦虑的抑郁症效果明显，也可用于恐惧症。

（3）遗尿症。用于儿童遗尿症，剂量依年龄而定，疗程一般为 3 个月。

【不良反应】（1）一般不良反应。如口干、视力模糊、眼压升高、便秘及尿潴留等，系药物阻断 M 受体所致。

（2）中枢神经反应。包括乏力、震颤，反射亢进、共济失调、精神紊乱、癫痫样发作等。

（3）心脏毒性。过量应用可致心动过速、直立性低血压、心律失常、心电图异常等。

（4）过敏反应。极少数患者用药后可出现皮疹、粒细胞减少及黄疸。故长期服药应定期复查血常规和肝功能。

心血管病患者、5 岁以下小儿慎用。肝及肾功能不全、前列腺肥大、青光眼、孕妇、甲状腺功能亢进者禁用。

2. NA 摄取抑制药

地昔帕明（desipramine）

又名去甲丙米嗪。为强效 NA 再摄取抑制剂，其强度是抑制 5-HT 再摄取的 100 倍以上，对 DA 的再摄取也有抑制作用。对 H_1 受体有较强拮抗作用，对 α 受体和 M 受体的拮抗作用则较弱。用药后可使患者的活动能力提高，但对提高情绪、减轻焦虑的作用不明显。常用于轻、中度抑郁症患者。本药不良反应少，过量可致口干、便秘、震颤、血压降低、心律失常等。老年患者应适当减量。

马普替林（maprotiline）

马普替林为四环类选择性 NA 再摄取抑制剂，对 5-HT 的再摄取几无影响。口服吸收缓慢但较完全，$t_{1/2}$ 为 27～58 h，故用药 2～3 周后才充分发挥疗效。药物的镇静作用和对血压的影响与丙米嗪类似，但抗胆碱作用较弱。可用于各型抑郁症患者，尤其适用于老年抑郁症患者。常见不良反应有口干、便秘、眩晕、恶心及视物模糊等，少数患者可出现心动过速，直立性低血压、焦虑、震颤、躁狂、癫痫发作症状、过敏反应及中性粒细胞减少等。

3. 5-HT 再摄取抑制药

氟西汀（fluoxetine）

又名氟苯氧丙胺。是一种强效选择性 5-HT 再摄取抑制剂，其抑制 5-HT 再摄取的作用强于抑制 NA 再摄取 200 倍。口服吸收良好，有首关消除现象，血浆蛋白结合率高达 95％。体内广泛分布。可进入乳汁。$t_{1/2}$ 为 1～3 天，经肝代谢为去甲氟西汀后仍有活性。对抑郁症的疗效与三环抗抑郁药相当，同时还有抗焦虑作用，镇静作用及对心血管的影响较小。常用于各型抑郁症、焦虑症、强迫症及神经性厌食症。

本药安全范围较大，不良反应轻。偶可发生恶心、呕吐、头痛、失眠，易激动、乏力、震颤及惊厥等。肝功能不全者服药后半衰期延长，应注意调整给药间隔时间。孕妇、哺乳期妇女、同时服用单胺氧化酶抑制剂患者及对本药过敏者禁用。

4. 其他抗抑郁药

曲唑酮（trazodone）

又名苯哌丙吡唑酮。本药为 5-HT 受体阻断剂和再摄取抑制剂，能抑制突触前膜对 5-HT

的再摄取,对 NA 和 DA 的再摄取无影响,但可通过阻断突触前膜的 α_2 受体,增加 NA 的释放。能阻断 5-HT$_1$ 受体和中枢 α_1 受体,有明显镇静作用,对 M 受体无影响。可用于各型抑郁症,伴有抑郁的焦虑症、情感障碍伴失眠等。不良反应较小,用药较安全。

米塔扎平(mirtazapine)

又名米氮平。为四环类抗抑郁药。通过阻断突触前膜 α_2 受体,促进 NA 的释放,并间接提高 5-HT 的更新率,从而产生抗抑郁作用。对 H$_1$ 受体、外周 α_1 受体及 M 受体均有阻断作用,主要用于抑郁症的治疗。可出现食欲增加及嗜睡等不良反应。

第三节　抗　焦　虑　药

焦虑症是一种以情绪焦虑为主的神经官能症,其主要表现是反复发作性惊恐或持续性精神紧张,常伴有自主神经功能紊乱。其症状包括紧张、忧虑、恐惧、心悸、头痛、失眠、多梦、消化不良等,临床将其分为广泛性焦虑障碍和惊恐障碍两种类型。常用的抗焦虑药除苯二氮䓬类、巴比妥类、三环类抗抑郁药等外,尚有新型抗焦虑药丁螺环酮。

丁螺环酮(buspirone)

又名布斯哌隆。为 5-HT$_{1A}$ 受体部分激动剂。能与 5-HT$_{1A}$ 受体结合,同时还可增加蓝斑区去甲肾上腺素细胞的放电,故产生抗焦虑作用;本药也能降低 5-HT 受体的敏感性,而具有抗抑郁作用。无明显镇静、抗惊厥及肌肉松弛作用,反复使用也无躯体依赖性。可用于各型焦虑症。常见不良反应有头昏、头痛、恶心、烦躁、失眠等。

※　常用制剂与用法　※

氯丙嗪　片剂:5 mg、12.5 mg、25 mg、50 mg。注射剂:10 mg/ml、25 mg/ml、50 mg/ml。12.5～50 mg/次,3 次/d。25～50 mg/次,肌内注射。治疗精神病宜从小剂量开始,轻症一般 300 mg/d,中度 450～500 mg/d,重症 600～800 mg/d,症状好转后逐渐减至维持量(50～100 mg/d)以巩固疗效。拒服药者一次可用 50～100 mg,加于 25% 葡萄糖注射液 20 ml 内,缓慢静脉注射。

奋乃静　片剂:2 mg、4 mg。2～4 mg/次,3 次/d。注射剂:5 mg/ml、5 mg/2 ml。5～10 mg/次肌内注射。治疗精神病:轻症 20～30 mg/d,重症/40～60 mg/d,分两次肌内注射。

氟奋乃静　片剂:2 mg、5 mg。2～10 mg/次,2～20 mg/d。

三氟拉嗪　片剂:1 mg、5 mg。5～10 mg/次,10～30 mg/d。

硫利哒嗪　片剂:10 mg、25 mg、50 mg、100 mg、200 mg。50～100 mg/次,200～600 mg/d。

氯普噻吨　片剂:12.5 mg、25 mg、50 mg。注射剂:30 mg/ml。25～50 mg/次,3 次/d。30 mg/次,肌内注射。

氟哌噻吨　片剂:0.5 mg、3 mg、5 mg。初始 5 mg/次,1 次/d,根据病情逐渐增量,可用至 40 mg/d。维持量 5～20 mg/次,1 次/d。注射剂:20 mg/ml。起始剂量 10 mg,注射 1 次,深部

肌内注射,1周后酌增,治疗剂量20～40 mg,每两周注射1次。

氟哌啶醇　片剂:2 mg、4 mg。注射剂:5 mg/ml。2～10 mg/次,3次/d。5～10 mg/次,肌内注射。

氟哌利多　注射剂:5 mg/2 ml。精神安定镇痛术:氟哌利多5 mg、芬太尼0.1 mg、加入25%葡萄糖注射液20 ml内,2～3分钟内缓慢静脉注射。麻醉前给药:术前30分钟一次2.5～5 mg,肌内注射。

五氟利多　片剂:5 mg、20 mg。10～40 mg/次,1次/周。以后根据病情可递增至80～120 mg/周。

奥氮平　片剂:5 mg、10 mg。10～20 mg/d,维持量10 mg/d。

舒必利　片剂:100 mg。注射剂:50 mg/2 ml、100 mg/2 ml。精神分裂症:开始300～600 mg/d,徐缓渐增至400～800 mg/d。

氯氮平　片剂:25 mg、50 mg。开始25～50 mg/次,1～2次/d,如耐受性好,在两周内徐缓渐增至300～450 mg/d。

利培酮　片剂:1 mg、2 mg、3 mg、4 mg。0.5～3 mg/次,1～6 mg/d。

碳酸锂　片剂:0.25 g。由小剂量开始,0.5 g/d,递增至0.9～1.8 g/d,分3～4次服。

丙米嗪　片剂:12.5 mg、25 mg。25～75 mg/次,3次/d。

阿米替林　片剂:25 mg。25 mg/次,3～4次/d,渐增至150～300 mg/d。

马普替林　片剂:10 mg、25 mg。开始25～75 mg/d,分3次服,两周后可根据病情一日增加25 mg,达有效治疗量约150 mg/d。

氟西汀　胶囊剂:20 mg。起始剂量20 mg,1次/d,早晨饭后服用。渐增至有效治疗量一日20～40 mg。维持量20 mg,1次/d,或2～3日1次。

曲唑酮　片剂:50 mg。开始50～100 mg/d,常用量100～150 mg/d,最大量不超过400 mg/d。

米氮平　片剂:15 mg、30 mg、45 mg。15～45 mg/d,可睡前顿服。

丁螺环酮　片剂:5 mg。开始剂量5 mg/次,3次/d,以后根据病情每2～3天增加5 mg。

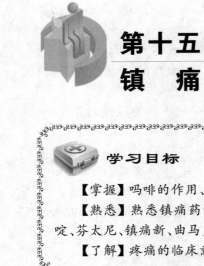

第十五章
镇 痛 药

 学习目标

【掌握】吗啡的作用、用途、不良反应。

【熟悉】熟悉镇痛药的概念、分类及滥用的危害性;吗啡中毒症状和解救措施;哌替啶、芬太尼、镇痛新、曲马多的作用特点和用途。

【了解】疼痛的临床意义、镇痛药应用的基本原则及阿片受体阻断药的特点。

疼痛是多种原因引起的使患者痛苦的一种症状,是伤害性刺激通过痛觉传入神经传至中枢,经大脑皮质综合分析产生的一种感觉。疼痛不仅使患者感受痛苦,还可引起情绪反应,尤其是剧痛可引起心血管、呼吸等方面生理功能紊乱,严重者可致休克。因此,适当应用镇痛药是十分必要的。但疼痛的性质与部位往往是诊断疾病的重要依据,所以对诊断未明的疼痛不宜先用药物止痛,以免掩盖病情,贻误诊断。

镇痛药(analsesics)是一些作用于中枢神经系统,主要通过激动特定部位的阿片受体,在不影响意识和其他感觉的情况下,选择性地消除或缓解疼痛的药物。本类药物主要用于缓解剧痛,但反复应用,多数药物易产生依赖性,故属麻醉药品管理范畴,应严格控制使用。目前,临床上应用的镇痛药可分为阿片生物碱类镇痛药、人工合成镇痛药和其他类镇痛药。

第一节 阿片生物碱类药

阿片(opium)为植物罂粟未成熟蒴果浆汁的干燥物,含 20 多种生物碱,从其化学结构不同可分为两大类:一类为菲类生物碱,以吗啡、可待因为代表,具有镇痛、镇咳作用;另一类为异喹啉类,以罂粟碱为代表,具有松弛平滑肌作用,可扩张血管,几无镇痛作用。

吗啡(morphine)

吗啡是阿片中的主要生物碱,含量高达 10%,为阿片镇痛主要成分。

【体内过程】口服易吸收,但首关消除明显,生物利用度较低,故多采用注射给药。吸收入血后约 1/3 与血浆蛋白结合,游离型能迅速分布于全身组织,仅有少量通过血-脑脊液屏障进入中枢神经系统,发挥药理作用。吗啡亦可通过胎盘屏障进入胎儿体内。本药主要在肝内与葡萄糖醛酸结合而失效,结合物及少量游离型药物经肾排泄,也可从乳汁排出少量。$t_{1/2}$ 为 2.5～3 h。

【药理作用】吗啡主要作用于中枢神经系统、心血管系统及内脏平滑肌。

（1）中枢神经系统：

① 镇痛、镇静及欣快感。吗啡具有强大的镇痛作用，对各种疼痛均有效，对持续性慢性钝痛作用大于间断性锐痛，不影响意识和其他感觉。一次给药，作用持续 4～5 h。还具有明显的镇静作用，可消除患者因疼痛引起的焦虑、紧张、恐惧等不良情绪反应，在环境安静时，患者易于入睡。部分患者随疼痛缓解和情绪稳定，出现欣快感。

② 呼吸抑制。治疗量即可抑制呼吸，使呼吸频率减慢、潮气量降低、肺通气量减少。剂量增加，呼吸抑制随之加深。中毒时呼吸极度抑制，呼吸频率减慢尤为突出，可因严重缺氧、呼吸骤停而死亡。这与吗啡降低呼吸中枢对 CO_2 张力的敏感性和抑制呼吸调节中枢有关。

③ 镇咳：直接抑制咳嗽中枢，使咳嗽反射减轻或消失，具有强大的镇咳作用。因易产生依赖性，临床上常以可待因代之。具体机制尚不清楚。

④ 其他：吗啡具有缩瞳作用，此作用与其兴奋动眼神经有关，中毒时可出现针尖样瞳孔，对吗啡中毒有诊断意义。还可引起恶心呕吐，与其兴奋延髓催吐化学感受区（CTZ）有关。

（2）心血管系统。治疗量吗啡对心功能影响不大，但能扩张血管，引起体位性低血压。其降压机制是：① 抑制血管运动中枢，使外周血管扩张；② 促进组胺释放，扩张血管。此外，吗啡抑制呼吸，使体内 CO_2 蓄积，可引起脑血管的扩张，导致脑血流量增加和颅内压增高。

（3）内脏平滑肌：

① 胃肠平滑肌。吗啡可以止泻，甚至引起便秘。其机制是：（a）兴奋胃肠平滑肌，使其张力增高，蠕动抑制，胃肠推进性运动减弱，食糜通过延缓；（b）胃肠括约肌张力提高，肠内容物通过受阻；（c）抑制消化液分泌，使食物消化减慢；（d）中枢抑制，便意迟钝。

② 胆道平滑肌：治疗量吗啡可引起胆道平滑肌收缩，奥狄括约肌痉挛，胆汁排泄受阻，胆内压升高，导致上腹部不适，甚至胆绞痛。

③ 其他：吗啡能提高膀胱括约肌张力，导致尿潴留。大剂量能收缩支气管平滑肌，加重哮喘。还可对抗缩宫素兴奋子宫的作用，使产妇产程延长。

【作用机制】镇痛药主要通过激动中枢神经系统的阿片受体，激活中枢"抗痛系统"而产生镇痛作用。即镇痛药与痛觉感受神经末梢突触前膜上阿片受体结合，兴奋受体，减少 Ca^{2+} 内流，使兴奋性递质（P 物质）释放减少；同时与突触后膜阿片受体结合，使突触后膜超极化，最终干扰痛觉冲动传入脑内，从而产生镇痛作用（图 15-1）。

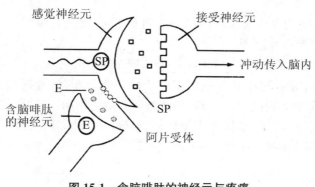

图 15-1　含脑啡肽的神经元与疼痛

E：脑啡肽　　SP：P 物质

阿片受体在体内分布不匀,密度较高的部位如脊髓胶质区、丘脑内侧、脑室周围及导水管周围灰质与痛觉传入、整合和感觉有关;边缘系统、蓝斑核与情绪、精神活动、镇静、欣快感有关;中脑盖前核的阿片受体与缩瞳有关;延髓孤束核的阿片受体与镇咳、呼吸抑制、中枢交感神经张力降低引起的血压下降有关;脑干极后区、孤束核、迷走神经背核的受体与胃肠活动改变有关;某些脏器(肠道、子宫、支气管等)中阿片受体的分布也与脏器功能活动有关。

根据阿片受体与配体结合所产生的效应不同,中枢神经系统的阿片受体可分为四型,即 μ、δ、κ、σ。迄今已发现近 20 种与阿片生物碱相似的肽类,即内阿片肽,如脑啡肽、内啡肽等。这些物质可能是神经递质、神经调质或神经激素,在体内起着"内源性抗痛"、改变精神活动,以及调节呼吸、心血管和内脏平滑肌功能等作用。

【临床用途】(1)镇痛。吗啡主要用于其他镇痛药无效的剧痛,如严重外伤、烧伤、癌症等引起的剧痛以及内脏平滑肌痉挛引起的绞痛。缓解内脏绞痛应与平滑肌解痉药合用。对于心肌梗死引起的剧痛,血压正常时可应用,因吗啡具有镇静和扩血管作用,能减轻患者恐惧情绪和心脏负荷,降低机体耗氧量,有利于治疗。因久用易产生药物依赖性,故慢性钝痛不宜应用。

(2)心源性哮喘。急性左心衰竭突发肺水肿引起通气功能降低、呼吸困难,称心源性哮喘。除应用强心苷、氨茶碱及吸氧外,静脉注射吗啡常可获良效。其机制是:① 扩张外周血管,减少回心血量,减轻心脏负荷,有利于消除肺水肿;② 降低呼吸中枢对 CO_2 张力的敏感性,减弱过度的反射性呼吸兴奋,使急促浅表的呼吸得以缓解;③ 其镇静作用有利于消除患者恐惧情绪,减少耗氧。但伴有休克、昏迷、严重肺部疾患或痰液过多者禁用。

(3)止泻。可选用阿片酊或复方樟脑酊,用于非细菌性、消耗性腹泻。

【不良反应】(1)一般反应。治疗量有时可引起头晕、嗜睡、恶心、呕吐、便秘、胆绞痛、排尿困难(老年人多见)、体位性低血压(低血容量者易发生)、呼吸抑制等不良反应。

(2)耐受性及依赖性。反复多次应用吗啡(常规剂量连用 2~3 周),可逐渐产生耐受性和依赖性。此时必须增加剂量才能获得原来的镇痛、精神欣快等作用,产生依赖性者一旦停药则可能出现兴奋、失眠、肌肉震颤、疼痛、流泪、流涕、出汗、打呵欠、呕吐、腹泻、虚脱和意识丧失等戒断症状。故用于急性剧痛一般不宜超过一周。

(3)急性中毒。吗啡用量过大可造成急性中毒,表现为昏迷、瞳孔针尖样缩小、深度呼吸抑制三大特征,常伴发绀、尿少、体温降低、血压下降、甚至休克,其致死的主要原因是呼吸麻痹。抢救措施为人工呼吸、适量给氧、静脉注射阿片受体阻断药纳洛酮等,还可应用呼吸中枢兴奋药尼可刹米等。

【禁忌证】诊断未明的急性腹痛;分娩、哺乳妇女止痛;支气管哮喘、肺心病;颅脑损伤致颅内压增高患者;肝功能严重减退者。

可待因(codeine,甲基吗啡)

口服易吸收,在肝代谢,约有 10% 脱甲基转变成吗啡,使其活性增高。镇痛强度约为吗啡的 1/12~1/10,可用于中等程度疼痛,与解热镇痛药有协同作用。镇咳强度为吗啡的 1/4,且在镇咳时对呼吸中枢抑制较轻,临床作为中枢性镇咳药应用。镇静、欣快、药物依赖性也较吗啡轻,无明显便秘、尿潴留及体位性低血压等不良反应。

第二节 人工合成阿片受体激动药

吗啡镇痛作用虽很强,但因易产生药物依赖性及呼吸抑制,限制其临床广泛应用。因此,人工合成了依赖性较轻的吗啡代用品(如哌替啶等)用于临床。人工合成品的化学结构虽与吗啡不同,但能激动或部分激动阿片受体,产生与吗啡相似的药理作用。

一、阿片受体激动药

哌替啶(pethidine,度冷丁)

【体内过程】口服易吸收,皮下或肌内注射吸收更快,可通过血-脑脊液屏障和胎盘屏障。主要在肝代谢,部分转变成去甲哌替啶。后者有中枢兴奋作用,中毒时发生惊厥与此有关。主要经肾排泄,少量可自乳汁排出。$t_{1/2}$约 3 h。

【药理作用】作用与吗啡基本相似,但较吗啡弱而短。

(1)中枢神经系统。皮下或肌内注射后 10 min 可起效,其特点为:① 镇痛、镇静作用持续时间短,仅 2～4 h,镇痛强度约为吗啡的 1/10～1/7,镇静、欣快作用较吗啡弱;② 有抑制呼吸和引起恶心、呕吐作用;③ 无明显镇咳、缩瞳作用;④ 药物依赖性发生较慢。

(2)心血管系统。治疗量能扩张血管,引起体位性低血压或晕厥,也可使脑血管扩张,致颅内压增高,其机制同吗啡相似。

(3)内脏平滑肌。特点为:① 对胃肠平滑肌的作用类似吗啡,但作用弱、持续时间短,故不引起便秘,无止泻作用;② 能引起胆道括约肌痉挛,使胆内压增高,但比吗啡作用弱;③ 治疗量不引起支气管平滑肌痉挛;④ 不影响缩宫素对子宫的兴奋作用,故不延长产程。

【临床用途】(1)镇痛。可用于各种急性剧痛,如创伤、烧伤、晚期癌症、手术疼痛、内脏绞痛等。用于内脏平滑肌绞痛需与平滑肌解痉药合用。新生儿对哌替啶抑制呼吸作用非常敏感,故临产前 2～4 h 内不宜使用。还可用于诊断性检查的镇痛。因可产生药物依赖性,对于慢性钝痛,也不宜应用。

(2)心源性哮喘。可用于心源性哮喘,其机制同吗啡相似。

(3)麻醉前给药。其镇静作用可消除患者术前紧张、恐惧情绪,减少麻醉药物用量。

(4)人工冬眠。常与氯丙嗪、异丙嗪合用组成冬眠合剂,用于人工冬眠疗法。但对老年人、婴幼儿、呼吸功能不全者冬眠合剂中不宜联合哌替啶,以免抑制呼吸。

【不良反应】(1)一般反应。治疗量可引起眩晕、恶心、呕吐、口干、出汗、心动过速、体位性低血压乃至晕厥等。大剂量可抑制呼吸。

(2)耐受性与依赖性。虽较吗啡小,但久用仍可产生,故需控制使用。

(3)急性中毒。可出现昏迷、呼吸抑制、震颤、肌肉痉挛、反射亢进、惊厥等。中毒解救时除用阿片受体阻断药外,还可配合应用抗惊厥药。禁忌证同吗啡。

阿法罗定(alphaprodine,安那度)

为短效镇痛药。特点为:① 作用出现快,维持时间短,皮下注射 10～20 mg,5 min 后起效,维持 2 h;静脉注射 1～2 min 起效,维持 0.5～1 h;② 镇痛强度类似哌替啶,主要用于短时镇痛,如小手术及器械检查等,可与阿托品合用,缓解平滑肌痉挛性疼痛;③ 不良反应轻,可出现短时眩晕、多汗、无力,药物依赖性及呼吸抑制也较轻。

芬太尼(fentanyl)及其同系物

为强效镇痛药。特点为:① 镇痛作用快而短,一次肌内注射 15 min 起效,维持 1～2 h;② 镇痛强度为吗啡的 100 倍,可用于各种剧痛,常与氟哌利多合用于"神经安定镇痛术",用于外科麻醉;③ 不良反应有眩晕、恶心、呕吐,大剂量可引起肌肉强直,纳洛酮可对抗之,药物依赖性、呼吸抑制亦较轻。支气管哮喘、脑部肿瘤、颅脑外伤致昏迷者、肝病患者及 2 岁以下小儿禁用。舒芬太尼(sufentanil)、阿芬太尼(alfentanil)均为芬太尼的类似物,前者作为麻醉辅助药常与氧化亚氮合用,后者可用于心血管外科手术。

美沙酮(mothadone)

特点为:① 镇痛强度、持续时间与吗啡相似,其优点是口服与注射效果相似;② 镇静、欣快、缩瞳及对平滑肌等的作用较吗啡弱;③ 耐受性与依赖性发生慢,戒断症状易于治疗。临床用于创伤、手术、晚期癌症等所致的剧痛,也可用于吗啡、海洛因所致依赖者戒毒的替代治疗。本品可致恶心、呕吐、便秘、口干、头晕和抑郁等。因有呼吸抑制作用,故呼吸功能不全者、婴幼儿、临产妇禁用。

布桂嗪(bucinnazine,强痛定)

特点为:① 注射给药 10 min 起效,作用可维持 3～6 h;② 镇痛强度为吗啡的 1/3;③ 本药尚有安定、镇咳作用,但不抑制呼吸。可用于神经性疼痛、炎性痛、关节痛、痛经及外伤性疼痛,但对内脏绞痛效果差。偶有恶心、头晕、困倦等神经系统不良反应,也可产生药物依赖性,宜慎用。

二、阿片受体部分激动药

喷他佐辛(pentazocine,镇痛新)

【体内过程】口服易吸收,首关消除明显。肌内注射吸收良好,15～60 min 血药浓度达峰值,主要在肝代谢,代谢速率个体差异大。

【作用与用途】本药为阿片受体部分激动药,主要激动 κ 受体,对 μ 受体有拮抗作用。其作用特点为:① 镇痛强度为吗啡的 1/3;② 呼吸抑制作用为吗啡的 1/2;③ 对平滑肌兴奋作用比吗啡弱;④ 对血压的影响与吗啡相反,大剂量可引起血压升高、心率加快,与其能提高血浆中肾上腺素和去甲肾上腺素水平有关;⑤ 因能拮抗 μ 受体,故不易产生药物依赖性,属非麻醉药品管理范畴。主要用于各种慢性疼痛。

【不良反应】有嗜睡、眩晕、恶心和出汗等;偶可引起焦虑、噩梦、幻觉等;大剂量致血压升高、心动过速等;剂量过大引起的呼吸抑制,纳洛酮可对抗。

丁丙诺啡(buproenorphine,叔丁啡)

本药主要激动 μ 受体,对 δ 受体有阻断作用。特点为:① 镇痛强度较吗啡强;② 起效慢,维持时间长;③ 药物依赖性和呼吸抑制较吗啡弱,可用于术后、癌症及心肌梗死镇痛,亦是阿片类药物脱毒治疗的主要替代药;④ 不良反应有嗜睡、恶心、呕吐、出汗和眩晕等。

第三节　其他类镇痛药

曲马朵(tramadol)

特点为:① 口服易吸收,$t_{1/2}$约 6 h;② 镇痛强度约为吗啡的 1/3,镇咳效力为可待因的 1/2;③ 无明显呼吸抑制及平滑肌痉挛作用,不产生便秘,也不影响心血管功能;④ 长期用药亦可产生药物依赖性。适用于中、重度的急慢性疼痛、心肌梗死、外科手术及癌症疼痛。肝肾功能不全、孕妇、哺乳妇女应慎用。

罗通定(rotundine,颅通定)

本药是从中药元胡中提取的一种生物碱,可人工和成。其特点是:① 口服吸收良好,10～30 min 起效,持续 2～5 h;② 镇痛强度比哌替啶弱,较解热镇痛抗炎药作用强,对持续性钝痛效果好,可用于头痛、痛经、分娩痛、内脏绞痛等;③ 因有催眠作用,可用于疼痛性失眠或失眠性头痛;④ 无药物依赖性,但大剂量仍可抑制呼吸,偶见眩晕、乏力、恶心等。

附:阿片受体拮抗药

纳洛酮(naloxone)

化学结构与吗啡相似,与阿片受体有较强的亲和力,无明显内在活性,可完全阻断吗啡与阿片受体的结合,对四型阿片受体都有拮抗作用。小剂量(0.4～0.8 mg)肌内注射或静脉注射能迅速翻转吗啡的作用,1～2 min 即可消除吗啡中毒引起的呼吸抑制,增加呼吸频率,使血压回升,使昏迷者苏醒。吗啡类药物依赖者可迅速诱发戒断症状。临床上主要用于:① 治疗阿片类药物中毒;② 诊断阿片类药物依赖性;③ 试用于休克、昏迷的治疗;④ 亦可用于乙醇中毒的解救。

纳曲酮(naltrexone)

结构与纳洛酮相似,但生物利用度较高。拮抗吗啡的强度为纳洛酮的 2 倍,作用持续时间长。主要用于对阿片类药物或海洛因等毒品产生依赖性的患者,可明显降低复吸率。

※ 常用制剂与用法 ※

盐酸吗啡　片剂:5 mg。口服 5～10 mg/次;注射剂:10 mg/ml。皮下注射 10 mg/次。极量:口服 30 mg/次,100 mg/d;皮下注射 20 mg/次,60 mg/d。

磷酸可待因　片剂:15 mg。口服 15～30 mg/次,3 次/d。极量:口服 100 mg/次,250 mg/d。

阿片酊　酊剂:含吗啡 1%,乙醇 3%。口服 0.3～1 ml/次,3 次/d。极量:口服 2 ml/次,6 ml/d。

复方樟脑酊　酊剂:阿片酊 5 ml/100 ml。口服 2～5 ml/次,3 次/d。

盐酸哌替啶　注射剂:50 mg/ml、100 mg/2 ml。肌注 50～100 mg/次。极量:肌注 150 mg/次,

600 mg/d。

盐酸美沙酮　片剂:2.5 mg。口服 5～10 mg/次,2～3 次/d。注射剂 5 mg/ml。肌注 5～10 mg/次。

枸橼酸芬太尼　注射剂:0.1 mg/2 ml。皮下或肌注 0.05～0.1 mg/次。

盐酸二氢埃托啡　片剂:20 μg、40 μg。舌下含服 20～40 μg/次,180 μg/d。注射剂:20 μg/ml、10 μg/ml。肌注 10～20 μg/次,90 μg/d。

盐酸喷他佐辛　片剂:25 mg。口服 50 mg/次。

乳酸喷他佐辛　注射剂:30 mg/ml。皮下注射或肌内注射 30 mg/次。

酒石酸布托啡诺　注射剂:1 mg/ml、2 mg/ml。肌注 1～4 mg/次,静脉注射 0.5～2 mg/次。

盐酸丁丙诺啡　片剂:0.2 mg。舌下含服 0.4～0.8 mg,6～8 h 后可重复用药。注射剂:0.3 mg/ml。肌注或缓慢静注 0.15～0.4 mg/次。

盐酸纳布啡　注射剂:10 mg/ml、20 mg/2 ml。肌注或静注 10 mg/次,3～6 h 后可重复用药。极量 20 mg/次,160 mg/d。

盐酸曲马多　胶囊剂:50 mg。口服 50 mg/次,3 次/d。注射剂 50 mg/2 ml。缓慢静滴 50～200 mg/d。

布桂嗪　片剂:30 mg、60 mg。口服 60 mg/次,3～4 次/d。注射剂:50 mg/2 ml、100 mg/2 ml。皮下注射 50 mg/次。

盐酸罗通定　片剂:30 mg。口服 60～100 mg/次,3 次/d。

硫酸罗通定　注射剂:60 mg/2 ml。肌内注射 60 mg/次。

纳洛酮　注射剂:0.4 mg/ml。肌内注射或静脉注射 0.4～0.8 mg/次。

第十六章
解热镇痛抗炎药

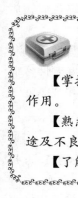
第一节　概　　述

解热镇痛抗炎药(antipyretie-analgesic and anti-inflammtory drugs)是一类具有解热、镇痛且多数具有抗炎、抗风湿作用的药物。鉴于其化学结构及作用机制与甾体类抗炎药糖皮质激素不同,故又称为非甾体类抗炎药(NSAIDs)。尽管解热镇痛抗炎药化学结构差别较大,但均具有相似的药理作用、作用机制和不良反应,而抑制体内环氧化酶(COX,前列腺素合成酶)活性而减少局部组织前列腺素(PGs)的生物合成为本类药物共同的基础。

一、药理作用及其作用机制

1. 解热作用

人的正常体温保持在 37 ℃左右是靠下丘脑体温调节中枢的调节。发热反应通常是在外热源或内热源的作用下,促使下丘脑合成和释放 PGs,PGs 作用于体温调节中枢,使体温调节点上调,致产热增加、散热减少,引起机体发热。

解热镇痛抗炎药能抑制下丘脑 COX,阻止 PGs 的合成,通过增加散热使体温调回至正常水平。能降低各种原因引起的发热者的体温,而对正常人体温无影响,亦不能使发热者体温降至正常以下,这与氯丙嗪对体温的影响不同。

发热是机体的一种防御反应,而不同热型又是诊断疾病的重要依据。因此,应先明确诊断后降温。但高热或持续低热待查可引起中枢神经系统功能紊乱,出现头痛、失眠、谵妄,甚至引起惊厥和昏迷,严重者可危及生命,此时适当应用本类药物以缓解症状。对幼儿、年老体弱患者应严格掌握剂量,以免用量过大、出汗过多、体温骤降引起虚脱。另外,解热镇痛抗炎药只是对症治疗,必须同时注意对因治疗。

2. 镇痛作用

组织损伤或炎症时,局部能产生和释放某些致痛、致炎的活性物质(如缓激肽、组胺、5-HT、PGs 等)。缓激肽等刺激末梢痛觉感受器,引起疼痛;PGs 除本身有致痛作用外,它还可使痛觉感受器对缓激肽等的致痛作用敏感性提高。

解热镇痛抗炎药通过抑制炎症时 PGs 的合成,而使局部痛觉感受器对缓激肽等致痛物质的敏感性降低而发挥镇痛作用,其镇痛作用部位主要在外周。

解热镇痛抗炎药具有中度镇痛作用,强度弱于哌替啶。对慢性钝痛效果好,如头痛、牙痛、神经痛、肌肉痛、关节痛、月经痛等,对锐痛疗效差。对内脏平滑肌绞痛无效。对轻度癌性疼痛也有较好镇痛作用,是 WHO 和我国卫生部(现为国家卫生和计划生育委员会)推荐的"癌症三阶梯治疗方案"治疗轻度疼痛的主要药物和替代药物。

3. 抗炎、抗风湿的作用

炎症是机体对外界伤害性刺激产生保护性病理反应的一种复杂的过程。目前认为,PGs 是参与炎症反应的主要活性物质,它不仅能扩张血管,增加血管通透性,引起局部组织充血、水肿和疼痛,同时还可增敏其他致痛、致炎物质(如缓激肽、5-HT、白三烯等)的作用。解热镇痛抗炎药能抑制 PGs 合成,发挥抗炎、抗风湿作用,能有效缓解风湿、类风湿性炎症的渗出,减轻炎症引起的红、肿、热、痛等症状。但无病因治疗作用,也不能完全阻止炎症的发展及并发症的发生。除对乙酰氨基酚外,本类药物都具有较强的抗炎作用。

现已知 COX 可分为 COX-1 和 COX-2 两型,前者是固有的。存在于胃、血管及肾等大多数正常组织,具有重要的生理学意义,如由 COX-1 催化产生的 PGE_2、TXA_2 和 PGI_2 具有保护胃肠、调节血小板聚集和外周血管阻力的功能等;COX-2 是经诱导而产生的,只存在于受损组织,具有病理学意义,如由 COX-2 催化产生的 PGE_2 和 PGI_2 具有致炎、致痛作用等(图 16-1)。对 COX-1 的抑制构成了 NSAIDs 不良反应的毒理学基础,而对 COX-2 的抑制被认为是此类药物治疗作用的基础,抑制 COX-2 是治疗炎症的新途径。

二、常见不良反应

1. 消化道反应

消化道反应是最常见的不良反应,可见上腹部疼痛、恶心、呕吐、气胀及腹部痉挛等,严重者还伴有消化性溃疡及胃肠道出血。发生的主要原因是由于 COX-1 被抑制所致。

2. 皮肤反应

皮肤反应是第二大常见的不良反应,包括皮疹、荨麻疹、瘙痒、光敏、剥脱性皮炎等皮肤损害,有时可发生一些非常罕见的、严重甚至致命的不良反应。以舒林酸、萘普生、甲氯芬酸、吡罗昔康多见。

3. 肾损害

可见低钠血症、高钾血症、水肿、氮质血症、肾乳头坏死、少尿、慢性肾炎、肾病综合征、肾衰等。流行病学统计显示,长期大剂量服用对乙酰氨基酚可增加患肾病的几率,特别是肾功能低下者,可出现肾绞痛或急性肾衰竭或慢性肾衰竭(镇痛药性肾病),而小剂量的日常服用,未见肾损害。

4. 心血管反应

长期大量应用可能引起心血管系统不良反应,其中包括血压升高、心悸、心律不齐等。几乎所有的解热镇痛抗炎药均有潜在的心血管风险,如不注意减少剂量或停药则有可能发生心血管系统并发症。

5. 其他

尚可见肝损害、粒细胞缺乏症、再生障碍性贫血等血液系统反应及头痛、头晕、耳鸣、耳聋等中枢神经系统反应等。

第二节　常用解热镇痛抗炎药

NSAIDs 根据其化学结构的不同分为水杨酸类、苯胺类、吡唑酮类、有机酸类、烯醇酸类等;按其对 COX 选择性的不同,分为非选择性 COX 抑制药和选择性 COX-2 抑制药。另外,解热镇痛抗炎药在临床常组成复方制剂应用。

一、非选择性环氧酶抑制药

非选择性环氧酶抑制药既可抑制 COX-2 产生解热、镇痛、抗炎作用,又可抑制 COX-1 引起胃肠道等不良反应。

1. 水杨酸类

阿司匹林(aspirin)

又名乙酰水杨酸。

【体内过程】口服吸收快而完全,主要吸收部位在小肠上部,胃的吸收较少。约 2 h 达峰值,然后逐渐下降。在吸收过程中及吸收后,迅速被血浆、组织内的酯酶水解成水杨酸和乙酸。因此,阿司匹林的血浆浓度低。吸收后以水杨酸盐的形式分布到全身组织和细胞间液,如关节腔液、脑脊液和乳汁中,亦易透过胎盘屏障。水杨酸盐与血浆蛋白结合率高,可达 $80\% \sim 90\%$。主要是在肝内代谢,由肾排泄。尿液的 pH 值可影响水杨酸盐排泄,在碱性尿液中,水杨酸盐解离增多,重吸收减少,排泄增多;在酸性尿液中则相反。

【药理作用和临床用途】(1)解热镇痛抗炎抗风湿。本药解热镇痛作用较强,常用于感冒发热及头痛、牙痛、神经痛、月经痛、肌肉痛等慢性钝痛。抗炎抗风湿作用亦很强,应用较大剂量（3～5 g/d）可使急性风湿热的患者于 1～2 天内关节肿胀缓解,发热减轻,脉搏和血沉降低,全身感觉好转。因疗效快而确实,可作为急性风湿热的鉴别诊断。对类风湿性关节炎也能迅速控制症状,目前仍为治疗风湿和类风湿性关节炎的首选药。

(2)抗血栓形成。血栓素 A_2（TXA_2）是血小板聚集的诱导剂,而 PGI_2 则抑制血小板聚集,

是 TXA_2 的生理对抗剂。小剂量阿司匹林选择性抑制血小板膜上的 COX-1,阻碍了 TXA_2 生成,影响血小板聚集和对抗血栓形成(图 16-1);较大剂量抑制血管内膜 COX-1,使 PGI_2 合成减少,促进凝血及血栓形成,但作用短暂。临床常用小剂量阿司匹林(50～100 mg/d)防治血栓形成,用于防治心肌梗死、动脉血栓、动脉粥样硬化等疾病。

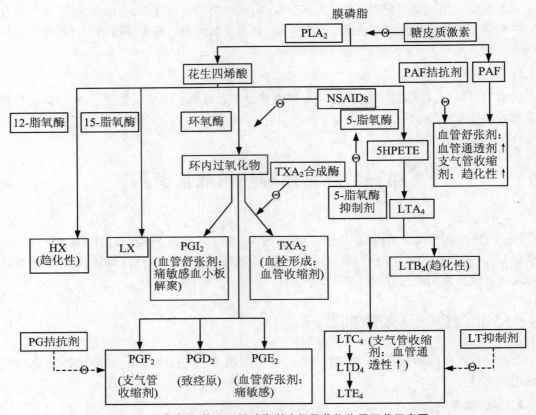

图 16-1 膜磷脂、花生四烯酸代谢途径及药物作用环节示意图

(3) 其他作用。因能降低胆管内 pH 值,可用于治疗胆道蛔虫病;大剂量阿司匹林能促进尿酸排泄,也可用于痛风治疗。

【不良反应及注意事项】(1) 胃肠反应。胃肠反应最为常见,口服易引起上腹部不适、疼痛、恶心、呕吐等,较大剂量可加重、诱发溃疡病或引起无痛性胃出血。可能与其酸性和直接刺激延髓 CTZ 及抑制胃黏膜 COX-l 生成 PGE_2 有关,餐后服用肠溶片或同服抗酸药、胃黏膜保护药可减轻或避免上述反应。消化性溃疡禁用。

(2) 凝血障碍。一般剂量可抑制血小板聚集,延长出血时间。大剂量或长期服用,还可抑制凝血酶原形成,引起出血,可用维生素 K 防治。严重肝损害、低凝血酶原血症、维生素 K 缺乏和血友病患者禁用。术前一周应停用阿司匹林,以防出血。

(3) 过敏反应。少数患者可出现皮疹、荨麻疹、血管神经性水肿、过敏性休克。某些哮喘患者服阿司匹林后可诱发支气管哮喘,称为"阿司匹林哮喘"。肾上腺素治疗无效,用糖皮质激素雾化吸入效果好。哮喘、鼻息肉及慢性荨麻疹患者禁用。

(4) 水杨酸反应。剂量过大(>5 g/d)可致眩晕、头痛、恶心、呕吐、耳鸣、视力和听力减退等中毒反应,称为水杨酸反应。严重者可出现高热、谵妄、大汗淋漓、过度呼吸、酸碱平衡失调、昏迷,甚至危及生命,应立即停药,静脉滴注碳酸氢钠溶液以碱化尿液促进排泄。

（5）瑞夷(Reye)综合征。患病毒性感染伴有发热的青少年,服用本药后有发生严重肝损害、急性脑水肿的危险。虽少见,但可致死,故儿童病毒性感染禁用。

（6）注意事项。本药与糖皮质激素合用,可加重消化性溃疡,诱发胃肠出血。饮酒前后服本药因可损伤胃黏膜屏障而致出血。可从血浆蛋白结合部位置换出香豆素类抗凝药、磺酰脲类降血糖药等。妨碍呋塞米、青霉素、甲氨蝶呤等从肾小管分泌,增加各自血药浓度。

2. 苯胺类

对乙酰氨基酚(acetaminophen)

又名扑热息痛,是非那西丁的体内活性代谢物,因非那西丁毒性大,已不单独应用。本药口服吸收迅速而完全,0.5~1 h 血药浓度达峰值。在肝内与葡萄糖醛酸、硫酸结合后经肾排泄,中间代谢产物有肝毒性,$t_{1/2}$ 为 1~4 h。

【药理作用和临床用途】抑制中枢 PGs 合成的作用强度与阿司匹林相似,但抑制外周 PGs 合成的作用很弱,故解热镇痛作用较强而持久,几无抗炎抗风湿作用。因其无明显的胃肠道刺激症状,临床常用于退热和慢性钝痛的治疗。

【不良反应】治疗量不良反应较少,可致恶心、呕吐,但较轻;偶可引起过敏性皮炎(皮疹、皮肤瘙痒等)、高铁血红蛋白血症、贫血等;大剂量或长期应用可致肝、肾损害等。

3. 抗炎有机酸类药

主要包括乙酸类的吲哚美辛,舒林酸和双氯芬酸,丙酸类中的布洛芬、萘普生,烯酸类中吡罗昔康、美洛昔康。

吲哚美辛(indomethacin)

又名消炎痛。本药对 COX 有强大的非选择性抑制作用,其解热、镇痛、抗炎、抗风湿作用较阿司匹林强,同时还具有抗血小板聚集作用。因不良反应多,故主要用于对阿司匹林不易耐受或疗效不显著的风湿性关节炎、类风湿性关节炎、骨关节炎、强直性脊椎炎的患者。也可用于急性痛风及癌性发热或其他不易控制的发热,对炎性疼痛也有止痛作用。

不良反应严重,常见恶心、呕吐、腹痛、腹泻、胃溃疡(常伴胃出血和胃穿孔等)、急性胰腺炎及头痛、眩晕、精神异常等中枢症状,偶有肝损害、粒细胞减少、再生障碍性贫血、过敏性皮疹和哮喘等,故一般不作解热镇痛药使用。

布洛芬(ibuprofen)、萘普生(naproxen)和酮洛芬(ketoprofen)

布洛芬、萘普生和酮洛芬具有较强的解热、镇痛、抗炎作用,以抗炎作用较突出。其强度与阿司匹林比较,萘普生较之强 20 倍,布洛芬与之相当。另外,也有抗血小板聚集作用。临床用于风湿、类风湿性关节炎、骨关节炎、强直性脊椎炎、肌腱炎、滑囊炎、痛经、牙痛等。对阿司匹林及吲哚美辛无效或不能耐受的患者,对本类药常可耐受且有效。

不良反应明显低于阿司匹林及吲哚美辛,即使长期使用亦多能耐受。除具有 NSAIDs 共有的胃肠道不良反应外,偶可发生过敏反应、血小板和粒细胞减少、视觉改变等。

此外,双氯芬酸、甲芬那酸、舒林酸、吡罗昔康、美洛昔康等均属非选择性 COX 抑制剂,同样具有解热镇痛抗炎抗风湿作用。

4. 吡唑酮类

保泰松（phenylbutazone）

保泰松具有较强的抗炎作用和较弱的解热镇痛作用，不良反应多且较严重，现仅用于急性痛风、类风湿性关节炎和不能耐受其他药物的患者。不可久用。

非普拉宗（feprazone）

非普拉宗为保泰松的衍生物，对胃黏膜刺激作用较保泰松弱。口服后吸收迅速，4～5 h 血药浓度达高峰，$t_{1/2}$ 为 22～30 h。抗炎镇痛作用强，临床用于治疗风湿性、类风湿性关节炎，其疗效优于阿司匹林、保泰松、布洛芬等，对坐骨神经痛、肩周炎等有较好疗效。不良反应较保泰松明显减少，主要表现为食欲减退、恶心、呕吐、头痛、面部水肿等，偶见粒细胞减少、肝功能受损。

二、选择性环氧酶-2 抑制剂

选择性 COX-2 抑制剂对 COX-2 抑制作用强，对 COX-1 抑制作用弱。常用的药物有尼美舒利、塞来昔布。

尼美舒利（nimesulide）

又名美舒宁，是新型非甾体抗炎药。口服吸收迅速而完全，其血浆蛋白结合率达 99%，$t_{1/2}$ 为 2～3 h。本药具有较高的选择性抑制 COX-2 作用，而且能抑制炎症过程中的所有介质。因此，抗炎作用强，胃肠道不良反应少。主要用于类风湿性关节炎、骨关节炎、痛经、牙痛和腰腿痛的治疗。本药耐受性良好，不良反应偶见胃肠道反应，轻微而短暂。慎用于对阿司匹林或其他非甾体抗炎药过敏患者。

塞来昔布（celecoxib）

又名西乐葆，是新型非甾体抗炎药。通过对 COX-2 选择性抑制，减少 PG 合成而发挥抗炎镇痛作用。口服吸收快而完全，与食物（尤其高脂食物）同服可延缓其吸收，抗酸药氢氧化镁可使其吸收减少约 10%。血浆蛋白结合率高，$t_{1/2}$ 约为 10～12 h。临床用于治疗急、慢骨关节炎和类风湿性关节炎。

常见不良反应为上腹疼痛、腹泻及消化不良。有血栓倾向患者需慎用。对阿司匹林（或其他非甾体抗炎药）过敏及对磺胺类药过敏的患者禁用。18 岁以下的患者和哺乳期妇女不宜使用。

三、常用解热镇痛抗炎药复方制剂

目前临床应用较多的复方制剂多为抗感冒药。为改善症状，提高疗效，减少不良反应，解热镇痛抗炎药常被制成复方制剂应用。常以对乙酰氨基酚、抗组胺药、伪麻黄碱、右美沙芬、咖啡因、金刚烷胺等某几种药组成复方制剂。其中，对乙酰氨基酚具有解热镇痛作用；抗组胺药如氯苯那敏、苯海拉明有抗过敏、镇静作用；伪麻黄碱是去甲肾上腺素促释剂，间接发挥拟交感神经作用，可收缩上呼吸道血管，消除鼻咽部炎症，缓解流鼻涕、打喷嚏、鼻塞等症状；右美沙芬是中枢镇咳药，用于感冒等引起的咳嗽，可缓解干咳症状；咖啡因能收缩头痛时扩张的脑血管，有助于缓解头痛；金刚烷胺具有抗病毒的作用。针对感冒的不同症状选择不同组方的感冒药，可有效改善感冒所引起的症状。但仅从商品名不易了解所含成分，在选用商品名不同而主要成分相同的抗感冒药时,就有可能重复用药对机体造成影响,甚至发生中毒,尤其是小儿。所以须慎用解热镇痛抗炎药的复方制剂。另外,在传统的复方制剂(如复方阿司匹林和索米痛)中,多含有非那西丁或氨基比林,前者久用可致肾乳头坏死,并可能引起肾盂癌;后者出现粒细胞缺乏、再生障碍性贫血。因此,对某些复方制剂需重新评价。

附:抗痛风药

痛风是体内嘌呤代谢紊乱所引起的一种代谢性疾病,表现为血中尿酸持续增高,急性发作时尿酸在关节、肾及结缔组织等处析出结晶,引起局部粒细胞浸润及炎症反应。治疗不及时可发展为慢性痛风性关节炎、肾病等。

抗痛风药是一类能抑制尿酸生成或促进尿酸排泄,减轻痛风炎症的药物。常用药物除一些解热镇痛抗炎药(如阿司匹林、保泰松等)外,还有别嘌醇、丙磺舒和苯溴马隆、秋水仙碱。

1. 抑制尿酸生成药

别嘌醇(allopurinol,别嘌呤醇)

别嘌醇是次黄嘌呤的异构体。在体内次黄嘌呤与黄嘌呤可被黄嘌呤氧化酶催化生成尿酸。本药能与次黄嘌呤和黄嘌呤竞争黄嘌呤氧化酶,从而使尿酸生成减少。此外,别嘌醇也可经黄嘌呤氧化酶催化降解为别黄嘌呤,而别黄嘌呤也能非竞争性地抑制黄嘌呤氧化酶,使尿酸生成减少。临床用于治疗慢性高尿酸血症,预防噻嗪类利尿药、肿瘤化疗、放疗引起的高尿酸血症。不良反应少,偶见皮疹、转氨酶升高、白细胞减少等,应定期查血常规和肝功能。

2. 促进尿酸排泄药

丙磺舒(probenecid)

本药大部分通过肾近球小管主动分泌,因脂溶性高易被重吸收,故可竞争性抑制尿酸从肾小管重吸收,促进尿酸排泄。对慢性痛风是目前比较有效而安全的药物。因无抗炎及镇痛作用,故对急性痛风不适用。由于在肾小管与青霉素竞争同一分泌机制而减慢青霉素的分泌,可提高青霉素的血药浓度。不良反应有胃肠反应和过敏反应。开始应用时,为避免大量尿酸排泄在泌尿道形成结晶,宜碱化尿液和大量饮水。

苯溴马隆(benzbromarone)

作用与用途类似丙磺舒,能抑制肾小管对尿酸的重吸收,促进尿酸排泄。临床报道对慢性痛风总有效率89%。少数患者可出现粒细胞减少、头痛和胃肠不良反应。

3. 抑制痛风炎症药

秋水仙碱(colchicine)

可抑制急性痛风发作时的粒细胞浸润,对急性痛风性关节炎有抗炎、镇痛作用,可迅速缓解急性痛风发作症状。用药后数小时可使关节红、肿、热、痛等症状消退。但对其他类型关节炎和疼痛无效,且对血中尿酸浓度及尿酸排泄也无影响。此外,还能抑制细胞有丝分裂,有一定抗肿瘤作用。不良反应较多,常见胃肠反应,中毒时可见血性腹泻,肾损害可出现血尿和少尿,可致骨髓抑制、粒细胞缺乏和再生障碍性贫血。慢性痛风患者禁用。

※ 常用制剂与用法 ※

阿司匹林　片剂:0.05 g、0.1 g、0.3 g、0.5 g。解热镇痛:0.3～0.6 g/次,3 次/d,饭后服,抗风湿:3～5 g/d,分 4 次服,症状控制后逐渐减量。

对乙酰氨基酚(acetaminophen)　片剂:0.3 g,0.5 g。0.5 g/次,3 次/d。

保泰松　片剂:0.1 g。0.1～0.2 g/次,3 次/d;症状改善后改为 1 次/d。

羟基保泰松　片剂:0.1 g。0.1 g/次,3 次/d。餐中服,一周后递减 0.1～0.2 g/d。

吲哚美辛　片剂:25 mg。25 mg/次,2～3 次/d。餐中服,以后每周可递增 25 mg,至每日总量为 100～150 mg。

舒林酸　片剂:0.15 g、0.2 g。150～200 mg/次,2 次/d。每日最大剂量 400 mg。

甲芬那酸　片剂:0.25 g。首次 0.5 g,以后 0.25 g/次。用药不宜超过一周。

氯芬那酸　片剂:0.2 g。0.2 g/次,3 次/d。

双氯芬酸　片剂:25 mg。口服,25 mg/次,3 次/d。注射剂:75 mg/2 ml。深臀部肌注,75 mg/次,1 次/d。

布洛芬　片剂:0.1 g、0.2 g。0.2～0.4 g/次,3 次/d。餐中服。

酮洛芬　胶囊剂:25 mg、50 mg。50 mg/次,3～4 次/d。

萘普生　片剂:0.1 g、0.2 g。0.25 g/次,2 次/d。

吡罗昔康　片剂:0.125 g、0.25 g。20 mg/d,分 1～2 次服。

美洛昔康　片剂:7.5 mg。7.5 mg/次,1～2 次/d。

尼美舒利　片剂:100 mg。100 mg/次,2 次/d。

塞来昔布　胶囊剂:200 mg。治疗骨关节炎,200 mg/d,1 次或 2 次。

罗非昔布　片剂:12.5 mg。12.5 mg/次,1 次/d,需要时,可 25 mg/次,1 次/d。

秋水仙碱　片剂:0.5 mg、1 mg。0.5 mg/次,1～2 次/d,一日总量不超过 4 mg。

丙磺舒　片剂:0.25 g、0.5 g。治疗痛风,开始 0.25 g/次,2 次/d,一周后增至 0.5 g/次。

别嘌醇　片剂:0.1 g。第 1 周 0.1 g/d,第 2 周,0.2 g/d,第 3 周以后 0.3 g/d,分 2～3 次服。

第十七章
中枢兴奋药与脑功能改善药

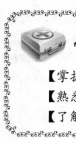
第一节　中枢兴奋药

中枢兴奋药是能够选择性兴奋中枢神经系统、提高中枢神经功能活动的药物。其作用强弱与药物剂量及中枢神经功能状态有关。中枢兴奋药对中枢神经系统不同部位虽有一定选择性,但随剂量增加,兴奋范围随之扩大,可引起中枢神经系统广泛兴奋,甚至惊厥。目前,根据其主要作用部位(见图 17-1)和特点分为:① 主要兴奋大脑皮层的药物(如咖啡因等);② 主要兴奋呼吸中枢的药物(如尼克刹米等)。主要兴奋脊髓的药物(如士的宁等)因不良反应较大,临床应用价值小,故不作介绍。

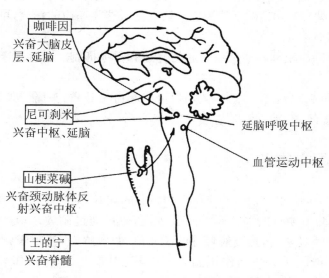

图 17-1　常用中枢兴奋药的主要作用部位

一、大脑皮质兴奋药

咖啡因（caffeine）

咖啡因为咖啡豆和茶叶中所含的生物碱，属黄嘌呤类，目前已人工合成。

【药理作用和临床用途】咖啡因是竞争性腺苷受体拮抗药，通过拮抗抑制性神经递质腺苷的作用，而发挥中枢兴奋作用。

（1）兴奋中枢神经。咖啡因小剂量（50～200 mg）即可选择性兴奋大脑皮质，使睡意消失、疲劳减轻、精神振奋、提高工作效率；还可兴奋迷走神经中枢，使心率减慢。较大剂量（250～500 mg）则能直接兴奋延髓呼吸中枢和血管运动中枢，增加呼吸中枢对 CO_2 的敏感性，使呼吸加深加快，血压升高，在中枢处于抑制状态时更为明显。主要用于严重传染病和中枢抑制药中毒所致的昏睡和呼吸循环抑制的解救。

（2）收缩脑血管。咖啡因可直接作用于大脑小动脉的肌层，使其收缩，脑血管阻力增加，血流量减少。可与解热镇痛药配伍治疗一般性头痛，也可与麦角胺配伍治疗偏头痛。

（3）其他作用。具有舒张支气管和胆道平滑肌、刺激胃酸和胃蛋白酶分泌作用。还通过增加肾小球滤过率，减少肾小管对 Na^+ 的重吸收，产生利尿作用。

【不良反应】常见胃部不适、恶心、呕吐、胃酸增多。大剂量可引起激动、不安、失眠、心悸等。中毒剂量（>800 mg）则可引起中枢神经系统广泛兴奋，甚至导致惊厥，故小儿高热宜选用不含本药的解热镇痛药。

哌醋甲酯（methylphenidate，利他林）

【药理作用】本药系人工合成的苯丙胺类衍生物，与具有中枢兴奋作用的交感胺苯丙胺相似。中枢兴奋作用温和，对精神兴奋强于对运动兴奋，较大剂量能兴奋呼吸中枢，过量亦可引起惊厥。其作用可能与促进脑内神经末梢释放兴奋性单胺类递质或拟单胺类递质有关。

【临床用途】（1）小儿遗尿症。由于能兴奋大脑皮质，使皮质处于活跃状态，易被尿意唤醒。

（2）儿童多动综合征。该病是由于脑干网状结构上行激活系统内去甲肾上腺素、多巴胺、5-HT 等神经递质中某一种递质缺乏所致。本药能促进这类递质的释放，可使患儿多动症状得到控制。

（3）其他。可解除中枢抑制药过量引起的昏迷和呼吸抑制。也可用于治疗发作性睡眠病和轻度抑郁症。

【不良反应】偶见失眠、心悸、焦虑，大剂量可引起血压升高、头痛。久用可产生耐受性，影响儿童生长发育。癫痫、高血压患者禁用。

二、呼吸中枢兴奋药

尼可刹米（nikethamide，可拉明）

【药理作用】本药主要直接兴奋延髓呼吸中枢，也可通过刺激颈动脉体和主动脉体化学感受器，反射性兴奋呼吸中枢，提高呼吸中枢对 CO_2 的敏感性，使呼吸频率加快、幅度加深、通气量增大、呼吸功能改善。该药作用温和，安全范围较大，但作用短暂（静脉注射仅维持5～10 min），故需反复、间歇给药。

【临床用途】常用于各种原因引起的中枢性呼吸抑制。对中枢抑制药如吗啡等过量引起的呼吸抑制疗效较好,而对巴比妥类药物中毒治疗效果差。

【不良反应】过量可引起血压升高、心动过速、肌震颤、肌强直、咳嗽、呕吐、出汗,甚至惊厥。

二甲弗林(dimefline,回苏灵)

本药直接兴奋呼吸中枢。呼吸兴奋作用比尼可刹米强。临床用于各种原因引起的中枢性呼吸抑制。可引起恶心、呕吐等不良反应。过量易引起肌肉抽搐和惊厥。

洛贝林(1obeline,山梗菜碱)

洛贝林是从山梗菜中提取的一种生物碱,现已人工合成。

本药呼吸兴奋作用不是通过直接兴奋呼吸中枢,而是通过兴奋颈动脉体和主动脉体化学感受器反射性兴奋呼吸中枢。作用短暂,仅维持数分钟,但安全范围较大。临床常用于新生儿窒息、一氧化碳中毒、小儿感染性疾病引起的呼吸衰竭。大剂量可兴奋迷走神经中枢,引起心动过缓、传导阻滞。中毒量可兴奋交感神经节及肾上腺髓质,导致心动过速,也可引起惊厥。

多沙普仑(doxapram,吗乙苯吡酮)

本药系人工合成的新型呼吸中枢兴奋药,其作用机制与尼可刹米相似。具有安全范围大、作用强、起效快、疗效确实等特点,为目前较理想的呼吸兴奋药。临床用于治疗麻醉药或中枢抑制药引起的呼吸抑制、急性肺通气不全。过量也可致惊厥、心律失常。

第二节　脑功能改善药

吡拉西坦(piracetam,脑复康)

本药为 γ-氨基丁酸(GABA)的衍生物。主要药理作用为:① 降低脑血管阻力,增加脑血流量;② 促进大脑对磷脂、氨基酸的利用和蛋白质的合成;③ 促进线粒体内 ATP 的合成;④ 提高脑组织对葡萄糖的利用。因此,对大脑缺氧有保护作用,并能促进大脑信息传递,改善动物和人的记忆功能。主要用于治疗:① 阿尔茨海默病、脑动脉硬化、脑外伤、药物及一氧化碳中毒所致的记忆和思维功能减退;② 儿童智力低下和行为障碍。

甲氯芬酯(meclofenoxate,氯酯醒)

本药主要兴奋大脑皮质,能促进脑细胞代谢、增加葡萄糖的利用,使受抑制的中枢神经功能恢复。显效慢,需反复用药。临床用于:① 外伤性昏迷;② 阿尔茨海默病;③ 脑动脉硬化及中毒所致意识障碍;④ 新生儿缺氧、儿童精神迟钝及遗尿症。

胞磷胆碱(citicoline)

本药能增加脑血流量,促进脑损伤部位对氧的摄入和利用,改善脑细胞代谢,具有促进脑功能恢复和苏醒作用。主要用于急性脑外伤和脑手术后的意识障碍、脑梗死急性期的意识障碍等。

※ 常用制剂与用法 ※

苯甲酸钠咖啡因　注射剂:0.25 g/ml、0.5 g/2 ml。0.25～0.5 g/次,皮下或肌内注射。极量:0.8 g/次,3 g/d。

哌醋甲酯　片剂:10 mg。10 mg/次,2～3 次/d,口服。注射剂:20 mg/ml。10～20 mg/次,1～3 次/d,肌内或静脉注射。

尼可刹米　注射剂:0.25 g/ml、0.375 g/1.5 ml、0.5 g/2 ml。皮下、肌内或静脉注射 0.25～0.5 g/次。必要时,每 1～2 h 重复一次,或与其他中枢兴奋药交替使用,直到可以"唤醒"患者而无肌震颤或抽搐。极量:皮下、肌内或静脉注射,1.25 g/次。

二甲弗林　注射剂:8 mg/2 ml。肌内注射 8 mg/次;静脉注射 8～16 mg/次,以葡萄糖注射液稀释后缓慢注射;重症患者 16～32 mg,用生理盐水稀释后,静脉滴注。

盐酸山梗菜碱　注射剂:3 mg/ml、5 mg/ml、10 mg/ml。3～10 mg/次,皮下或肌内注射。极量:20 mg/次。

盐酸多沙普仑　注射剂:0.1 g/5 ml。静脉注射一次 0.5～1 mg/kg,不超过 1.5 mg/kg。重复给药至少间隔 5 min,每小时用量不宜超过 300 mg;静脉滴注一次 0.5～1 mg/kg,临用前加葡萄糖氯化钠注射液稀释后静脉滴注,直至获得疗效,总量不超过一日 3 g。

吡拉西坦　片剂:0.2 g、0.4 g。0.4～0.8 g/d,2～3 次分服。

甲氯芬酯　片剂:100 mg。100～200 mg/次,3 次/d,至少服一周。注射剂:0.1 g、0.2 g/支。成人昏迷状态,250 mg/次,每 2 h 肌内注射一次。

胞磷胆碱　注射剂:200 mg/2 ml、250 mg/2 ml、500 mg/2 ml。一次 200～300 mg,静脉滴注;一次 250 mg,1～2 次/d,肌内注射。

第十八章
钙通道阻滞药

钙通道阻滞药（calcium channel blockers），又称钙通道拮抗剂（calcium channel antagonists），它们通过选择性阻断钙离子从细胞外进入细胞内，降低细胞内游离钙浓度而发挥治疗作用。包括硝苯地平、氨氯地平、尼莫地平、尼群地平、维拉帕米、地尔硫䓬等；其作用机制主要涉及对 L-型钙离子通道的阻滞作用。

第一节　钙通道阻滞药的分类

成年人体内钙 99％以上以有机钙形式组成骨骼系统，少量以游离钙形式存在，主要在细胞外液，细胞内仅微量存在。虽然游离钙总量极少，但是其在细胞内外浓度变化具有重要的生理和病理生理意义。当血浆游离钙浓度降低，将出现低钙惊厥。在激素、电和机械刺激下，细胞内离子钙短暂升高，并与特殊的钙结合蛋白，激活系列生理过程，如神经兴奋，递质释放，细胞黏附，心肌、骨骼肌和平滑肌兴奋收缩偶联和血液凝集反应等。钙离子也作为第二信使，参与许多激素和递质的信号转导过程。许多组织细胞膜上及肌浆网膜上存在多种类型的钙离子通道。这些通道的激活与细胞膜电位变化相关，称为电压依赖性钙通道（voltage-dependent calcium channels）。电压依赖性钙通道分为 L-型、N-型、T-型、P-型、Q-型和 R-型等

目前应用于临床的钙通道阻滞药主要是选择性作用于电压依赖性 Ca^{2+} 通道 L 亚型的药物，根据化学结构特点不同，将钙通道阻滞药分为五类：

1. 二氢吡啶类

包括硝苯地平（nifedipine）、尼莫地平（nimodipine）、尼群地平（nitredipine）、非洛地平（felodipine）、伊拉地平（isradipine）、尼卡地平（nicardipine）、氨氯地平（amlodipine）、尼索地平（nisoldipine）等。

2. 苯烷胺类

如维拉帕米（verapamil）。

3. 苯硫氮䓬类

如地尔硫䓬（diltiazem）。

4. 二苯基哌嗪类

如氟桂利嗪（flunarizine）。

5. 二烷氨基丙胺醚类

如苄普地尔（bepridil）。

第二节　钙通道阻滞药的药理作用和临床用途

细胞内外游离钙的稳定状态对维持机体组织、器官和细胞的功能具有重要意义。许多急性和慢性疾病与钙代谢紊乱有关。因此，钙阻滞药具有独特的药理作用和临床应用。

一、药理作用

L-型钙通道是分布最广的钙通道。L-型钙阻滞药也是临床应用最广和最重要的钙通道阻滞药。

1. 对平滑肌的影响

血管、支气管、胃肠和子宫平滑肌等的正常静息张力和收缩反应依赖于跨膜钙离子内流。因此，钙通道阻滞药阻滞钙离子内流而使平滑肌松弛。

血管平滑肌对 L-型钙通道阻滞药最敏感，该类药物能明显舒张血管，主要舒张动脉，对静脉影响较小。动脉中又以冠状血管较为敏感，能舒张大的输送血管和小的阻力血管，增加冠脉流量及侧支循环量，对治疗心绞痛有效。二氢吡啶类钙通道阻滞药比苯烷胺类和苯硫氮䓬类对血管平滑肌有更高的选择性。不同二氢吡啶类钙通道阻滞药对不同血管组织的选择性作用各异，如硝苯地平对外周血管的扩张作用快而强，而尼莫地平对脑血管有较高的选择性，其对蛛网膜下腔出血后脑血管痉挛有明显改善作用。

钙通道阻滞药可舒张外周血管，解除其痉挛，可用于治疗外周血管痉挛性疾病。

2. 对心肌的影响

心肌的正常功能依赖于细胞内外的钙离子流。窦房结冲动产生和房室结冲动传导与钙依赖性慢反应电位密切相关，心肌细胞的兴奋-收缩偶联也受钙离子流调节。L-型钙通道阻滞药阻遏窦房结和房室结的慢钙通道，抑制兴奋-收缩偶联，产生负性频率作用、负性传导作用和负性肌力作用。由于二氢吡啶类钙通道阻滞药，特别是硝苯地平有明显血管扩张和血压下降作用，可致反射性交感神经兴奋。与维拉帕米和地尔硫䓬相比，硝苯地平并不明显影响心率、窦房结的传导和心脏收缩功能。

3. 对缺血、缺氧致组织损伤的保护作用

心肌和脑组织等极易受到急性缺血、缺氧性伤害。其发生原因与细胞膜去极化,钙通道激活,钙内流增加,细胞内钙离子超载,导致细胞系列代谢异常有关。预先或在缺氧缺血早期给予L-型钙通道阻滞剂,能明显抑制钙离子内流,减轻钙超载。除扩张血管增加缺血缺氧组织血供和氧供外,还改善细胞代谢,降低脂质过氧化和自由基产生,降低细胞凋亡率,缩小缺血缺氧组织的梗死范围,提高个体的生存率。

4. 其他作用

对腺体和神经的兴奋-分泌偶联过程的影响较小;动物实验显示能抑制血小板的聚集功能和延缓动脉粥样硬化发展过程;部分逆转肿瘤细胞对化学治疗药物的耐药性。

二、体内过程

钙通道阻滞药口服均能吸收,但因首关消除强,各药的生物利用度差异很大,其中以氨氯地平为最高,生物利用度达 $65\% \sim 90\%$。与血浆蛋白结合率高,各药的血浆蛋白结合率介于 $70\% \sim 98\%$,$t_{1/2}$ 长短不等,为 $1.3 \sim 64$ h。几乎所有的钙通道阻滞药都在肝脏被氧化代谢为无活性或活性明显降低的物质,然后经肾脏排出。

三、临床用途

1. 抗高血压

维拉帕米、地尔硫䓬和二氢吡啶类(氨氯地平、非洛地平、伊拉地平、尼卡地平、硝苯地平和尼索地平)都是同样有效的降压药物。但临床一般选用长效二氢吡啶类或缓释制剂,以有效控制血压,降低其波动过大所致的不良反应。

2. 抗心绞痛

适用于治疗变异型心绞痛(variant angina)。对稳定型心绞痛(stable angina),硝苯地平和β受体阻滞药普萘洛尔合用,或氨氯地平和β受体阻滞药合用均显示比单用钙阻滞药更有效,而更少引起反射性交感神经兴奋带来的不良反应。钙通道阻滞药对不稳定型心绞痛(unstable angina)和心肌梗死的疗效有待进一步证明。

3. 抗心律失常

一般使用维拉帕米和地尔硫䓬,因为与二氢吡啶类相比,它们能有效阻断窦房结和房室结的慢钙通道,减慢房室传导,增加房室结不应期,减少心房纤颤和心房扑动病人的心室率,适用于治疗室上性心动过速、心房纤颤和心房扑动患者。

4. 慢性心功能衰竭

目前尚无证据证明 L-型钙通道阻滞药可作为第一线抗心衰药使用。早期研究显示,短效制剂硝苯地平增加心衰症状和患者死亡率,而长效制剂氨氯地平有改善心衰症状、降低死亡率的趋势。

5. 肥厚性心肌病

高血压和心衰最后可发展成肥厚性心肌病。细胞内游离钙浓度升高在此病的发生和发展过程中起着重要作用。L-型钙通道阻滞药通过调节细胞钙代谢而阻遏或逆转肥厚性心肌病的发展。

6. 其他用途

维拉帕米和非选择性钙通道阻滞药桂利嗪（cinnarizine）和氟桂利嗪（flunarizine）用于防治偏头痛；尼莫地平、氟桂利嗪也用于治疗脑血管功能障碍性疾病；所有二氢吡啶类钙通道阻滞药均可用于改善雷诺病（肢端血管痉挛性疾病），也可用于孕妇早产的预防。

四、不良反应

一般的不良反应包括皮肤发红、头昏、恶心、便秘、肢端组织水肿等。

非常少见的严重毒性是心脏抑制，如心跳骤停、心动过缓、房室传导阻滞和心衰。短效制剂的心脏毒性大于长效制剂和缓释制剂。与β受体阻断剂合用心脏不良反应发生率增加。

第三节　常用钙通道阻滞药

硝苯地平（nifedipine）

硝苯地平是目前临床应用最广的二氢吡啶类钙通道阻滞药之一。口服吸收快而完全，但首关消除强。

一次口服 10～40 mg 后 5～20 min 发挥作用，对外周小动脉和冠状动脉的扩张作用强，降压快速，增加冠脉血流量，但作用时间较短。由于本品对窦房结和房室结钙通道抑制作用不如维拉帕米和地尔硫草，同时因快速扩张动脉血管和降压，常致反射性交感神经兴奋，而对降低心肌氧耗量不利。此外，尚有一定抑制 ADP 和胶原诱导血小板聚集和抗动脉粥样硬化作用。临床主要用于高血压和变异型心绞痛治疗，对稳定型心绞痛常需与β受体阻断剂合用，也用于改善雷诺病的临床症状。

本药常用剂量不良反应发生率为 6% 左右，主要与快速扩张周围血管有关，如头痛、面部潮红、眩晕、体位性低血压、心悸、踝部水肿等。连续使用 2 周后，上述不良反应大多减弱或自行消失。采用硝苯地平缓释片可明显减少不良反应发生率和严重程度。

氨氯地平（amlodipine）

氨氯地平为长效二氢吡啶类钙阻滞药。口服吸收慢而完全，生物利用度高，$t_{1/2}$ 长（50 h 左右）。因此起效慢，作用时间长，作用平稳，用药期间血浆药物浓度波动度小。

药理作用与硝苯地平相似，包括改善冠脉血流，降低外周血管阻力和血压，抗血小板聚集和抑制动脉粥样硬化形成。临床用于高血压和变异型心绞痛治疗，与β受体阻断剂合用治疗稳定型心绞痛。与硝苯地平不同，氨氯地平不会引起明显反射性交感神经兴奋，也较少增加肾素分泌。因此，也适合用于伴有慢性心衰的高血压和冠心病的治疗。

不良反应轻微，发生率明显低于硝苯地平，主要为踝部水肿和使用初期面部轻度潮红。

尼莫地平(nimodipine)

尼莫地平脂溶性高,口服吸收快,生物利用度仅为 13%。主要在肝脏代谢,经胆道排泄。其主要特点是可迅速通过血脑屏障,对脑血管的扩张作用明显强于外周血管。临床主要用于脑血管功能不足所致疾病治疗,如蛛网膜下腔出血致脑血管痉挛及脑卒中治疗,用药时间越早,疗效越好;亦用于偏头痛的预防和治疗;对各种原因脑供血不足所致的系列症状,如注意力不集中、头晕、健忘、突发性耳聋等也有一定改善症状作用。

常用剂量不良反应发生率与硝苯地平相似,且随用药剂量和每天用药次数增加而增加,主要为体位性低血压、眩晕、头痛、踝部水肿、肝功能暂时异常等。

尼卡地平(nicardipine)

尼卡地平口服吸收的体内过程与尼莫地平相似。尼卡地平扩张小动脉作用强,对脑动脉和冠脉血管选择性较高,对肾血管也有明显扩张作用,能明显增加肾血流量,改善肾功能。治疗剂量对心脏收缩力和房室传导影响较小。临床主要用于高血压、变异型和稳定型心绞痛及脑血管血供不足所致病症的治疗。

不良反应与尼莫地平相似。

尼群地平(nitrendipine)

尼群地平与硝苯地平有相似的药动学和药效学特点,唯消除半衰期比硝苯地平长,临床主要用于高血压和心绞痛治疗。

不良反应与硝苯地平相似,但较轻微。

伊拉地平(isradipine),非洛地平(felodipine),尼索地平(nisoldipine)

伊拉地平、非洛地平和尼索地平口服生物利用度均在 20% 左右。伊拉地平和尼索地平的 $t_{1/2}$ 与硝苯地平相似,大约为 6～8 h,而非洛地平的消除半衰期相对较长(约 12 h)。三药也主要经肝脏代谢。

它们对外周血管的选择性扩张作用强,对心肌收缩力和房室传导的抑制相对较弱。临床主要用于高血压和心绞痛治疗。有报道称,非洛地平对伴慢性心衰的高血压病人较为有效和安全。

不良反应与硝苯地平相似。

维拉帕米(verapamil)

维拉帕米是苯烷胺类应用最早和最广的 L-型钙通道阻滞药。该药口服吸收快而完全,但首关消除强,主要在肝脏代谢,部分代谢产物仍有弱的钙通道阻滞特性。代谢物主要经肾脏排泄。

维拉帕米对心肌、窦房结和房室结钙通道的阻滞作用稍强于血管。能明显降低窦房结的自律性和延长有效不应期,抑制房室结的传导和心肌收缩力。也明显扩张外周小动脉和冠状动脉血管,降低血管阻力,解除冠脉痉挛,降低血压,降低心肌耗氧量。对非血管平滑肌也有一定松弛作用。

维拉帕米有广泛的临床用途:① 主要用于阵发性室上性心动过速,5～10 mg 静脉注射 2～3 min 内可使 80% 以上的病例恢复正常节律;② 也用于心房纤颤治疗,能减慢心室率,使大约 25% 的病人恢复窦性节律;③ 用于心绞痛、心肌梗死和肥厚性阻塞性心肌病,能缓解梗阻,改善心肌顺应性,降低左心室舒张末期压,减轻肺淤血、呼吸困难和心绞痛症状,缩小心肌梗死面积。④ 用于慢性阻塞性支气管炎和肺动脉高压,本品配合支气管解痉药、祛痰药和抗菌药使用,能显著降低气道阻力和肺动脉压,改善肺循环和肺功能;⑤ 口服能缓解脑血管收缩引起的偏头痛症状,降低发作频率和发作持续时间;⑥ 其他应用。改善间歇性跛行症状,缓解食道痉挛,逆转恶性肿瘤细胞对化疗药的抗药性,预防急性器官组织缺血性损伤等。

维拉帕米口服不良反应少而轻微,包括便秘、恶心、呕吐、头痛、踝部水肿、体位性低血压、皮疹等。不宜与 β 受体阻断剂合用,因可抑制心肌收缩力,减慢心率和传导,合用后有产生心脏停搏的危险。维拉帕米可使地高辛血药浓度提高,两药合用应降低地高辛用量。

地尔硫䓬(diltiazem)

地尔硫䓬为苯硫氮䓬类中应用较广的 L-型钙通道阻滞药。口服吸收快而完全,主要在肝脏代谢,$t_{1/2}$ 为 3～4 h,主要经胆道排泄。

地尔硫䓬对心脏的钙通道阻滞作用明显强于血管,而与维拉帕米类似。显著抑制窦房结的自律性和延长有效不应期,减慢房室传导,降低心肌收缩力,降低心肌耗氧量。地尔硫䓬也扩张小动脉,降低外周血管阻力,降低血压;扩张冠脉血管,增加心脏血液供应。地尔硫䓬对其他平滑肌,如胃肠平滑肌、支气管平滑肌和子宫平滑肌也有一定松弛作用,也抑制 ADP 和凝血酶诱导的血小板聚集。

地尔硫䓬临床主要用于:① 心绞痛的治疗,特别是变异型心绞痛和稳定型心绞痛,能明显减少患者心绞痛发作频率,降低硝酸酯类用量和提高运动耐量;② 也用于高血压治疗,降压效果与硝苯地平相当,但引起反射性交感神经兴奋作用明显小于硝苯地平;③ 对阵发性室上性心动过速疗效与维拉帕米类似;对心房扑动和心房纤颤也有良好治疗效果,静脉给药后 5 min 内心室率明显减慢,总有效率大约 80%;④ 也可用于改善雷诺症和食管痉挛症状,对偏头痛亦有一定预防作用。

地尔硫䓬不良反应发生率低,主要为心动过缓、传导阻滞、低血压、踝部水肿、头痛、头晕等。

※ 常用制剂与用法 ※

硝苯地平(nifedipine)　片剂,5 mg、10 mg;控释片,20 mg;胶丸剂,5 mg;胶囊剂,5 mg、10 mg。口服 5～10 mg/次,3 次/d,急用时可舌下含服。缓释片,每 12 h/次,20 mg/次。

尼卡地平(nicardipine)　片剂,10 mg、20 mg、40 mg。口服 20 mg/次,3 次/d。

尼群地平(nitrendipine)　片剂,10 mg。口服 10～20 mg/次,2 次/d。

尼莫地平(nimoldipine)　口服,一日剂量 40～60 mg,分 2～3 次服。

氨氯地平(amlodipine)　片剂,2.5 mg、5 mg、10 mg。口服,开始时 5 mg/d,以后可根据情况增加剂量,最大剂量 10 mg/d。

非洛地平(felodipine)　缓释片,1 次/d,开始时 2.5 mg/d,两周后调整剂量,最大剂量 20 mg/d。

地尔硫䓬(diltiazem)　片剂,30 mg;缓释片,30 mg/片。口服常用量,30～60 mg/d,3 次/d;用于心律失常,30～60 mg/次,4 次/d;用于心绞痛,每 30～60 mg/次,3～4 次/d;用于高血压,每日剂量 120～240 mg,分 3～4 次服。

维拉帕米(verapamil)　片剂,40 mg;注射剂,5 mg/2 ml。口服 40～120 mg/次,3～4 次/d;稀释后缓慢静脉注射或静脉滴注,5～10 mg/次,症状控制后改用片剂口服维持。

氟桂利嗪(flunarizine)　胶囊剂,5 mg。口服 5～10 mg/次,1 次/d。

第十九章
抗心律失常药

学习目标

【掌握】利多卡因、普萘洛尔、维拉帕米、胺碘酮等药物作用特点、用途和注意事项。

【熟悉】奎尼丁的用途、不良反应及防治。

【了解】其他抗心律失常药的用途及不良反应。

心律失常是指心脏搏动频率和节律的异常。心率过快（>100 次/min）、过慢（<60 次/min）或节律不齐，都会减少心排血量，产生一定临床症状。按心搏频率不同，心律失常可分为缓慢型和快速型两类，前者治疗的药物主要为阿托品和异丙肾上腺素。本章药物主要用于快速型心律失常的治疗。心律失常的发生与心肌电生理紊乱密切相关，抗心律失常药通过选择性作用于心肌细胞膜的离子通道，干扰 Na^+、K^+、Ca^{2+} 转运，纠正心律失常时的电生理紊乱而达到治疗目的。

第一节　心律失常的电生理学基础

一、正常心肌电生理基础

1. 心肌细胞膜电位

正常心肌在静息时，细胞膜内 Na^+、K^+、Ca^{2+} 等离子分布不均匀，使细胞内外有明显的电位差，处于极化状态。此时膜内电位负于膜外－90 mV（房室肌）～－60 mV（窦房结），称为心肌细胞静息电位（resting potential，RP），当心肌细胞受刺激后产生动作电位（action potential，AP）。以心肌室为例，AP 分为 5 个时期或时相（见图 19-1）：

（1）0 期为快速复极期，主要是钠通道快速开放，Na^+ 迅速内流而使心肌细胞膜除极。

（2）1 期为快速复极初期，由钠通道失活，K^+ 短暂外流和 Cl^- 内流引起。

（3）2 期为缓慢复极期又称平台期，由慢钙通道开放，Ca^{2+} 缓慢内流，少量 Na^+ 内流和 K^+ 外流，复极过程进展慢，形成平台。

（4）3 期为快速复极末期，K^+ 外流增加，膜负电位增大，迅速回复到静息电位水平。

（5）4 期为静息期，非自律细胞的膜电位维持在静息水平，自律细胞则产生自发性舒张除极,引发下一次兴奋。

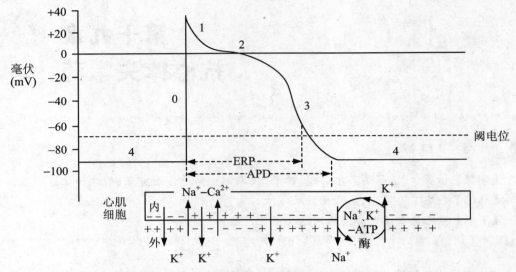

图 19-1　心肌细胞动作电位与离子转运示意图
ERP:有效不应期　　APD:动作电位时程

2. 快反应与慢反应电活动

心房肌细胞、心室肌细胞和浦肯野细胞(包括房室束、束支)为快反应细胞。快反应细胞的静息电位绝对值较大,0 期去极化主要是由钠离子内流引起的,其动作电位的幅度较大,上升速度较快,传导速度较快。呈快反应电活动。窦房结和房室交界区中的结区细胞属于慢反应细胞,慢反应细胞的膜电位绝对值较小。0 期去极化主要由钙离子的内流,其动作电位的幅度较小,上升速度较慢,传导速度亦较慢,表现为慢反应电活动。

3. 动作电位时程(action potential duration,APD)

动作电位时程是指 0 期到 3 期的时程。

4. 有效不应期(effective refractory period,ERP)

有效不应期是指从心肌除极开始到膜电位复极至受刺激产生可扩布性动作电位前(约−60 mV)的时间。在此时期间,任何强度的电刺激都不能引起可扩布的动作电位。它反映钠通道有效开放所需的最短时间。其时间长短与 APD 变化相应,但程度可有不同。一个 APD 中,ERP 长说明心肌不起反应的时间延长,不易发生快速型心律失常。

二、心律失常发生机制

心律失常可由冲动形成异常和冲动传导异常或两者兼有引起。很多因素可以导致心律失常,如心肌缺血、缺氧、酸中毒或碱中毒、电解质紊乱、儿茶酚胺释放过多、药物中毒,心肌损伤等。

1. 冲动形成异常

(1)自律性增高。在心肌自律细胞中,窦房结的自律性最高,为正常起搏点,其他自律细则为潜在(异位)起搏点。窦房结功能增高或降低、潜在(异位)起搏点自律性增高、非自律细胞在病理因素作用下产生的自律性等,均可使冲动形成异常,导致心律失常的发生。

自律性的高低与心肌动作电位的4相除极速度、最大舒张电位水平以及阈电位水平有关。4相除极速度在快反应细胞(心肌工作细胞和传导系统细胞)取决于Na^+内流超过K^+外流速度,在慢反应细胞(窦房结、房室结细胞)取决于Ca^{2+}内流的速度。4相自动除极加快,最大舒张电位变小或阈电位下降,均可导致自律性的增高。交感神经活动性增强、低血钾、心肌细胞受到机械牵张、心肌缺血缺氧等,可引起心肌细胞4相除极斜率增加,提高心肌细胞自律性,导致心律失常。

(2)后除极与触发活动。后除极是指在一个动作电位0相除极后所发生的除极,其频率快、振幅小,呈振荡性波动。发生于2相或3相中的后除极称为早后除极,由Ca^{2+}内流增多所致。发生于4相中的后除极叫迟后除极,由细胞内过多Ca^{2+}释放诱发Na^+短暂内流所致,由后除极所引起的异常冲动的发放称为触发活动,多由迟后除极所致。儿茶酚胺、强心苷中毒、细胞损伤等都可引起迟后除极。

2. 冲动传导异常

(1)单纯性传导障碍。包括传导减慢、传导阻滞、单向传导阻滞等。

(2)折返。指冲动经传导通路折回原处而反复运行的现象。折返是引起各种快速型心律失常的重要机制之一。

以下因素可以促成折返的形成:① 心肌组织在解剖上存在环形传导通路;② 在环形通路的发生单向传导阻滞或因病变而传导减慢;③ 回路传导的时间足够长,逆行的冲动不会进入单向阻滞区的不应期;④ 邻近心肌组织 ERP 长短不一。

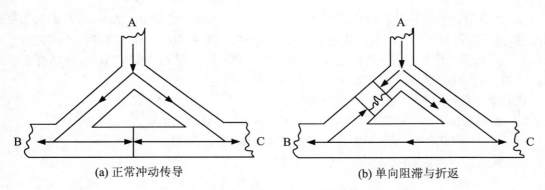

(a) 正常冲动传导　　　　　　　　　　(b) 单向阻滞与折返

图 19-2　折返激动形成示意图

正常情况下[图 19-2(a)],浦肯野纤维 AB 支与 AC 支同时传导冲动到达心室肌,激发除极后,冲动在 BC 段各自消失在对方的不应期中。在病理情况下[图 19-2(b)],若 AB 支发生单向阻滞,冲动只能沿 AC 支下传,然后经 CB 段逆行至 BA 段,再折回到 AC 处从而形成折返。单向折返引起一次早搏,连续折返则引起阵发性心动过速、扑动和颤动等。邻近细胞 ERP 的不均一性也是形成折返的原因。如 AB 支不应期延长,冲动到达时,正处在有效不应期(ERP)而不能下传,这样冲动就可沿 AC 支下传而形成折返。

3. 基因缺陷或突变

目前研究认为,基因缺陷或突变,也可能引起心律失常。Q-T 间期延长综合征(Long QT

Syndrome,LQTS)是目前第一个被肯定由基因缺陷引起的心肌复极异常的疾病,表现为心电图 Q-T 间期延长,并发生恶性心律失常性晕厥及猝死。

第二节 抗心律失常药的基本作用和药物分类

一、抗心律失常药的基本作用

抗心律失常药通过选择性作用于心肌细胞膜的离子通道,干扰 Na^+、K^+、Ca^{2+} 转运,改变心肌细胞电生理特性,从而抑制异常冲动形成,或影响异常冲动传导,或两者兼有。

1. 抑制异常冲动的形成

(1)降低自律性。对快反应细胞主要是抑制 4 相 Na^+ 内流或促进 4 相 K^+ 外流,对慢反应细胞主要是抑制 4 相 Ca^{2+} 内流,降低自律性。

(2)减少后除极与触发活动。通过阻滞 Ca^{2+} 或 Na^+ 内流而发挥作用。

2. 抑制异常冲动传导

(1)改变传导、消除折返。促进 4 相 K^+ 外流的药物可使膜电位下移而加快传导,消除单向传导阻滞,消除折返;阻滞 0 相 Na^+ 内流的药物可减慢传导,使由传导减慢出现的单向阻滞变为双向阻滞,消除折返。

(2)改变有效不应期(ERP)和动作电位时程(APD)。ERP 的长短一般与 APD 的长短变化相适应,但程度可有不同。两者的比值变化在快速型心律失常的产生和药物的抗心律失常作用中具有一定意义。ERP/APD 比值增大,说明一个 APD 中 ERP 所占时间增多,冲动有更多的机会落在 ERP 中,不产生可扩布的兴奋。有利于消除折返。

抗心律失常药对 ERP 和 APD 的影响有:

(1)绝对延长 ERP:延长 ERP 大于延长 APD,ERP/APD 比值增大。

(2)相对延长 ERP:缩短 APD 大于缩短 ERP,使 ERP/APD 比值增大。

(3)促使邻近细胞 ERP 趋向均一,也可减少折返。

二、抗心律失常药分类

根据药物对心脏电生理特征的影响,抗心律失常药分为四类(见表 19-1)。

表 19-1 抗心律失常药分类

分 类	药 物
I类 钠通道阻滞药	
I_a 适度阻滞钠通道,抑制 K^+ 外流	套尼丁、普鲁卡因胺等
I_b 轻度阻滞钠通道,促进 K^+ 外流	利多卡因、苯妥英钠等

续表

分　类	药　物
I_c 重度阻滞钠通道	普罗帕酮
II类　β受体阻断药	普萘洛尔、阿替洛尔等
III类　延长 APD 药	胺碘酮等
IV类　钙通道阻滞药	维拉帕米等

第三节　常用抗心律失常药

一、I 类:钠通道阻滞药

1. I_a 类

奎尼丁(quinidine)

【药理作用】适度抑制 Na^+ 通道,能阻滞 K^+ 通道和 Ca^{2+} 通道,有阻断 M 受体和外周血管 α 受体作用。

(1) 降低自律性。阻滞 4 相 Na^+ 内流、后除极 Ca^{2+} 内流,降低浦肯野纤维、心房肌、心室肌的自律性。

(2) 减慢传导。阻滞 0 相 Na^+ 内流,减慢心房、心室、浦肯野纤维传导速度,使单向阻滞变为双向阻滞、消除折返。

(3) 延长不应期。抑制 3 相 K^+ 外流,使 3 相复极过程延长,心房、心室、浦肯野纤维的 ERP 和 APD 延长,延长 ERP 较 APD 更显著,有利于消除折返。

(4) 其他:抗胆碱及阻断 α 受体作用,静脉注射时可致血压降低。奎尼丁还可减少 Ca^{2+} 内流,具有负性肌力作用。

【临床用途】为广谱抗心律失常药。适用于各种快速型心律失常,如心房颤动和心房扑动,室上性和室性心动过速,也应用于心房颤动和心房扑动电复律前后巩固疗效,防止复发。

【不良反应及注意事项】较多见,使其应用受到限制。

(1) 金鸡纳反应。头痛、头晕、恶心、呕吐、腹泻、耳鸣、视力模糊等胃肠及中枢神经系统症状,与剂量有关。

(2) 心血管反应。较严重。低血压、心律失常,严重者可发生奎尼丁晕厥,表现为突然意识丧失、四肢抽搐、呼吸停止,是由于阵发性室性心动过速和心室颤动所致。一旦发生立即采取人工呼吸、胸外心脏按压、电复律等抢救措施抢救。

(3) 过敏反应。可有发热、皮疹、血小板减少等。

(4) 注意事项。① 本品安全范围小,不良反应多而严重,不可用于门诊病人,无心电监护条件不可应用;② 心力衰竭、低血压、肝功能不全及肾衰患者、重度房室传导阻滞、严重心肌损害,强心苷中毒及高血钾患者禁用;③ 与药酶诱导剂(如苯巴比妥、苯妥英钠)合用时可加速奎尼丁的代谢,使血药浓度降低;与地高辛合用时应减少地高辛用量;与普萘洛尔、维拉帕米、西咪替丁合用时应减少本药用量。

普鲁卡因胺(procainamide)

本药是局麻药普鲁卡因的衍生物,抗心律失常作用与奎尼丁相似,但较弱;抗胆碱作用弱;无阻断 α 受体作用。广谱抗心律失常药,主要用于室性心律失常,如室性早搏、室性心动过速。但对心房纤颤及心房扑动的转复心律作用弱于奎尼丁。抢救危重病例常静脉注射给药。久用可致红斑狼疮综合征。

2. I_b 类

利多卡因(lidocaine)

【体内过程】首关消除明显,生物利用度低,常采用静脉给药,静脉注射 $1 \sim 2$ min 生效,作用维持 $10 \sim 20$ min,$t_{1/2}$ 约 2 h,为维持疗效常采用静脉滴注给药,血浆蛋白结合率约 70%,主要在肝脏代谢。

【药理作用】作用于浦肯野纤维,抑制 Na^+ 内流,促进 K^+ 外流。对窦房结和心房无影响。

(1)降低自律性。选择性作用于浦肯野纤维,抑制 Na^+ 内流,使最大舒张电位增大,提高心室致颤阈,消除异位节律。

(2)相对延长 ERP。由于促进 3 相 K^+ 外流,缩短浦肯野纤维和心室肌的 APD 和 ERP,以缩短 APD 更明显,相对延长 ERP 而消除折返。

(3)改变传导速度。对传导速度的影响与药物剂量和血钾浓度有关。治疗量时对正常传导系统无明显影响。但心肌缺血时细胞外 K^+ 浓度增高,利多卡因可阻止 Na^+ 内流,明显减慢传导速度,使单向阻滞变为双向阻滞而消除折返。对血 K^+ 降低或因心肌组织受损而部分除极的纤维,利多卡因可促进 K^+ 外流而引起超级化,加快传导。高浓度利多卡因则可抑制传导。

【临床用途】窄谱抗心律失常药。用于各种原因引起的室性心律失常。特别是对急性心肌梗死并发的室性心律失常(室性早搏、室性心动过速、心室颤动),可作首选。

【不良反应及注意事项】(1)控制静注速度。静注过快,可出现嗜睡、眩晕、语言障碍等。剂量过大,可出现心率减慢,传导阻滞,血压下降等。

(2)禁忌证。Ⅱ、Ⅲ度房室传导阻滞者禁用。对本药过敏者禁用。

(3)注意药品标签。本品也是局麻药。静脉给药仅用于抗心律失常,注射时要注意核对药品标签。用于局麻的利多卡因制剂禁用于心律失常的治疗。

苯妥英钠(phenytoin sodium)

【作用与用途】苯妥英钠对心脏的作用与利多卡因相似,可降低浦肯野纤维自律性。还能与强心苷竞争 $Na^+ - K^+ - ATP$ 酶,抑制强心苷中毒所致的迟后除极触发活动。主要用于强心苷中毒所致各种快速型心律失常,特别是室性心律失常更为有效。也可用于心肌梗死、心脏手术、心导管术等引起的室性心律失常,但疗效不如利多卡因。

【注意事项】(1)静注不宜过快。苯妥英钠静脉注射速度过快,剂量过大可引起血压下降、心动过缓。

(2)局部刺激性。注射剂为强碱性,刺激性强。宜用注射用水稀释后缓慢静脉注射,不宜静脉滴注给药。

美西律(mexiletine)

美西律对心肌的作用与利多卡因相似,但维持长,可口服。一次口服可维持 8 h 以上,用于治疗各种室性心律失常,特别是对心肌梗死后急性室性心律失常疗效好。对利多卡因治疗无效的患者美西律往往有效。不良反应与剂量相关,可出现胃肠反应、低血压、心动过缓、传导阻滞、中枢神经系统症状等。

妥卡尼(tocainide)

妥卡尼是利多卡因的衍生物,作用和用途均与其相似。口服吸收迅速而完全,生物利用度高,$t_{1/2}$ 为 10～28 h。用于各种室性心律失常。不良反应以神经系统及胃肠道反应为主。偶可引起粒细胞缺乏、致死性再生障碍性贫血及肺纤维化等。

3. I_c 类

普罗帕酮(propafenone)

【药理作用】明显阻滞钠通道,可降低浦肯野纤维及心室肌的自律性,明显减慢心房、心室和浦肯野纤维的传导速度,延长 APD 和 ERP,延长 ERP 更明显。此外尚有一定的 β 受体阻断作用和钙通道阻滞作用,有轻度负性肌力作用。

【临床用途】适用于室上性和室性心律失常。

【不良反应及注意事项】不良反应主要有:① 胃肠反应;② 严重时可致心律失常,如窦房结功能障碍、房室传导阻滞、低血压、心功能不全等;③ 偶见粒细胞减少及红斑狼疮综合征。

氟卡尼(flecainide)

本品对钠通道和钾通道都有抑制作用,可延长心房、心室肌的 ERP 和 APD,可用于治疗室上性和室性心律失常。本药致心律失常发生率较高,包括室性心动过速、心室纤颤、房室传导阻滞等。

二、Ⅱ类:β 肾上腺素受体阻断药

普萘洛尔(propranolol)

【药理作用】普萘洛尔通过阻断心脏上 β_1 受体,发挥抗心律失常作用。

(1)降低自律性。阻断心脏 β_1 受体而降低窦房结、心房和浦肯野纤维自律性,降低儿茶酚胺所致的迟后去极和触发活动。

(2)减慢传导速度。治疗量能轻度抑制房室传导,大剂量能明显减慢房室结及浦肯野纤维的传导速度。

(3)延长不应期。治疗量缩短浦肯野纤维的 APD 和 ERP,相对延长 ERP;较大剂量则绝对延长 ERP。

【临床用途】主要用于治疗交感神经过度兴奋、甲状腺功能亢进及嗜铬细胞瘤引起的各种心律失常。

(1)窦性心动过速。对交感神经兴奋(焦虑、激动、甲状腺功能亢进等)所致窦性心动过速有显著疗效,为首选。对嗜铬细胞瘤所致心律失常有特异疗效,并可用于手术前准备。

(2)室上性心律失常。治疗心房颤动、心房扑动及阵发性室上性心动过速。常与强心苷合用,控制心室率。

(3)心肌梗死。患者应用本品可减少心律失常的发生,缩小心肌梗死范围,降低死亡率。

（4）室性心律失常。对室性早搏、室性心动过速,尤其是与交感神经兴奋有关的室速有效。

【不良反应及注意事项】可致窦性心动过缓,房室传导阻滞,并可诱发心力衰竭和哮喘,低血压等。长期应用对脂代谢和糖代谢有不良影响,高脂血症,糖尿病患者慎用。突然停药可出现反跳。

阿替洛尔（atenolol）

阿替洛尔是长效 β_1 受体阻断药,对心脏选择性强,可抑制窦房结、房室结、浦肯野纤维的自律性,减慢传导。多用于室上性心律失常的治疗。对室性心律失常也有效。伴糖尿病或哮喘患者可用,但剂量宜小,不良反应与普萘洛尔相似。

美托洛尔（metoprolol）

美托洛尔抗心律失常作用类似普萘洛尔,但作用较弱。主要用于室上性心律失常。

三、Ⅲ类:延长动作电位时程药

此类药物选择性延长 APD 与 ERP,有利于消除折返,发挥抗心律失常作用。

胺碘酮（amiodarone）

【体内过程】口服吸收缓慢,生物利用度 $40\% \sim 50\%$,静脉注射数分钟内即可起效,血浆蛋白结合率达 95%。主要在肝脏代谢,$t_{1/2}$ 长,达数周,停药后作用可维持 $4 \sim 6$ 周,主要经胆汁排泄。

【药理作用】对心脏的钠、钾、钙等多种离子通道均有抑制作用,还具有阻断 α、β 受体作用。可降低窦房结和浦肯野纤维自律性和传导性;明显抑制复极过程,延长 APD 和 ERP;扩张冠脉,降低外周阻力,减少心肌耗氧量。对缺血心肌有一定保护作用。

【临床用途】为广谱抗心律失常药。可用于治疗室上性及室性心律失常。对心房扑动、心房颤动、室上性心动过速和室性心动过速等疗效较好。

【不良反应及注意事项】长期大剂量应用时不良反应多而严重。

（1）胃肠反应。食欲减退、恶心、呕吐和便秘。

（2）甲状腺功能紊乱。可致甲状腺功能亢进或低下。

（3）肺纤维化。偶见。为最严重不良反应。

（4）角膜微粒沉积。停药后可自行恢复。

（5）心律失常。窦性心动过缓,房室传导阻滞等。

（6）禁忌证:对碘过敏、甲状腺功能紊乱、心动过缓和房室传导阻滞者禁用。

索他洛尔（sotalol）

为非选择性 β 受体阻断药。抗心律失常作用与其阻断 β 受体及阻滞 K^+ 外流的作用有关。阻断 β 受体,降低窦房结和浦肯野纤维的自律性,减慢房室结传导;阻滞 K^+ 外流,延长心肌的 ERP。用于各种快速型心律失常,不良反应较胺碘酮少。

四、Ⅳ类:钙通道阻滞药

维拉帕米（verapamil）

【体内过程】口服吸收完全,有首关消除。生物利用度仅为 $10\% \sim 30\%$,在肝脏代谢,$t_{1/2}$

为 3~7 h。

【药理作用】阻滞钙通道,抑制 Ca^{2+} 内流,降低窦房结和房室结 4 相舒张除极速率,降低自律性;抑制动作电位 0 相最大上升速率和振幅,减慢房室结传导速度,延长 ERP。

【临床用途】主要用于室上性心律失常。

(1)阵发性室上性心动过速。对阵发性室上性心动过速疗效佳,可作首选。

(2)房性心律失常。对房性心动过速,心房颤动或心房扑动,可减慢房室传导,而控制心室率。

(3)其他。对急性心肌梗死、心肌缺血及强心苷中毒引起的室性早搏有效。

【不良反应及注意事项】口服,可引起头晕、头痛、便秘、腹胀等。静脉给药过快或剂量过大可引起血压下降、心动过缓、房室传导阻滞及诱发心衰。病窦综合征、Ⅱ、Ⅲ度房室传导阻滞、心衰、心源性休克患者禁用。

地尔硫䓬(diltiazem)

地尔硫䓬的作用与维拉帕米相似,主要用于室上性心律失常,如阵发性室上性心动过速及频发房性早搏。对于阵发性心房颤动也有效。

五、其他类

腺苷(adenosine)

腺苷在体内消除迅速,起效快而作用短暂。静脉注射后迅速起效,$t_{1/2}$ 约为 10 s。本药可被体内大多数组织细胞所摄取,并被腺苷脱氨酶灭活,使用时需静脉快速注射给药,否则在药物到达心脏前即被灭活。腺苷作用于 G 蛋白偶联的腺苷受体而激活心房、房室结、心室的乙酰胆碱敏感钾通道,使 K^+ 外流增加,缩短 APD,降低自律性。腺苷还能抑制 Ca^{2+} 内流,延长房室结的 ERP、减慢房室传导以及抑制交感神经兴奋引起的迟后去极。临床主要用于迅速终止阵发性室上性心动过速,以及少数迟后去极引起的室性心动过速。不良反应短暂,有时可有呼吸困难、胸闷、眩晕等。静脉注射速度过快可致短暂心脏停搏。

第四节　抗心律失常临床用药原则

一、去除诱发因素

去除诱发因素是最基本的抗心律失常治疗措施。导致心律失常的诱因有缺氧、电解质紊乱、心肌缺血、某些药物等。

二、根据原发病及心律失常类型选用药物

抗心律失常药物的选用应根据心律失常的类别、病情轻重和患者不同的病理状态及药物作

用特点等。药物治疗最佳效果是恢复并维持正常的窦性节律,其次是减少或取消异位节律及控制心室率,以改善循环功能。不同类型心律失常一般选药原则是:

(1) 窦性心动过速首选 β 受体阻断药,如普萘洛尔、阿替洛尔、美托洛尔;也可选钙通道阻滞药,如维拉帕米。

(2) 心房颤动和心房扑动转律用奎尼丁,预防复发可加用或单用胺碘酮,控制心室率用强心苷类药等。

(3) 阵发性室上性心动过速首选维拉帕米,也可用普萘洛尔、普罗帕酮、强心苷类、新斯的明、去氧肾上腺素等。

(4) 室性心律失常(室性早搏、室性心动过速、心室纤颤)首选利多卡因,也可用美西律、普鲁卡因胺等。强心苷中毒所致室性心律失常,首选苯妥英钠,也可用利多卡因。

(5) 缓慢型心律失常包括窦性心动过缓和房室传导阻滞,常用异丙肾上腺素或阿托品治疗。

三、不轻易采用联合用药

抗心律失常药联合应用,易产生严重心脏毒性。

四、警惕加重或诱发心律失常

抗心律失常药安全范围较窄,还有致心律失常作用,以广谱抗心律失常药为甚,可引起新的心律失常或加重原有的心律失常。应斟酌其利弊,明确治疗目的,合理用药。

※ 常用制剂与用法 ※

硫酸奎尼丁　片剂:0.2 g。用于心房扑动或心房颤动时,先试服硫酸奎尼丁 0.1 g,如无不良反应,次日每 2~4 h 一次,0.2 g/次,连续 5 次。如第一日未转为窦律,又无毒性反应,第二日用 0.3 g/次,每 2 h 一次,共 5 次,仍未转为窦律可再服一日。然后改为 0.4 g/次,每日量不超过 2 g;转为窦律后,用维持量,0.2 g/次,每 6 h 一次,2~3 次/d。用于频发室性早搏,0.2 g/次,3~4 次/d。极量:口服 0.6 g/次,3 次/d。用本药复律时病人必须住院,每次服药前要检查血压、心率和心电图,如收缩压 90 mmHg、心率减慢(60 次/min)、QRS 延长 25%~50% 或发生其他不良反应时,均应停药观察。

盐酸普鲁卡因胺　片剂:0.125 g、0.25 g。口服 0.25~0.5/次,每 4~6 h 一次。缓释剂每 12 h 一次。注射剂:0.1 g/ml,0.2 g/2ml,0.5 g/5 ml。紧急复律时,每 5 min 静脉注入 100 mg 或 20 min 内注入 200 mg,直至有效或剂量达 1~2 g。有效后用静脉滴注维持,速度为 1~4 mg/min。

盐酸利多卡因　注射剂:0.1 g/5 ml,0.4 g/20 ml。转复室性心律失常时,可一次静脉注射 50~100 mg(1~1.5 mg/kg),如 10 min 内无效,可再静脉注射 1 次,但累积量不宜超过 300 mg,有效后,以 1~4 mg/min 的速度静脉滴注,补充消除量,但每小时药量不宜超过 100 mg。

苯妥英钠　片剂:50 mg、100 mg。口服,第 1 日 0.5～1 g,第 2、3 日 500 mg/d,分 3～4 次服,之后 300～400 mg/d 维持。静脉注射 0.125～0.25 g,用注射用水溶解后缓慢注射,不超过 0.5 g/d。注射剂呈强碱性,对组织刺激性大,不宜静脉滴注或肌内注射。

美西律　片剂:50 mg、100 mg。口服一次 50～200 mg,每 6～8 h 一次,维持量 100 mg/次,3 次/d。注射剂:100 mg/2 ml,紧急复律时,静脉注射 100～250 mg(溶于 25%葡萄糖注射液 20 ml 中),10～15 min 内注完。

普罗帕酮　片剂:100 mg、150 mg。口服 150 mg,3 次/d,3～4 d 后剂量可增至每次 300 mg,2 次/d。注射剂 35 mg/10 ml,静脉注射 70 mg/次,稀释后在 3～5 min 内注完;如无效,20 min 后可再注射 1 次,1 日总量不超过 350 mg。

盐酸普萘洛尔　片剂:10 mg。口服每次从 10～20 mg 开始,3～4 次/d,根据疗效增加至最佳剂量。注射剂:5 mg/5 ml,静脉注射时应密切注意心率、血压及心功能情况。

胺碘酮　片剂:100 mg、200 mg。口服,一般 200 mg。3 次/d(最大剂量可达 1 000～1 500 mg/d),有效后用维持量 100～400 mg/d。注射剂:150 mg/3 ml,对快速心律失常并需要立即复律者,可静脉注射,也可 600～1 000 mg 溶于葡萄糖溶液中静脉滴注。

维拉帕米　片剂:40 mg。口服 40～80 mg/次,3 次/d,根据需要可增至 240～320 mg/d。缓释剂 240 mg,1～2 次/d;静脉注射 5～10 mg/次,缓慢注射。

第二十章
抗高血压药

学习目标

【掌握】利尿药、血管紧张素转化酶抑制药、钙通道阻滞药、肾上腺素受体阻断药的降压作用特点、作用机制、用途和不良反应。

【熟悉】其他抗高血压药降压特点及主要不良反应。抗高血压药的分类、抗高血压药的临床选用原则、用药注意事项。

【了解】血压调节和抗血压药对机体血压调节的影响。

第一节 概 述

抗高血压药又称降压药。根据世界卫生组织（WHO）和国际高血压学会规定，成人在安静状态未应用降压药时血压≥140(18.7 kPa)/90 mmHg(12.0 kPa)，即为高血压。高血压可分原发性高血压（即高血压病，占90%以上）和继发性高血压（即症状性高血压）。

高血压在持续进展过程中可累及脑、心、肾、血管等靶器官，其损害程度与血压水平呈正相关，最终导致脑血管意外、心肌梗死、心力衰竭、肾功能衰竭等。根据血压升高程度和对心、脑、肾等重要脏器损害程度，高血压又可分轻、中、重度高血压。

影响血压形成的基本因素是心排血量和外周阻力。前者受心功能、回心血量和血容量的影响，后者受小动脉紧张度的影响。高血压的发生和发展与体内神经-体液调节机制紊乱有关，主要因交感神经系统、肾素-血管紧张素-醛固酮系统（RAAS）活动增加所致。交感神经活动增加使心排血量增加、外周血管收缩。血管紧张素Ⅱ有收缩血管、增加心肌收缩、促进醛固酮分泌、促进内皮素分泌、诱发心肌及血管重构等作用。这两种机制共同促进了高血压的发生发展。抗高血压药可分别作用于上述不同环节产生降压作用。

合理应用降压药使患者血压长期稳定在降压目标，可以减少和防止并发症的发生，提高生活质量，延长寿命。

根据抗高血压药物的作用部位和机制，抗高血压药分五类（见表20-1）。

表 20-1　抗高血压药物的分类

分　　类	类常用药物
1. 利尿药	氢氯噻嗪、吲达帕胺等
2. 肾素-血管紧张素-醛固酮系统抑制药	
（1）血管紧张素转化酶（ACE）抑制药	卡托普利、依那普利等
（2）血管紧张素Ⅱ受体阻断药	氯沙坦、缬沙坦等
3. 钙通道阻滞药	硝苯地平、尼群地平等
4. 交感神经抑制药	
（1）中枢性降压药	可乐定等
（2）神经节阻断药	樟磺咪芬等
（3）去甲肾上腺素能神经末梢阻滞药	利血平等
（4）肾上腺素受体阻断药	
① β受体阻断药	普萘洛尔、阿替洛尔等
② α受体阻断药	哌唑嗪等
③ α及β受体阻断药	拉贝洛尔等
5. 血管扩张药	
（1）直接扩张血管药	肼屈嗪、硝普钠等
（2）钾通道开放药	米诺地尔等

　　世界卫生组织和国际高血压学会推荐的第一线抗高血压药是利尿药、肾素-血管紧张素-醛固酮系统抑制药、钙通道阻滞药、肾上腺素受体阻断药。这些药物降压作用可靠，治疗效果好，不良反应少，临床应用较多。中枢性降压药和血管扩张药等较少单独使用，但在联合用药和复方制剂中仍然经常使用。

第二节　常用抗高血压药

一、利尿药

　　利尿药是治疗高血压的基础药物，包括高效能、中效能和低效能利尿药。临床治疗高血压以中效能噻嗪类利尿药为主，其中氢氯噻嗪（hydrochlorothiazide，双氢克尿噻）最为常用。

氢氯噻嗪（hydrochlorothiazide，双氢克尿噻）

【药理作用】噻嗪类利尿药降压作用温和、持久。目前认为利尿药降压机制与利尿排钠有关。用药初期由于排钠利尿作用使血容量减少，血压下降。长期用药血容量已恢复至给药前水平，但外周血管阻力和血压仍持续下降。此时降压作用是由于长期排钠而降低血管平滑肌细胞

内 Na^+ 浓度,减少了 Na^+-Ca^{2+} 交换,使细胞内 Ca^{2+} 含量减少,降低了血管平滑肌对缩血管物质反应性致血压下降。限制钠盐摄入,可增强利尿药的降压效果。此外,还可能与直接舒张血管平滑肌及诱导动脉壁产生扩血管物质如激肽、前列腺素(PGE2)等有关。

【临床用途】噻嗪类利尿药单独使用可治疗轻度高血压。作为基础降压药与其他抗高血压药如 β 受体阻断药、血管紧张素转化酶抑制药、钙通道阻滞药、血管扩张药等联合,用于治疗中、重度高血压。现主张小剂量用药,每日剂量不超过 25 mg(超过 25 mg 降压作用并不一定增强,反而可能使不良反应发生率增高)。

【不良反应和注意事项】不良反应多与剂量和疗程有关。长期大剂量应用可引起低钾血症、高血糖、高血脂、高尿酸血症。伴糖尿病、痛风及肾功能不全者不宜用。伴高脂血症者慎用。

吲达帕胺(indapamide)

【药理作用】强效、长效降压药。一次口服给药,降压作用可维持 24 h。兼有排钠利尿和阻滞钙离子通道作用。其扩血管的作用大于利尿作用。另外还可促进血管内皮产生一氧化氮(NO)和抗心室肥厚作用。降压平稳。

【临床用途】用于轻、中度高血压疗效显著,也可与其他降压药合用以增强疗效。

【不良反应及注意事项】不良反应较少。对血脂、血糖代谢无明显影响。长期用药可致低血钾,应定期查血钾,严重肝、肾功能不全者禁用。

二、钙通道阻滞药

钙通道阻滞药又称钙拮抗药。可选择性阻滞细胞膜钙离子通道,减少钙离子内流,具有扩张血管和负性肌力作用。各类钙通道阻滞药对心脏血管选择性不同,临床用于治疗高血压、心律失常、心绞痛、慢性心功能不全等疾病。用于治疗高血压的主要有硝苯地平、尼群地平、氨氯地平、维拉帕米、地尔硫草等。主要通过抑制 Ca^{2+} 内流,减少细胞内 Ca^{2+} 的含量,导致血管平滑肌松弛,血压下降。

硝苯地平(nifedipine)

【药理作用】本药属短效钙通道阻滞药。对心脏作用小,对血管舒张作用较强。抑制 Ca^{2+} 内流,减少细胞内 Ca^{2+} 的含量,导致血管平滑肌松弛,舒张小动脉,降低外周阻力,血压下降。降压作用出现快、持续时间短,对高血压患者有明显降压作用,但对正常血压无明显影响。降压时能反射性引起心率增快,心输出量增加,血浆肾素活性增高。加用 β 受体阻断药可避免这些作用,并能增加降压效应。硝苯地平能舒张冠状动脉,特别是痉挛的冠状动脉敏感。也能降低肺血管阻力及肺动脉压等。对糖、脂质代谢无不良影响。

【临床用途】适用于轻、中、重度高血压。常用于老年性患者的血压控制。可单用或与利尿药、β 受体阻断药、血管紧张素转化酶抑制药合用,也可用于治疗各种心绞痛、肺动脉高压症、外周血管痉挛性疾病如雷诺病等。

【不良反应和注意事项】(1) 踝部凹陷性水肿。部分患者出现踝部凹陷性水肿(毛细血管前血管扩张所致),夜间卧床休息或停药 24～48 h 后可消退。

(2) 眩晕、头痛、面部潮红、心悸等。多在用药初期出现。

(3) 长效制剂效佳。普通制剂疗效持续时间短,所致血压波动较大,对心、脑、肾等的血流量影响较大,不利于保护靶器官。目前临床多用其长效制剂如硝苯地平缓释剂或控释剂,24 h

平稳降压。还可减轻迅速降压造成的反射性交感活性增加。

尼群地平(nitrendipine)

作用和用途与硝苯地平相似。扩张冠状血管作用明显。降压作用强,起效快,持续时间长。反射性心率加快作用较弱,降压作用比硝苯地平温和而持久。每日口服1～2次。适用于各型高血压,尤其适用于老年性高血压。对高血压伴心绞痛尤佳。与利尿药或β受体阻断药或卡托普利合用可增强疗效。

氨氯地平(amlodipine)

长效钙通道阻滞药,对血管平滑肌有较高选择性,平稳降压可持续24 h。每日口服一次。是目前治疗高血压常用药物。不良反应少,可出现头痛、头晕、水肿、面部潮红、恶心、腹痛等。

三、肾素-血管紧张素-醛固酮系统抑制药

肾素-血管紧张素-醛固酮系统(RAAS)是由肾素、血管紧张素及其受体构成的重要体液调节系统,具有重要和广泛的生理作用。RAAS不仅存在于体液系统,而且存在于心脏、脑组织及血管中。循环及组织中RAAS活性变化与高血压、充血性心力衰竭等心血管疾病的发病密切相关。血管紧张素Ⅰ(AngⅠ)经血管紧张素Ⅰ转化酶(ACE)作用,转化为血管紧张素Ⅱ(AngⅡ),AngⅡ直接激动血管平滑肌细胞AngⅡ受体(AT_1受体),产生收缩血管,促进醛固酮分泌,导致钠水潴留、血压升高等作用。同时还作为一种细胞生长因子促进心室重构(左室肥厚)和血管重构(管壁增厚),在高血压病理发展过程中起重要作用。

肾素-血管紧张素-醛固酮系统抑制药通过作用不同环节减弱或阻断病理状态下AngⅡ所产生的作用,并可逆转心肌、血管壁重构。

1. 血管紧张素Ⅰ转化酶抑制药

卡托普利(captopril,巯甲丙脯酸)

【体内过程】口服易吸收,食物可减少其吸收,部分在肝脏代谢,约40%以原形经肾排出,肾功能不全者应适当减量。

【药理作用】(1)降压作用。卡托普利具有轻至中等强度的降压作用,降压作用特点:① 起效快(口服后15 min起效),持续时间短(维持4～6 h);② 不伴有反射性心率加快作用;③ 增加肾血流量;④ 对脂质代谢无明显影响;⑤ 增加机体对胰岛素的敏感性;⑥ 不易产生耐受性。

(2)靶器官保护作用。能缓解或逆转心血管重构,保护靶器官功能。

(3)改善心功能。对慢性心功能不全患者,可通过降低心脏前后负荷、增加心排血量、扩张冠状血管,改善心功能。

【作用机制】(1)抑制血管紧张素Ⅰ转化酶(ACE)。抑制组织和循环中的ACE,使AngⅡ生成减少,阻力血管和容量血管舒张,醛固酮分泌减少,血容量降低,使血压下降,并可缓解或逆转AngⅡ引起的心室及血管重构。

(2)减少缓激肽的降解。缓激肽受激肽酶Ⅱ(与ACE为同一物质)降解而失活。卡托普利抑制该酶活性,使缓激肽降解减少。缓激肽具有扩血管作用,并可促进NO释放,促进前列腺素合成,从而增强扩血管效应,使血压下降。

(3)抑制交感神经递质释放。AngⅡ生成减少,可以减弱AngⅡ与突触前膜受体结合释放

去甲肾上腺素的效应,使交感神经张力降低而降压。

【临床用途】(1)高血压。适用于各型高血压。长期应用对心、脑、肾等有保护作用,能阻止或逆转心血管重构。

(2)慢性心功能不全。可与利尿药、强心苷类等药物合用,是治疗慢性心功能不全的基础药物。

【不良反应及注意事项】(1)低血压。主要与开始剂量过大有关,应从小剂量开始。

(2)刺激性干咳。常见,与缓激肽等对呼吸道黏膜的刺激有关。停药后可消失。顽固性咳嗽是停药的常见原因之一。

(3)高钾血症。可见于伴有肾功能不全或服用留钾利尿药的患者,应注意监测。

(4)其他。味觉障碍、皮疹、白细胞减少、血管神经性水肿等。

(5)宜在餐前 1 h 服药,避免食物影响其吸收。

(6)双侧肾动脉狭窄及孕妇禁用。

依那普利(enalapril)

药理作用与卡托普利相似,其特点为:吸收受食物影响小,持续时间较长,一次给药降压作用可持续 24 h 以上,降压作用较强。因化学结构不含巯基,故白细胞减少、味觉障碍等不良反应较少见。禁忌征同卡托普利。

2. 血管紧张素Ⅱ受体阻断药

血管紧张素Ⅱ受体有四种亚型即 AT_1、AT_2、AT_3、AT_4。与心血管调节功能有关的受体为 AT_1,主要分布在血管平滑肌、心肌、脑、肾及肾上腺皮质等部位,血管紧张素Ⅱ受体阻断药主要通过阻断 AT_1 受体拮抗 AngⅡ的心血管效应,作用与血管紧张素转化酶抑制药相似。

氯沙坦(losartan)

【药理作用及临床用途】本药通过与 AT_1 受体结合,竞争性拮抗 AngⅡ与 AT_1 受体结合,使血管扩张、血压下降、心脏负荷减轻,并可阻止或逆转心血管重构,改善心功能。此外还可增加肾血流量和肾小球滤过率,具有肾脏保护作用。

可用于各型高血压的治疗,也可用于慢性心力衰竭的治疗。

【不良反应】不良反应与卡托普利相似,但不易引起咳嗽和血管神经性水肿等,这与药物不影响缓激肽降解有关。

目前用于临床的同类药还有缬沙坦(valsartan)、厄贝沙坦(irbesartan)、伊白沙坦(erbesartan)、坎地沙坦(candesartan)等。

四、交感神经抑制药

1. 中枢性降压药

可乐定(clonidine,可乐宁)

【药理作用】可乐定降压作用中等偏强,起效快。降压时伴心肌收缩力减弱,心率减慢,心输出量减少。此外,尚有镇静、抑制胃肠蠕动和分泌等作用。

降压机制主要是通过激动延髓外侧核吻部端的咪唑啉 I_1 型受体,降低外周交感神经张力而使血压下降。另外,还通过激动中枢阿片受体,兴奋脑内抗痛系统,阻断痛觉传导而镇痛;通过激动中枢 α_2 受体,兴奋抑制性神经元而镇静。

【临床用途】用于其他药物无效的中度高血压,尤其适用于伴有溃疡病的高血压患者,也可用于阿片类药物依赖患者的戒毒治疗。

【不良反应及注意事项】常见的不良反应是口干、便秘、嗜睡、眩晕等。久用可致水钠潴留。长期服用突然停药可致反跳现象,因此不宜突然停药。不宜用于高空作业或驾驶机动车辆的人员。

莫索尼定(moxonidine)

为第二代中枢性降压药,主要通过激动延髓腹外侧核吻部端的咪唑啉 I_1 型受体发挥降压作用。对 α_2 受体作用弱,主要用于轻、中度高血压,每日给药一次即可。不良反应少,无明显的镇静作用,无反跳现象。

2. 去甲肾上腺素能神经末梢阻滞药

利血平(reserpine)

【药理作用】降压作用缓慢、温和、持久。其作用机制主要是与去甲肾上腺素能神经末梢囊泡膜上胺泵结合并抑制其活性,使囊泡丧失摄取及贮存去甲肾上腺素的功能,并影响递质的合成,最终导致递质耗竭而产生降压作用。

【临床用途】作用较弱且不良反应较多,故很少单独使用。常与其他药物组成复方制剂,用于轻、中度高血压。

【不良反应】主要表现副交感神经兴奋症状,出现鼻塞、胃酸分泌过多、胃肠蠕动亢进、心率减慢等。还有中枢抑制症状,如嗜睡、情绪低落,严重的可出现抑郁症。伴有消化性溃疡、有精神抑郁病史者禁用。

3. 肾上腺素受体阻断药

哌唑嗪(prazosin)

【药理作用】本药选择性阻断血管平滑肌突触后膜 α_1 受体使血管平滑肌松弛,小动脉、小静脉扩张,血压下降。降压过程中无反射性心率加快,不影响肾血流。而且用药后三酰甘油降低,高密度脂蛋白升高,具有保护心血管作用。

【临床用途】(1)高血压。适用于轻、中、度高血压及伴有心肾功能不全的高血压患者。

(2)充血性心力衰竭。扩张小动脉、小静脉,降低心脏前、后负荷,改善心功能。

【不良反应及注意事项】(1)首剂现象。部分患者首次服用哌唑嗪时,由于机体对药物作用尚未适应,反应较为强烈,出现严重的直立性低血压、心悸、晕厥等,称首剂现象。故第一次服用哌唑嗪时将剂量减半(0.5 mg),并于睡前服药可避免发生。

(2)其他反应。头痛、头晕、口干、乏力等,停药后可消失。

特拉唑嗪(terazosin)

作用用途与哌唑嗪相似,但作用维持时间长,每日服药一次。

普萘洛尔(propranolol,心得安)

【降压作用】普萘洛尔降压作用缓慢、温和、持久;伴心率减慢和输出量减少;降压过程平稳,不引起直立性低血压;不易产生耐受性。

降压机制:① 减少心排出量:阻断心脏 β_1 受体,降低心肌收缩力,减慢心率,使心排出量减少;② 减少肾素分泌:阻断肾脏近球小体 β_1 受体,使肾素分泌减少;③ 中枢性降压作用:阻断中枢 β 受体,使外周交感神经活性降低;④ 降低外周交感神经活性:阻断去甲肾上腺素能神经突触前膜 β_2 受体,使去甲肾上腺素释放减少;⑤ 增加前列环素(PGI_2)合成。

【临床用途】用于治疗轻、中度高血压。也可与其他降压药合用治疗中、重度高血压,特别对于高肾素型、心排出量偏高型和伴有心动过速、心绞痛、脑血管病的高血压患者疗效较好。

【注意事项】(1) 心功能不全、窦性心动过缓、重度房室传导阻滞、支气管哮喘患者禁用。

(2) 长期应用对脂质代谢和糖代谢有不良影响。高血脂、糖尿病患者慎用。

(3) 本品用量个体差异较大,一般应从小剂量开始,逐渐增加剂量。长期用药突然停药可出现反跳。故久用后应逐渐减量,缓慢停药。

美托洛尔(metoprolo)、阿替洛尔(atenolol)

两药均为选择性 β_1 受体阻断药,对 β_2 受体影响小,对伴有阻塞性呼吸系统疾病患者较安全。阿替洛尔的半衰期和作用维持时间较普萘洛尔、美托洛尔长,每日口服一次即可。

拉贝洛尔(labetalol)

兼有 α_1 和 β 受体阻断作用,适用于各型高血压。大剂量可致直立性低血压。少数患者可产生眩晕、乏力等症状。

五、血管扩张药

1. 直接扩张血管药

肼屈嗪(hydralazine,肼苯哒嗪)

【作用与用途】直接扩张小动脉,降低外周阻力使血压下降。降压同时可引起明显的反射性心率加快、心输出量增多、肾素活性增高、水钠潴留,从而影响降压效果。故一般不单独应用。可与 β 受体阻断药和利尿药合用治疗中度高血压。

【不良反应及注意事项】常见头痛、心悸、颜面潮红、恶心呕吐等。长期大剂量(400 mg/d 以上)应用可引起红斑狼疮样综合征。心绞痛及心功能不全患者禁用。

硝普钠(sodium nitrprusside,亚硝基铁氰化钠)

【药理作用】直接扩张小动脉和小静脉引起降压。为强效、速效、短效的降压药。口服不吸收,仅作静脉滴注给药,静脉滴注后半分钟即显效,停药后五分肿内血压回升。调整静滴速度可使血压维持于所需水平。其作用机制是硝普钠在血管平滑肌细胞内代谢产生 NO,激活鸟苷酸环化酶,cGMP 升高,产生血管扩张作用。

【临床用途】(1) 高血压急症。可用于高血压危象、高血压脑病及恶性高血压的紧急救治。

(2) 难治性心力衰竭。能降低心脏前、后负荷,适用高血压伴有心力衰竭患者。

(3) 控制性降压。用于需要降低血压的外科手术过程中。

【不良反应及注意事项】(1) 过度降压。静脉滴注速度过快,可引起过度降压,引起头痛、恶心、呕吐、心悸等症状,减慢滴速或停药症状可减轻或消失。应严密监测血压、脉搏,及时调整滴速。

(2) 氰化物蓄积中毒。长期大剂量应用,尤其是肾功能不良者,可引起硫氰酸盐蓄积中毒。大剂量或连续使用时应监测血浆硫氰酸盐浓度。

(3) 应用时注意避光。硝普钠水溶液性质不稳定,应新鲜配制并避光使用。配制 4 h 后或变色则不能使用。

2. 钾通道开放药（钾外流促进药）

细胞膜的钾离子通道已发现有 10 余种亚型，具有重要功能，如维持细胞的膜电位，调节细胞自主活动、兴奋性及动作电位等。钾通道开放药是近年来发现的一类新型舒张平滑肌的药物。主要有吡那地尔、米诺地尔、二氮嗪、尼可地尔等。

钾通道开放药的作用机制尚未完全阐明，一般认为降压作用是因为该类药物可促进钾通道开放、K^+ 外流增加，导致细胞膜超级化、膜兴奋性降低、细胞膜上电压依赖性钙通道难以激活、Ca^{2+} 内流减少，导致血管平滑肌松弛、血管扩张、血压下降。

吡那地尔（pinacidil）

吡那地尔口服易吸收，1 h 后血药浓度达峰值，在肝内代谢，其代谢产物吡那地尔 N-氧化物仍有降压活性。吡那地尔及代谢产物的 $t_{1/2}$ 分别为 1 h 及 3~4 h。代谢产物及少量药物原形经肾排出。

吡那地尔为强血管扩张药，使收缩压和舒张压均下降，但可反射性加快心率。用药后 1~3 h 血压下降达最低值，降压作用可维持 6 h。

临床主要用于轻、中度原发性及肾性高血压病的治疗。与利尿药、β 受体阻断药合用可提高疗效，降低不良反应。

常见不良反应为水肿，发生率为 25%~50%，大剂量应用时更易发生。此外，尚有头痛、嗜睡、乏力、心悸、T 波改变、体位性低血压等。大多数不良反应与剂量有关。

米诺地尔（minoxidil）

米诺地尔主要扩张小动脉平滑肌，对小静脉无明显影响，降压作用强而持久，主要用于治疗顽固性高血压患者。与利尿药和 β 受体阻断药合用，可避免水钠潴留和交感神经的反射性兴奋，不良反应有心率加快和水钠潴留等。

二氮嗪（diazoxide）

二氮嗪主要扩张小动脉，降低外周阻力，使血压下降，对静脉几乎无影响，降压作用强大而迅速。静脉注射给药治疗高血压危象和高血压脑病。

第三节　抗高血压药应用原则

药物治疗高血压的目的不仅要降低血压，更重要的是改善靶器官功能、形态，降低并发症的发生率和死亡率。抗高血压药物种类繁多，各有特点，高血压患者的病理生理情况也有很大的个体差异，因此必须根据病情并结合药物特点合理使用药物。

一、长期用药

高血压病的转归与血压水平呈正相关，因此应长期（终生）进行、确实有效的降压治疗。血压控制在 138/83 mmHg 为目标水平。

二、保护靶器官

在抗高血压药物治疗中必须考虑逆转或阻止靶器官损伤。目前认为对靶器官的保护作用比较好的药物是 ACE 抑制剂和长效钙拮抗药。

三、平稳降压

血压不稳定可导致器官损伤。长效制剂降压平稳,持续时间长,可减少血压剧烈波动,保护靶器官。

四、个体化治疗

抗高血压药物种类繁多、各有特点,故对高血压的药物治疗应采取个体化治疗原则。即根据患者具体情况(如年龄、性别、患病程度、是否有合并症及并发症等)选择合适的药物和剂量。用药从小剂量开始,逐渐增量,达到使用最小量药物产生最大降压效果和最小不良反应,用药要个体化。

1. 根据患者的高血压程度选用药物

(1) 轻度高血压患者,一般先不用药物治疗,可采用限制钠盐、低脂肪饮食、减轻体重、适度运动、禁烟酒、心理平衡等非药物疗法治疗。如上述方法无效,则采用药物治疗。

(2) 轻、中度高血压初始药物治疗可用单药治疗,选用世界卫生组织推荐的一线降压药。

(3) 联合用药。中、重度高血压可两种或三种药合用。联合用药的目的是提高疗效,减少不良反应。不同降压机制的药物联合,多数能起协同作用,这样可使每种药物用量均减少,副作用减小。有些药物的联合使用可以相互抵消某些副作用。

2. 根据患者的合并症及并发症选药

(1) 高血压合并心功能不全或支气管哮喘者,宜选用利尿药、ACE 抑制药、哌唑嗪等,禁用 β 受体阻断药。

(2) 高血压合并窦性心动过速,宜选用 β 受体阻断药。

(3) 高血压合并肾功能不全者,宜选用 ACE 抑制药、钙通道阻滞药。

(4) 高血压合并消化性溃疡者,宜用可乐定,禁用利血平。

(5) 高血压伴潜在性糖尿病或痛风者,宜用 ACE 抑制药、钙通道阻滞药和 α_1 受体阻断药,不宜用噻嗪类利尿药。

(6) 高血压危象及高血压脑病时,宜用硝普钠、二氮嗪等静脉给药。

(7) 老年性高血压应避免使用引起体位性低血压的药物如 α_1 受体阻断药等。

(8) 高血压伴有精神抑郁者,不宜用利血平。

※ 常用制剂与用法 ※

氢氯噻嗪　片剂:25 mg。口服,12.5～25 mg/次,1～2 次/d。

吲达帕胺　片剂:2.5 mg。1.25～2.5 mg/次,1 次/d。

氯沙坦　片剂:50 mg。50～100 mg/次,1 次/d。

缬沙坦　片剂:80 mg。80～160 mg/次,1 次/d。

硝苯地平　片剂:10 mg。5～10 mg/次,3 次/d,口服。

尼群地平　片剂:10 mg、20 mg。口服,10～20 mg/次,1～2 次/d,维持量 10～20 mg/d。

氨氯地平　片剂:5 mg。口服,5～10 mg,1 次/d。

可乐定　片剂:75 μg。口服,75～150 μg/次,1～3 次/d。注射剂:0.15 mg/ml,肌注或静注。0.15～0.3 mg/次,必要时每 6 h 重复一次。

哌唑嗪　片剂:0.5 mg、1 mg、2 mg。胶囊剂:1 mg、2 mg、5 mg。口服,首次 0.5 mg/次,然后 1 mg/次,3 次/d。一般每隔断 2～3 天增加 1 mg,逐渐增至 15 mg/d,2～3 次/d。首剂或增量后第一剂宜在睡前服。

盐酸普萘洛尔　片剂:10 mg。口服,10～20 mg/次,3 次/d。以后每周递增 10～20 mg,直到出现满意的降压效果,每日用量不超过 300 mg。

阿替洛尔　片剂:25 mg、50 mg、100 mg。口服,50～100 mg/次,1 次/d。

拉贝洛尔　片剂:100 mg、200 mg。口服,开始 100 mg/次,2～3 次/d,如疗效不佳,可增至 200 mg/次,3～4 次/d。

卡托普利　片剂:25 mg、50 mg、100 mg。口服,开始 25 mg/次,3 次/d,饭前服,逐增至 50 mg/次,3 次/d,不宜超过 450 mg/d。

盐酸肼屈嗪　片剂:10 mg、25 mg、50 mg。口服,开始 10 mg/次,3～4 次/d,以后 25～50 mg/次,3 次/d。

硝普钠　粉针剂 50 mg/支。静滴:50 mg 溶于 5％葡萄糖溶液 2～3 ml 溶解,再根据所需浓度稀释于 250 ml、500 ml、1000 ml 的 5％葡萄糖溶液,按滴速每分钟不超过 3 μg/kg 缓慢静滴(容器避光)。

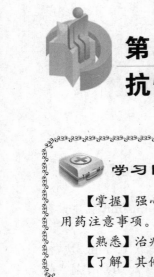

第二十一章
抗慢性心功能不全药

学习目标

【掌握】强心苷类药、RAAS 抑制药、利尿药、β 受体阻断药治疗 CHF 的作用、用途、用药注意事项。

【熟悉】治疗 CHF 药的分类。

【了解】其他治疗 CHF 药的作用、用途。

第一节 概 述

慢性心功能不全是由多种病因引起的心肌收缩与舒张功能障碍,使心脏不能泵出足够的血液以适应机体需要的一种临床综合征。此时静脉系统瘀血,动脉系统供血不足。因静脉系统瘀血症状和体征明显,故又称之充血性心力衰竭(congestive heart failure,CHF)。CHF 时由于心肌受损,导致心脏泵血功能降低,引发机体一系列代偿机制。

(1)交感神经系统激活。CHF 时心肌收缩力减弱,心排出量减少,可反射性使交感神经系统活性增高。

(2)肾素-血管紧张素-醛固酮系统(RAAS)激活。CHF 时,肾血流量减少,可激活 RAAS,收缩血管,促进水钠潴留,还有促进细胞生长等作用。

(3)其他,如精氨酸加压素、内皮素等分泌增多,肾上腺素 β 受体下调等。

在心衰早期代偿有适应机体需求的意义,但长期作用可使心脏负荷增加、加重心肌损伤、促进心肌重构(心肌细胞肥大、细胞外基质增多及心肌组织纤维化等形态学改变),加重心衰,形成 CHF 发生、发展的恶性循环。

传统的治疗 CHF 的药物仅限于缓解症状,改善血液动力学。利尿药和血管扩张药的使用可显著改善 CHF 症状。近年来使用血管紧张素转化酶抑制药和血管紧张素 II 受体阻断药治疗 CHF,在防止和逆转心室和血管重构方面有独特作用,不仅能缓解心衰的症状,提高生活质量,而且显著降低心衰患者的死亡率,是抗心衰药物治疗的重要进展。

根据药物作用及作用机制,目前用于治疗 CHF 的药物可分以下几类:

(1)肾素-血管紧张素-醛固酮系统(renin-angiotensin-aldosterone system,RAAS)抑制药:

① 血管紧张素 I 转化酶抑制药(ACEI)——卡托普利、依那普利等。

② 血管紧张素Ⅱ受体（AT_1）拮抗药——氯沙坦等。

③ 醛固酮受体阻断药——螺内酯。

（2）利尿药。如氢氯噻嗪等。

（3）β受体阻断药。如美托洛尔等。

（4）加强心肌收缩力药：

① 强心苷类药——地高辛等。

② 非苷类正性肌力药——多巴酚丁胺、米力农等。

（5）扩血管药。如硝普钠、哌唑嗪等。

第二节　肾素-血管紧张素-醛固酮系统抑制药

心肌重构在心衰早期虽可发挥部分代偿功能，但更加重了心衰的病理进展。血管紧张素Ⅱ、醛固酮在心血管重构中起着重要的作用。减少这两种物质在体内的含量或阻断其生物学作用，均可起到延缓、阻止、逆转心血管重构的作用。血管紧张素Ⅰ转化酶抑制药、血管紧张素Ⅱ受体阻断药、醛固酮拮抗药分别可减少血管紧张素Ⅱ生成，阻断血管紧张素Ⅱ受体，阻断醛固酮受体，逆转心血管重构，降低心脏前后负荷，改善血液动力学，在功能和形态两个方面发挥治疗作用，是目前治疗 CHF 的主要药物之一。

一、血管紧张素Ⅰ转化酶抑制药（ACEI）

用于治疗 CHF 的 ACEI 有卡托普利（captopril）、依那普利（enalapril）、福辛普利（fosinopril）、贝那普利（benazepril）等，基本作用相似。

卡托普利（captopril）

【药理作用】ACEI 抑制循环及组织中血管紧张素Ⅰ转化酶活性，减少血管紧张素Ⅱ（AngⅡ）的生成。

（1）降低外周血管阻力，降低心脏后负荷：

① 抑制了循环及局部组织中的 AngⅠ向 AngⅡ转化，减少了 AngⅡ生成，减弱了 AngⅡ收缩血管的作用。

② 抑制缓激肽降解，使血中缓激肽增加，缓激肽可促进 NO 和 PGI2 生成，发挥扩血管作用。

（2）减少了醛固酮生成，降低心脏前负荷。

（3）阻止和逆转心肌及血管重构。AngⅡ及醛固酮是促进心肌及血管重构的主要因素，ACE 抑制药减少了 AngⅡ和醛固酮生成，可阻止和逆转心肌和血管重构，提高心肌和血管的顺应性，改善心脏功能。

【临床用途】ACE 抑制药用于治疗 CHF，是治疗心衰药物的最重要的进展之一。ACE 抑制药不仅缓解心衰的症状，而且可以逆转心室肥厚，降低病死率。与利尿药一起作为治疗 CHF 的一线药物，广泛用于临床。

【不良反应及注意事项】见第二十章抗高血压药。

二、血管紧张素Ⅱ受体拮抗药

此类药物常用的有氯沙坦（losartan）、缬沙坦（valsartan）等，可直接阻断 Ang Ⅱ 与受体结合，对 CHF 的作用与 ACE 抑制药相似，不良反应少，不易引起与缓激肽有关的不良反应如剧烈咳嗽等。可用于对 ACE 抑制药不能耐受者。

三、抗醛固酮药

螺内酯（spironolactone）

CHF 患者血中醛固酮的浓度可明显增高，大量醛固酮除保钠排钾外，还具有促生长作用，引起心肌和血管的重构，加速心衰的恶化。螺内酯拮抗醛固酮，既可利尿消肿，又可防止和逆转 CHF 对心肌血管重构。可与利尿药、ACE 抑制药、Ang Ⅱ 受体阻断药合用于 CHF 的治疗。

第三节　利　尿　药

利尿药能促进 Na^+、H_2O 的排出，减少血容量和回心血量，降低心脏前负荷，消除或缓解 CHF 的水肿症状。长期用药可致细胞内 Na^+ 减少，Na^+-Ca^{2+} 交换减少，细胞内 Ca^{2+} 减少，使血管平滑肌舒张，降低心脏后负荷。

噻嗪类利尿药适用于治疗轻、中度 CHF。袢利尿药适用于治疗重度 CHF。常与留钾利尿药合用，螺内酯还有改善心肌重构的作用。

【注意事项】用药前须明确用药指征，剂量准确，既要有效缓解水肿，又要避免过度利尿引起血容量不足和电解质紊乱。因可激活肾素-血管紧张素-醛固酮系统，所以不宜长期单独使用。宜与 ACE 抑制药和 β 受体阻断药等合用。

第四节　β 受体阻断药

CHF 时由于心排出量下降，交感神经兴奋性反射性增强，以提高心肌收缩力，增加心排血量，改善 CHF 症状，发挥代偿作用，但长期交感神经活性增高，肾素分泌过多，循环及组织中的 RAAS 被激活，血浆中去甲肾上腺素水平增高，反而加重了心肌负担，促进了心肌重构。β 受体阻断药可以改善 CHF 的症状，降低死亡率。目前被列为治疗 CHF 的常规用药。

常用于治疗 CHF 的 β 受体阻断药有：美托洛尔（metoprolol）、卡维地洛（carvedilol）、比索洛尔（bisoprolol）等。

【抗 CHF 作用】（1）拮抗交感活性。阻断 $β_1$ 受体、降低交感神经张力，抑制儿茶酚胺对心脏的毒性作用,使心脏负荷减轻、心率减慢,心肌耗氧量减少。卡维地洛除有 β 受体阻断作用外,兼有阻断 α 受体、抗氧化等作用,疗效明显。

(2)抑制肾素-血管紧张素-醛固酮系统。阻断肾小球旁细胞的 β₁ 受休,减少肾素释放,抑制肾素-血管紧张素-醛固酮系统功能,使血管扩张减轻心脏负荷,同时防止和逆转由 Ang Ⅱ 和醛固酮引起的心肌和血管的重构。

(3)抗心律失常与抗心肌缺血作用。这也是 β 受体阻断药能降低死亡率的重要原因。

(4)上调心肌 β 受体数目。恢复心肌 β₁ 受体的密度及对儿茶酚胺类物质的敏感性,改善心肌收缩性能。

【临床用途】主要用于扩张型心肌病、高血压心脏病、缺血性心脏病等所致的 CHF。

【注意事项】(1)正确选择适应证。以扩张型心肌病所致 CHF 的疗效最好。β 受体阻断药不能用于抢救 CHF,因其慢性效果显著。一般心衰症状改善在 2~3 个月后才出现。

(2)从小剂量开始个体化用药,逐渐增至治疗量或患者能够耐受的最大剂量。长期用不可突然停药。

(3)合并使用其他抗 CHF 药。因本类药可减弱心肌收缩力,应在应用利尿药、ACE 抑制药和地高辛的基础上加用 β 受体阻断药。

(4)禁忌证。严重心动过缓,严重房室传导阻滞,严重左心室功能减退,低血压及支气管哮喘禁用。

第五节 强 心 苷 类

强心苷是一类选择性作用于心脏、增强心肌收缩力的苷类化合物。本类药物主要从洋地黄中提取,故又称洋地黄类药物。常用药物有:地高辛(digoxin)、洋地黄毒苷(digitoxin)、毛花苷丙(cedilanid)、去乙酰毛花苷(deslanoside,西地兰)、毒毛花苷 K(strophanthin K),其中地高辛最常用,本类药物化学结构相似。药理作用、临床用途、不良反应亦相同,但由于化学结构上的某些取代基不同,导致各种强心苷制剂的药动学各具特点(见表 21-1)。

表 21-1 常用强心苷药动学特点

药物	给药方法	口服吸收率(%)	血浆蛋白结合率(%)	肝代谢(%)	肝肠循环(%)	肾排泄(%)	$t_{1/2}$
洋地黄毒苷	口服	90~100	97	70	21	10	5~7d
地高辛	口服、静脉	60~85	25	20	7	60~90	36 h
毒毛花苷 K	静脉	—	5	0	少	100	19 h

地高辛口服吸收生物利用度个体差异大,不同厂家、不同批号的相同制剂也可有较大差异,临床用药时应注意调整剂量。人群中大约有 10% 的人肠道细菌可灭活地高辛,当应用抗生素时可能引起血药浓度升高,而增加毒性反应。

【药理作用】(1)正性肌力作用(增强心肌收缩力)。强心苷对心脏有高度选择性,能明显增强其收缩力,增加心输出量,从而解除心力衰竭的症状。强心苷正性肌力作用伴有三个显著特点：

① 加快收缩速度，使心肌收缩敏捷，舒张期相对延长，增加回心血量，也有利于心脏本身获得较长时间的休息和较充分的冠状动脉血液灌流。

② 增加衰竭心脏的排出量。由于心肌收缩力增强，回心血量的增加，同时通过窦弓反射使交感神经张力降低，外周阻力降低，使衰竭心脏的排出量增加。对于正常心脏，由于强心苷在增加收缩力的同时能收缩血管平滑肌，使外周阻力增高，所以心排出量并不增加。

③ 降低衰竭心脏心肌耗氧量，这是强心苷类药物有别于儿茶酚胺类药物的主要特点。

心肌收缩力加强使耗氧增多，但是心室内残留血量减少，心室容积缩小，室壁张力下降以及心率减慢，从而使总耗氧量减少。

（2）减慢心率作用（负性频率作用）。强心苷能够明显减慢 CHF 患者心率。心衰时，心排出量减少，心率代偿加快，强心苷通过增加心肌收缩力，使心排出量增加，反射性兴奋迷走神经，心率减慢，使舒张期延长，冠脉供血和静脉回流增加，有利于改善心功能。

（3）对心肌电生理特性的影响：

① 自律性。（a）降低窦房结自律性——通过增强迷走神经功能，窦房结自律性降低。（b）提高浦肯野纤维自律性——由于强心苷抑制 $Na^+ - K^+ - ATP$ 酶，使心肌细胞内失钾，自律性提高。

② 传导性。通过增加迷走神经功能，减慢房室传导（负性传导作用）。

③ 有效不应期。（a）缩短心房肌有效不应期，通过增强迷走神经功能，心房肌有效不应期缩短。（b）缩短浦肯野纤维的有效不应期，抑制 $Na^+ - K^+ - ATP$ 酶，使细胞内缺 K^+，最大舒张电位上移，浦肯野纤维的有效不应期缩短。浦肯野纤维自律性增高及有效不应期缩短，与中毒时出现快速型室性心律失常有关。

（4）心电图表现。T 波低平、倒置，S-T 段下移常呈鱼钩状，Q-T 间期缩短，P-R 间期延长。中毒时，可出现各种类型的心律失常。

（5）其他作用：

① 利尿作用。强心苷类药在增加心排出量同时，增加肾血流量和肾小球滤过率，并通过抑制肾小管 $Na^+ - K^+ - ATP$ 酶，减少肾小管对 Na^+ 的重吸收，而产生利尿作用。

② 对神经和内分泌系统的作用。强心苷能降低 CHF 患者血浆肾素活性，减少血管紧张素 Ⅱ 及醛固酮含量，对心衰时过度激活的 RAAS 产生拮抗作用。中毒量的强心苷还可兴奋交感神经中枢，引起快速型心律失常，还可兴奋中枢出现失眠等。兴奋延髓的催吐化学感受区引起呕吐。

【作用机制】强心苷的正性肌力作用是通过增加心肌细胞内 Ca^{2+} 浓度而产生。心肌细胞内 Ca^{2+} 是触发其收缩的关键，强心苷与心肌细胞膜上的强心苷受体（$Na^+ - K^+ - ATP$ 酶）结合并抑制其活性，导致钠泵失灵，$Na^+ - K^+$ 交换抑制，促进了 $Na^+ - Ca^{2+}$ 交换，Na^+ 外流，Ca^{2+} 内流的增加，最终使心肌细胞内 Ca^{2+} 增加，心肌收缩加强。

【临床用途】（1）CHF。多年来，强心苷类一直是治疗 CHF 的首选药，但随着对心衰病理生理认识的不断加深及对 ACE 抑制药、β 受体阻断药临床疗效的肯定，强心苷现多用于以收缩功能障碍为主，对利尿药、ACE 抑制药、β 受体阻断药疗效欠佳者。

原则上强心苷对各种伴有心肌收缩功能障碍的 CHF 患者都有效，但由于病因不同，治疗效果不尽相同：

① 对伴有心房颤动和伴心室率快的心力衰竭疗效最佳。

② 对高血压、冠心病、瓣膜病等引起的 CHF 效果较好。

③ 对甲亢、严重贫血和维生素 B_1 缺乏症等引起的 CHF,由于伴有心肌能量产生障碍,一般疗效不佳。

④ 对心肌炎或严重心肌损伤及肺心病所致 CHF 疗效差,且易中毒。

⑤ 对缩窄性心包炎、严重二尖瓣狭窄等引起的 CHF 无效。

(2) 某些心律失常:

① 心房颤动。心房颤动是指心房发生的极快而不规则的纤维颤动,每分钟频率可达 400~600 次,心房颤动的主要危害是心房过多的冲动传达到心室,引起心室率过快,心排出量减少。应用强心苷类药物不能使房颤停止。主要通过兴奋迷走神经,减慢房室传导,延长房室结有效不应期,从而减慢心室率,增加心排出量,改善循环障碍。

② 心房扑动。心房扑动是指心房发生的快而规则的冲动,每分钟频率约为 250~300 次。虽然冲动频率比心房颤动低,但冲动较强而规则,更易于传入心室,所以心室率快而难于控制。强心苷可缩短心房肌的有效不应期,使心房扑动变为颤动。强心苷在心房颤动时更易增加隐匿性传导而减慢心室率。部分患者在停止使用强心苷类后可恢复窦性节律。

③ 阵发性室上性心动过速。强心苷可兴奋迷走神经,减慢房室传导,终止阵发性室上性心动过速的发作。

【不良反应及防治】强心苷安全范围小,且对强心苷敏感性不同,个体差异较大,故易发生不同程度的毒性反应。

(1) 不良反应:

① 心脏毒性。心脏毒性是强心苷最严重的不良反应,可出现各种类型心律失常:(a) 快速型心律失常——最多见和最早见的是室性早搏,还可出现房性、房室结性室性心动过速,甚至心室颤动。与强心苷重度抑制 $Na^+ — K^+ — ATP$ 酶,使心肌细胞内 Na^+、Ca^{2+} 增多,K^+ 明显减少,异位节律点兴奋性增高有关。(b) 缓慢型心律失常——也可出现房室传导阻滞、窦性心动过缓甚至停搏。与强心苷抑制房室传导、降低窦房结自律性有关。

② 胃肠道反应。胃肠道反应是最常见的早期中毒症状,主要表现为食欲缺乏、恶心、呕吐及腹泻等,剧烈呕吐可导致电解质失衡,而加重强心苷中毒。CHF 未被控制时也可出现类似表现,应加以区别。

③ 神经系统反应。可出现眩晕、头痛、乏力、失眠等。黄视、绿视、视物模糊等视觉障碍是中毒的特征性表现,可作为停药指征。

(2) 防治措施:

① 预防。包括剂量个体化、避免头发因素、注意合并用药的影响等。

(a) 剂量个体化。用药前详问患者用药史,根据患者的各种具体情况随时调剂量,做到剂量个体化。用药期间应密切监测脉搏、心率、心律、心电图、体重、尿量及心衰症状、体征。

(b) 避免诱发因素。如低血钾、高血钙、低血镁、心肌缺氧、酸碱平衡失调、发热、心肌损害、肾功能不全等。

(c) 注意合并用药的影响:

· 排钾利尿药、糖皮质激素、胰岛素等均可引起低血钾,应注意补钾。

· 使用强心苷期间禁用钙剂静脉注射。

· 拟肾上腺素药可提高心肌自律性和兴奋性,不宜合用。

· 奎尼丁、胺碘酮、维拉帕米等,可提高强心苷血药浓度,合并用药时应酌情减少强心苷用量。

(d) 警惕早期中毒症状。如出现胃肠反应加重,偶发或频发室早,心率低于 60 次/分或超过 120 次/分,或有视觉异常应及时停药。

② 中毒的治疗。首先停用强心苷,根据中毒症状的类型轻重,采取相应措施。

(a) 补钾:对快速型心律失常,轻者口服钾盐,必要时静脉滴注钾盐。细胞外液中的 K^+ 能阻止强心苷与心肌细胞膜 $Na^+—K^+—ATP$ 酶的结合,减轻或控制强心苷中毒的发展。

(b) 应用抗心律失常药,对重度快速型心律失常宜选苯妥英钠,不仅有抗心律失常作用,还能与强心苷竞争 $Na^+—K^+—ATP$ 酶,恢复酶的活性。利多卡因可用于治疗强心苷中毒引起的室性心动过速和心室纤颤。对强心苷中毒引起的心动过缓和房室传导阻滞等缓慢型心律失常,不宜补钾,可用阿托品治疗。

(c) 使用特异性地高辛抗体 F_{ab} 片段:严重中毒时,静脉注射地高辛抗体 F_{ab} 片段,该抗体与强心苷有强大亲和力,使血中游离型强心苷浓度明显降低,并使强心苷从 $Na^+—K^+—ATP$ 酶的结合中解离出来,恢复酶的活性,效果显著。

【给药方法】(1) 全效量给药法。全效量给药法是强心苷类药物传统的给药方法,即先在短时间内多次用药,达到全效量,以后每日给予维持量补充体内排出的药量来保持疗效。现已少用。

(2) 维持量疗法。每天给予维持量,经 4~5 个 $t_{1/2}$,使药物在血中达稳态浓度而发挥作用。如地高辛每日 0.25 mg,6~7 d 可达稳态血药浓度,既可产生充分疗效,又可降低毒性反应的发生率,适用于轻、中度患者。

第六节 扩 血 管 药

血管扩张药通过扩张小静脉,以减少回心血量,降低心脏前负荷;通过扩张小动脉,以降低外周阻力,减轻心脏后负荷,使心排出量增加,减轻静脉瘀血和增加组织供血,改善心衰症状,发挥抗 CHF 作用。

一、主要扩张容量血管药

硝酸酯类,主要扩张小静脉,降低心脏前负荷,还可增加冠脉血流量,适用于伴有冠心病及肺瘀血症状明显的患者。

二、主要扩张阻力血管的药

硝苯地平、氨氯地平、肼屈嗪、卡托普利等,均可明显扩张小动脉、减轻心脏后负荷,主要用于外周阻力高,心输出量明显减少的 CHF 患者。

三、扩张阻力血管、容量血管药

硝普钠、哌唑嗪等药物,降低心脏前、后负荷,用于心输出量低、肺静脉瘀血及肺静脉压力高者。

注意事项:用扩血管药治疗 CHF 时,应密切观察血压、心率变化,及时调整剂量,避免剂量过大引起血压下降过低,导致冠脉供血不足,影响心肌供应。

第七节 非苷类正性肌力作用药

一、β 受体激动药

多巴酚丁胺(dobutamine)

【药理作用】本品为多巴胺的衍生物。主要激动 β_1 受体,对 β_2 受体和 α_1 受体作用较弱,能明显增加心肌收缩力,使心排出量增加,对心率影响小。

【临床用途】主要用于对强心苷反应不佳的严重左室功能不全和心肌梗死后 CHF 者。

【不良反应】剂量过大可引起心率加快并诱发心律失常。

异布帕明(ibopamine)

作用与多巴胺相似,激动多巴胺受体和 β 受体,产生正性肌力作用,舒张外周血管、减轻心脏后负荷,舒张肾血管,改善肾功能。用于 CHF 患者可缓解症状。

二、磷酸二酯酶抑制药

通过抑制磷酸二酯酶Ⅲ,提高心肌细胞内 cAMP 含量,增加细胞内 Ca^{2+} 浓度,发挥正性肌力和舒张血管的双重作用,主要用于对强心苷、利尿药及血管扩张药反应不佳的 CHF 患者的短期治疗。

米力农(milrinone)

具有正性肌力和扩血管作用,对 CHF 患者能缓解症状,对心率和血压影响较小,但长期用不良反应增多。临床上仅短期静脉滴注用于顽固性心力衰竭。

匹莫苯(pimobendan)

本药除抑制磷酸二酯酶Ⅲ外,还能提高心肌收缩成分对细胞内 Ca^{2+} 的敏感性,使心肌收缩力加强,该作用机制可在不增加 Ca^{2+} 量的前提下,提高心肌收缩性,避免因细胞内 Ca^{2+} 过多引起心律失常和细胞损伤,是正性肌力药物开发的新方向。

※ 常用制剂与用法 ※

卡托普利　口服从 12.5 mg,2~3 次/d 开始,最大剂量为 150 mg/d。

依那普利　2.5~10 mg,2 次/d,最大剂量 40 mg/d。

地高辛　片剂:0.25 mg/片。一般首剂 0.25~0.75 mg,以后 0.25~0.5 mg/6 h。直到洋地黄化,再改维持量(0.25~0.5 mg/d)。轻型慢性病例:0.5 mg/d。

洋地黄毒苷　片剂:0.1 mg。口服,0.05~0.2 mg/次,极量:0.4 mg/次,1 mg/d.

毒毛花苷 K　注射剂:0.25 mg/ml。静脉注射,0.25 mg/次,0.5~1 mg/d。极量:0.5 mg/次,1 mg/d

多巴酚丁胺　注射液:20 mg/2 ml,250 mg/5 ml。250 mg/d 加入 250 ml 或 500 ml 5% 葡萄糖注射液静脉滴注,每分钟 2.5~10 ug/kg。

米力农　片剂:2.5 mg/片,10 mg/片。5~10 mg/次,1 次/d,口服。注射液:10 mg/10 ml。25~50 μg/kg,静脉注射,小儿每分钟 0.25~1 μg/kg。

第二十二章
抗心绞痛药

 学习目标

【掌握】硝酸甘油的药理作用、用途、不良反应及注意事项。

【熟悉】β受体阻断药、钙通道阻滞药的作用、用途、不良反应及注意事项。

【了解】影响心肌耗氧量的因素和心绞痛的发作机制。

第一节 概 述

心绞痛是冠心病常见症状,主要是由于冠状动脉供血不足、心肌急剧而短暂的缺血与缺氧所引起临床综合征。其发作时典型的临床表现为胸骨后或左前胸阵发性压榨样疼痛或闷痛,并可向左上肢或其他部位放射,心绞痛持续发作可发展为急性心肌梗死。

临床上心绞痛分三种类型:

1. 劳累性心绞痛

此型最常见,多在情绪激动或劳累时发作,此型又分为稳定型、初发型和恶化型心绞痛。

2. 自发性心绞痛

主要是由于冠状动脉痉挛,导致血管狭窄,造成心肌供血绝对不足,引起心绞痛发作。其特点为多无明显诱因,常在休息时发作。包括卧位型(休息或熟睡时发生)、变异型(冠状动脉痉挛所诱发)、中间综合征(指24小时内心绞痛反复发作、程度重而时间长,常是心肌梗死的前兆)、梗死后心绞痛(在心肌梗死后不久或数周后发生的心绞痛)。其特点是疼痛发生与心肌需氧增加无明显关系、疼痛时间长、程度较重、预后欠佳。

3. 混合性心绞痛

其特点是劳累性和自发性心绞痛混合出现,是在冠状动脉狭窄的基础上,由于出现短暂再损伤引起。临床上把初发型、恶化型及自发性心绞痛统称不稳定心绞痛。不稳定心绞痛是稳定型、劳累性心绞痛和心肌梗死之间的中间状态。冠状动脉粥样硬化斑块变化,血小板聚集和血栓形成是诱发不稳定型心绞痛的重要因素。

心绞痛的发作是心肌组织氧的供需失衡所致。与心肌耗氧量增加和(或)供氧量降低有关。目前常用抗心绞痛药主要通过增加心肌供血供氧,降低心肌耗氧,调整氧的供需平衡而发挥治疗作用。

(1)增加缺血区心肌供氧。如舒张冠状动脉,解除冠状动脉痉挛;或促进侧支循环,从而增加缺血区供血供氧。

(2)降低心肌耗氧。通过舒张小静脉和(或)小动脉,降低心脏前、后负荷,降低心室壁张力、减慢心率,抑制心肌收缩力,从而降低心肌耗氧量。

临床常用的抗心绞痛药主要有:硝酸酯类、β受体阻断药和钙通道阻滞药三类。此外抗血小板聚集和抗血栓形成药也有助于心绞痛的防治。

第二节　常用抗心绞痛药

一、硝酸酯类药

此类药物用于心绞痛安全、有效,是目前治疗心绞痛的主要药物。常用制剂有:硝酸甘油(nitroglycerin)、硝酸异山梨酯(isosorbide dinitrate)、单硝酸异山梨酯(isosorbide mononitrate)、戊四硝酯(pentaerithrityl tetranitrate)。此类药物作用相似,只是显效快慢和维持时间有所不同,其中以硝酸甘油较为常用。

硝酸甘油(nitroglycerin)

硝酸甘油是硝酸酯类药的代表药,自1878年用于治疗心绞痛获得成功,至今已有百余年历史,具有作用迅速、疗效可靠、应用方便、价廉、患者易于接受等优点,是目前临床用于防治心绞痛的首选药。

【体内过程】硝酸甘油脂溶性高,易于通过黏膜、皮肤吸收。口服有明显的首关消除。生物利用度仅为8%。普通制剂口服用药难以达到有效治疗浓度。舌下含服易通过口腔黏膜吸收,生物利用度达80%,一般1~2 min起效,维持20~30 min,$t_{1/2}$为2~4 min。硝酸甘油也可经皮肤吸收。用2%硝酸甘油软膏或贴膜剂睡前涂抹在前臂或贴在胸部皮肤,有效浓度可持续较长时间。硝酸甘油主要经肝脏代谢,由肾脏排出。

目前临床常用制剂有片剂(舌下含化)、控释口服片(口服)、膜剂(口颊贴膜、皮肤贴膜)、控释膜剂、气雾剂、注射剂等多种剂型。口含片因避开首关消除,生物利用度高,是临床最常用剂型(见表22-1)。

表 22-1　硝酸甘油制剂药动学特点

制剂	给药途径	生物利用度(%)	血浆蛋白结合率	$t_{1/2}$	显效时间	作用持续时间
口含片	舌下含化	80	60%	2~4 min	1~2 min	20~30 min
气雾剂	吸入				0.5 min	
注射剂	静脉滴注				即刻	给药期间

续表

制剂	给药途径	生物利用度（％）	血浆蛋白结合率	$t_{1/2}$	显效时间	作用持续时间
口颊贴膜	贴于口颊	80	60％		2～5 min	4～6 h
皮肤贴膜	皮肤					24 h
控释口服片	口服				1 h	8～10 h

【药理作用】硝酸甘油最基本的药理作用是松弛平滑肌,对血管平滑肌作用最明显。

（1）降低心肌耗氧量。硝酸甘油可明显扩张静脉血管,使回心血量减少,心室充盈度降低,心室壁肌张力降低,减轻心脏前负荷,降低心肌耗氧量;稍大剂量,将舒张动脉血管,特别是较大动脉血管,降低心脏射血阻力,减轻心脏后负荷,降低心肌耗氧。

（2）增加缺血区心肌血流量:

① 扩张较大冠状动脉。硝酸甘油明显扩张较大的心外膜血管（输送血管）和狭窄的冠状血管及侧支血管,而对阻力血管的舒张作用较弱。当冠状动脉因粥样硬化或痉挛而发生狭窄时,缺血区的阻力血管已因缺氧和代谢产物的聚集,而处于高度扩张状态。非缺血区血管阻力比缺血区大,在硝酸甘油的作用下,就促使血液从非病变区从输送血管经侧支血管流向缺血区,从而增加缺血区的血液供应（见图 22-1）。

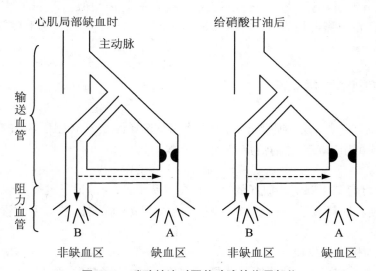

图 22-1　硝酸甘油对冠状动脉的作用部位

② 增加心内膜供血。由于心内膜下血管是由心外膜血管垂直穿过心肌而来,其血流易受心室壁肌张力及心室内压的影响。在心绞痛发作时,心室壁压力和心室内压增高,冠脉供血不足,心内膜下区域极易缺血。硝酸甘油将扩张静脉血管,减少回心血量,降低心室壁内压,扩张动脉血管,降低心室壁张力,有利于血液从心外膜流向心内膜缺血区。

（3）保护缺血心肌细胞。硝酸甘油通过释放 NO,促进内源性 PGI_2 等物质释放,从而对心肌产生保护作用。此外,还有抑制血小板聚集、抗血栓形成作用。

【作用机制】硝酸甘油进入组织细胞后释放出 NO 而发挥作用。NO 是内源性舒张血管活性物质,能激活鸟苷酸环化酶,使 cGMP 含量增加,进而激活依赖于 cGMP 的蛋白激酶,使细胞内 Ca^{2+} 降低,从而使血管平滑肌松弛。此外,NO 还能抑制血小板聚集和黏附,有利于冠心病的治疗。

【临床用途】(1) 防治心绞痛。舌下含服能迅速缓解各型心绞痛发作,常作首选药。也可在有发作先兆时含服预防发作。

心绞痛发作急性治疗用药时,患者宜采取坐位或半卧位。因立位易发生脑缺血且患者难以支撑,而卧位会因静脉回流增加影响缓解效果。

(2) 急性心肌梗死。及早、小剂量、短时间静脉注射硝酸甘油能降低心肌耗氧量,减轻心肌缺血损伤,缩小梗死范围。

(3) 充血性心力衰竭。扩张血管,降低心脏前后负荷,治疗充血性心力衰竭。

【不良反应及注意事项】(1) 血管舒张反应。如搏动性头痛,颜面潮红、心悸、眼内压升高等。青光眼及颅内压增高者禁用。剂量过大可致直立性低血压,甚至诱发或加重心绞痛。

(2) 高铁血红蛋白血症。大剂量或频繁给药时易发生。

(3) 耐受性。连续用药 2~3 周可产生。但停药 1~2 周耐受性可消失。硝酸脂类药物之间存在交叉耐受性。产生耐受性的原因可能与 NO 生成过程中巯基($-SH$)被耗竭有关。为避免耐受性的产生,可采用小剂量、间歇给药法。

硝酸异山梨酯(isosorbide dinitrate)

作用较硝酸甘油弱,但持续时间长,不良反应与硝酸甘油相似。舌下含服 2~3 min 起效,维持 2~3 h,用于心绞痛急性发作。口服 15~30 min,维持 2~5 h,用于缓解或预防心绞痛发作。

二、β 受体阻断药

β 受体阻断药如普萘洛尔、吲哚洛尔、噻吗洛尔及选择性 $β_1$ 受体阻断药如美托洛尔、阿替洛尔、醋丁洛尔等均可用于心绞痛的治疗,其作用基本相同。

普萘洛尔(propranolol)

【抗心绞痛作用】(1) 降低心肌耗氧量。心绞痛发作时,交感神经兴奋性增高,心率加快,心肌收缩力加强,使心肌耗氧进一步增加。普萘洛尔能阻断 $β_1$ 受体,使心率减慢,心肌收缩力减弱,心肌耗氧量降低。

(2) 增加缺血区心肌供血:

① 阻断 $β_1$ 受体,心率减慢,使舒张期相对延长,增加了冠脉的灌注时间,更有利于血液从心外膜流向缺血的心内膜区。

② 阻断冠状动脉的 $β_2$ 受体,使 α 受体占优势,从而使非缺血区血管收缩,而对缺血区由代谢产物引起的血管扩张无对抗作用,迫使血液从非缺血区流向缺血区,使缺血区心肌供血增加。

(3) 改善心肌代谢。阻断 β 受体,抑制脂肪分解酶活性,减少心肌游离脂肪酸的形成;增加心肌缺血区对葡萄糖的摄取和利用,改善糖代谢,减少耗氧;促进组织中血红蛋白结合氧的解离,增加全身组织(包括心肌)的供氧,改善心肌代谢。

【临床用途】(1) 心绞痛。用于稳定型心绞痛,对伴有高血压和心律失常者更适用。与硝酸酯类合用,可提高疗效。普萘洛尔可取消硝酸甘油引起的反射性心率加快;硝酸甘油可缩小普萘洛尔所引起的心室容积扩大,两药对耗氧量的降低有协同作用(见表 22-2)。

表 22-2　常用抗心绞痛药作用比较

作用	硝酸酯类	β受体阻断药	钙通道阻滞药
心肌收缩力	↑	↓	↓
心率	↑	↓	±
心室壁张力	↓	↑	↓
心室射血时间	↓	↑	↓
血压	↓	↓	↓

注:↑增加;↓减少;±不变。

(2) 心肌梗死。用于心肌梗死可减轻缺血损伤,缩小梗死面积。

【注意事项】(1) 不宜用于变异型心绞痛。因阻断 β 受体可使冠状动脉收缩,减少心肌供血。

(2) 久用不可突然停药。普萘洛尔有效剂量个体差异较大,宜从小剂量开始逐渐增量,久用停药应逐渐减量,否则会加剧心绞痛的发作,引起心肌梗死或猝死。

(3) 合用药物时剂量不宜过大。普萘洛尔与硝酸甘油合用对心肌耗氧量的降低有协同作用,但因两药均可使血压降低,故合用时剂量不宜过大,以免血压下降过剧对心肌供血不利。

(4) 禁用于心动过缓、房室传导阻滞、严重心功能不全、支气管哮喘。慎用于血脂异常者。

三、钙通道阻滞药

常用于抗心绞痛的钙通道阻滞药有硝苯地平(nifedipine)、维拉帕米(verapamil)、地尔硫䓬(diltiazem)等。

【抗心绞痛作用】(1) 降低心肌耗氧量。通过抑制 Ca^{2+} 内流,使心肌收缩力减弱,心率减慢,血管平滑肌松弛,外周阻力降低,心脏负荷减轻,从而使心肌耗氧减少。

(2) 增加缺血心肌血流量。通过扩张冠状动脉,解除血管痉挛,增加侧支循环,改善缺血区供血供氧。

(3) 保护缺血心肌细胞。通过抑制 Ca^{2+} 内流,减轻缺血心肌细胞的 Ca^{2+} 超负荷而保护心肌细胞。

(4) 抑制血小板聚集。阻止 Ca^{2+} 内流,降低血小板内 Ca^{2+} 浓度,抑制血小板聚集。

【临床用途】(1) 心绞痛。适用于各型心绞痛。尤其对变异型心绞痛最为有效。硝苯地平与 β 受体阻断药合用,可增强疗效。维拉帕米与 β 受体阻断药合用可显著抑制心肌收缩力及传导系统,故应慎重。

(2) 心律失常、高血压等。

四、其他抗心绞痛药

尼可地尔(nicorandil)

尼可地尔是用于治疗心绞痛的新型药物。其作用机制:① 通过激活血管平滑肌细胞膜

ATP 敏感性钾离子通道,促进 K^+ 外流,使细胞膜超级化,抑制 Ca^{2+} 内流,从而使细胞内钙水平下降。② 通过释放 NO,激活细胞质鸟苷酸环化酶,从而导致细胞内环磷酸鸟苷(cGMP)升高,降低细胞内 Ca^{2+} 使血管平滑肌松弛和血管舒张。尼可地尔对冠脉的输送血管有较强的扩张作用,并可减轻 Ca^{2+} 对缺血心肌的损伤,主要用于变异型心绞痛。

地拉䓬(dilazep)

地拉䓬具有选择性扩张冠状动脉作用,可增加冠脉血流量,促进冠脉侧支循环。对心率和血压没有明显影响。另外,其具有抑制血小板聚集的作用。其作用机制为抑制腺苷分解酶,阻止腺苷分解,产生扩张冠状血管作用。临床用于:① 心绞痛;② 与强心苷合用,可增强对慢性心功能不全的治疗效果。

※ 常用制剂与用法 ※

硝酸甘油　片剂:0.3 mg、0.5 mg、0.6 mg。0.3~0.6 mg/次,舌下含化。贴剂:5 mg/片、7.5 mg/片、10 mg/片等,在 24 h 内可分别吸收 5 及 10 mg 硝酸甘油,宜夜间贴用,1 次/d,贴皮时间不超过 8 h。

硝酸异山梨酯(消心痛)　片剂:2.5 mg、5 mg、10 mg。5~10 mg,舌下含化。

盐酸普萘洛尔　片剂:10 mg。抗心绞痛:10 mg/次,3 次/d,可根据病情增减剂量。

硝苯地平(心痛定)　片剂:10 mg。10~20 mg/次,3 次/d,口服。缓释片,20 mg/次,1~2 次/d。

第二十三章
抗动脉粥样硬化药

学习目标

【掌握】他汀类药物的药理作用、临床用途及不良反应。

【熟悉】其他调血脂药的作用、用途及不良反应。

【了解】高脂血症的分型及其他抗动脉硬化药的特点及应用。

动脉粥样硬化(atherosclerosis,AS)主要发生在冠状动脉、脑动脉和主动脉,是心、脑血管疾病发生的主要病理基础。动脉粥样硬化与脂代谢异常、血管内皮损伤、血栓形成、平滑肌细胞增生等因素有关。其病变主要表现为受累动脉内膜脂质沉积,单核细胞和淋巴细胞浸润及血管平滑肌细胞增生等,形成泡沫细胞、脂纹和纤维斑块,引起血管壁硬化、管腔狭窄和血栓形成,从而导致各种器官动脉粥样硬化性疾病。其中冠状动脉粥样硬化性心脏病最为多见。目前用于防治动脉粥样硬化的药物包括扩血管药、抗血小板药及本章主要介绍的调血脂药、抗氧化剂、多烯脂肪酸类及动脉内皮保护药。

第一节 调 血 脂 药

血脂是血清或血浆中所含的脂类,包括胆固醇(cholesterol,Ch)、三酰甘油(triglyceride,TG)、磷脂(phospholipid,PL)、游离脂肪酸(free fatty acid,FFA)等,其中 Ch 又分为游离胆固醇(free cholesterol,FC)和胆固醇酯(cholesteryl ester,CE),两者之和为总胆固醇(total cholesterol,TC)。血脂与载脂蛋白(apoprotein,apo)结合,形成脂蛋白(lipoprotein,LP)溶于血浆进行转运和代谢。脂蛋白可分为乳糜微粒(chylomicron,CM)、极低密度脂蛋白(verylow density lipoprotein,VLDL)、中间密度脂蛋白(intermediate density lipoprotein,IDL)、低密度脂蛋白(low density lipoprotein,LDL)和高密度脂蛋白(high density lipoprotein,HDL),其中 IDL 是 VLDL 在血浆中的代谢产物。apo 主要有 A、B、C、D、E 五类,又各分为若干亚组分,不同的 LP 含有不同的 apo,主要功能是结合和转运脂质。

血浆中 VLDL、IDL、LDL 及 apoB 浓度高于正常值,以及 HDL、apoA 低于正常值,都是引起动脉粥样硬化的危险因素。某些血脂和脂蛋白高出正常范围称为高脂血症。一般将其分为六型,各型特点见表 23-1。

表 23-1　高脂血症分型

分型	脂蛋白	血脂
Ⅰ	CM↑	TC↑,TG↑↑↑
Ⅱa	LDL↑	TC↑↑
Ⅱb	VLDL↑,LDL↑	TC↑↑,TG↑↑
Ⅲ	IDL↑	TC↑↑,TG↑↑
Ⅳ	VLDL↑	TG↑↑
Ⅴ	CM↑,VLDL↑	TC↑,TG↑↑↑

凡能使 VLDL、LDL、TC、TG 及 apoB 降低或使 HDL、apoA 升高的药物都具抗动脉粥样硬化作用,称调血脂药。

一、他汀类

他汀类药物是 3-羟基-3-甲基戊二酰基辅酶 A(HMG-CoA)还原酶的选择性抑制剂,是目前最有效和耐受性较好的调节血脂药物。常用药有洛伐他汀(lovastatin)、普伐他汀(pravastatin)、辛伐他汀(simvastatin)、阿(托)伐他汀(atorvastatin)、氟伐他汀(fluvastatin)、罗伐他汀(rosuvastatin)等。

【药理作用】(1)调血脂作用。他汀类在治疗剂量时,对 LDL-C 的降低作用最强,TC 次之,TG 也有一定程度降低。而 HDL-C 略有升高。他汀类药物与 HMG-CoA 结构非常相似,因此可以与 HMG-CoA 还原酶的活性部位结合,竞争性地抑制胆固醇的合成,使血浆和组织细胞中胆固醇浓度降低,促使 LDL 受体代偿性活性增强、数量增加,加速 LDL 的分解代谢,降低 LDL 水平。他汀类对 HDL 的升高作用机制不明,可能是由于 VLDL 减少的间接结果。

(2)其他作用。① 可改善血管内皮功能,增加内皮细胞一氧化氮(NO)的合成,提高血管内皮对扩血管物质反应性;② 稳定和缩小粥样斑块,防止斑块破裂、继发出血、血栓形成;抑制动脉壁巨噬细胞和泡沫细胞的形成;抑制血管平滑肌细胞增殖和加速细胞凋亡来调节动脉壁细胞构成;③ 具有抗炎作用,降低血浆 C-反应蛋白;④ 降低脂蛋白对氧化的敏感性;⑤ 降低血小板聚集和血浆纤维蛋白原水平。以上作用均有利于抗动脉粥样硬化。

【临床用途】主要用于原发性高脂血症、Ⅱa、Ⅱb 和 Ⅲ 型高脂血症,对于 Ⅱ 型糖尿病及肾病综合征引起的高脂血症为首选用药。

【不良反应及注意事项】本类药不良反应少而轻,剂量较大时偶可见消化道功能紊乱、肌痛、皮肤潮红、头痛等;1%患者存在肝转氨酶升高,发生率与剂量相关。偶可引起横纹肌溶解症(rhabdomyolysis)。妊娠、哺乳期妇女禁用。原有肝病史者慎用。

二、胆汁酸结合树脂

考来烯胺(colestyramine,消胆胺)和考来替泊(colestipol,降胆宁)

【药理作用】两者可显著降低血浆 TC、LDL 水平,本类药通过离子交换与胆汁酸结合,形成胆汁酸螯合物,不被胃肠吸收,结合的胆汁酸由粪便排出,阻断了肠道胆汁酸的重吸收,同时加速了肝脏 TC 的分解耗竭,使肝胆固醇含量下降,刺激 LDL 受体产生,增加了 LDL 的清除率。

【临床用途】用于 Ⅱa 型高脂蛋白血症。与降 TG 和 VLDL 药物配伍可用于 Ⅱb 型高脂蛋白血症。

【不良反应】主要不良反应有食欲减退、嗳气、腹胀、消化不良和便秘等,一般在两周后可消失。本类药物可引起 TG 增高,严重高甘油三酯血症患者禁用。

【药物相互作用】本类药物易与某些药物结合,干扰它们的吸收,包括某些噻嗪类、呋塞米、普萘洛尔、强心苷类、双香豆素抗凝药、脂溶性维生素、叶酸及铁剂等。应在服用树脂类药物 1 h 前或 3~4 h 后服用上述药物。

三、烟酸及衍生物

烟酸(nicotinic acid)是一种水溶性 B 族维生素,是用于治疗血脂异常最久和使用最广的药物之一。现多用烟酸的衍生物,如阿昔莫司、烟酸肌醇酯等。

【药理作用】烟酸降低 TG 作用较强,4~7 天达最大作用。降低 LDL 作用慢而弱,用药 5~7 天生效,3~6 周才能达到最大作用,与胆汁酸结合树脂合用作用加强,若再加他汀类作用还可增强。烟酸是用于升高 HDL 最好的药物(增加 30%~40%)。能显著降低血浆 Lp(a) 水平。此外烟酸还能抑制 TXA_2,增加 PGI_2 合成,对抗血小板聚集,产生扩张血管作用。

【临床用途】广谱调血脂药。对 Ⅱ、Ⅲ、Ⅳ、Ⅴ 型高脂血症及低 HDL 血症、高 Lp(a) 血症均有效,也可用于心肌梗死。

【不良反应】开始服用或加大剂量时,会产生皮肤潮红及瘙痒,1~2 周后可消退,与阿司匹林伍用,可使反应减轻。长期应用可致皮肤干燥、棘皮症。可致消化不良,损伤胃黏膜,餐时或餐后服用可减轻。还可引起血清转氨酶升高、高血糖和高尿酸。溃疡病、糖尿病、肝功能异常者禁用,痛风患者慎用。

四、苯氧酸类

苯氧酸类也称贝特类。最早用于临床的苯氧酸衍生物氯贝丁酯(clofibrate,安妥明)因疗效有限,且有增加胆结石发病率等缺点,现已少用。目前应用的新型苯氧酸类有吉非贝齐(gemfibrozil)、苯扎贝特(bezafibrate)、非诺贝特(fenofibrate)、环丙贝特(ciprofibrate)等,不良反应减少,调脂作用增强。

【药理作用】本类药物能明显降低血浆 TG、VLDL 含量;中等程度降低 TC 和 LDL,使 HDL 升高,也有抗血小板聚集、抑制凝血和降低血浆黏度,加速纤维蛋白溶解等作用。

【临床用途】用于治疗以 TG 或 VLDL 升高为主的高脂血症,如 Ⅱb、Ⅲ、Ⅳ 型高脂血症,对家族性高乳糜微粒血症无效,亦可用于 Ⅱ 型糖尿病的高脂血症。

【不良反应】可致腹痛、腹泻等消化道反应。可见轻度一过性转氨酶升高,孕妇、哺乳期妇女和胆石症患者禁用,小儿慎用。

【药物相互作用】本类药与他汀类合用可增加肌病的发生;与口服抗凝血药合用,应适当减少抗凝血药的剂量;可轻度升高血糖,故对糖尿病患者应适当调整胰岛素或口服降糖药的剂量。

五、其他类

1. 酰基辅酶 A 胆固醇酰基转移酶(ACAT)抑制药

ACAT 抑制剂阻滞游离胆固醇向胆固醇酯(CE)转化,增加游离胆固醇的分解和排出,从而降低血脂水平。抑制动脉内膜细胞的 ACAT,防止 CE 蓄积,可直接起到抗 AS 作用。在降低 VLDL 同时,升高 HDL,发挥抗 AS 作用。

甲亚油酰胺(melinamide)

适用于 Ⅱ 型高脂血症。不良反应轻,主要有食欲减退或腹泻等。

2. 选择性胆固醇吸收抑制药

依泽替麦(ezetimibe)

依泽替麦可抑制食物和胆汁中的胆固醇和植物胆固醇在小肠的吸收,减少肠道胆固醇向肝脏的转运,减少肝脏胆固醇的储存,增加血液中胆固醇的清除,从而降低血浆胆固醇的含量。单用或与他汀类合用,可使血浆 TC、LDL-C 水平降低,HDL 水平升高。可单用或与其他调脂药合用治疗各型高脂血症。不良反应较少,主要表现为腹痛、腹泻、乏力、关节疼痛和背部疼痛等。

3. 泛硫乙胺

泛硫乙胺(pantosm,潘特生)

本药能明显降低 TC、LDL-C 血浆水平和升高 HDL-C 血浆水平,也有轻度降 TG 作用。其机制为加速脂肪酸氧化,抑制氧化自由基对细胞膜的损伤作用,减少和防止过氧化脂质的形成,保护细胞膜;同时促进肝脏对 LDL 和 VLDL 的清除,防止胆固醇在血管壁的沉积。对Ⅱa、Ⅱb、Ⅳ型高脂血症、糖尿病高脂血症、脑梗死患者血脂异常均有很好的疗效。可与其他调脂药物合用,尤其适用于肝、肾功能欠佳而不宜用其他调脂药者。耐受性好,未见明显不良反应。

第二节 抗 氧 化 剂

在动脉硬化发生过程中,内皮细胞损伤可释放氧自由基。氧自由基使 LDL 氧化成氧化修饰的 LDL(ox-LDL)。ox-LDL 被认为是最重要的致动脉粥样硬化因子。它可以影响动脉粥样硬化病变发生和发展的多个环节,如进一步损伤血管内皮,趋化单核细胞向内皮黏附并向内皮下转移;使单核细胞转化为巨噬细胞,并无限制地摄取 ox-LDL 而成为泡沫细胞;促进内皮细胞释放血小板衍化生长因子(PDGF)等,导致血管平滑肌细胞增殖和迁移,亦摄取 ox-LDL 成为泡沫细胞;泡沫细胞的脂质积累形成脂质条纹和斑块;被损伤的内皮细胞还可导致血小板聚集和血栓形成等。因此,防止氧自由基对脂质蛋白的氧化修饰,已成为阻止动脉粥样硬化发生和发展的重要措施,抗氧化剂的应用对动脉粥样硬化防治有重要意义。

普罗布考(probucol)

普罗布考是较早应用的降血脂药,降血脂作用较弱。近年来发现其抗氧化作用很强,能抑制 ox-LDL 的生成及其引起的一系列病变,能降低血浆 TC、LDL,能阻止动脉粥样硬化的发展。

其抗动脉粥样硬化作用机制可能是抗氧化作用和调血脂作用的综合效果。可用于各型的高脂血症,与他汀类、烟酸、考来烯胺合用,对预防和逆转动脉粥样硬化具有协同作用。有 10% 用药者发生胃肠道反应,如恶心、腹胀、腹泻等。偶有肝功能异常等。

维生素 E(vitamine E)

维生素具有很强的抗氧化作用。能抑制磷脂酶 A_2 和脂氧酶的活性,以减少自由基的生成;清除自由基;防止脂质过氧化,减少过氧化物生成。通过抗氧化作用,阻止 ox-LDL 的形成,减少由 ox-LDL 等引起的动脉粥样硬化的发生。此外,维生素 E 还具有抗血小板聚集作用。临床上多作为动脉粥样硬化性疾病的辅助用药。大剂量长期服用可出现胃肠功能紊乱。

第三节　多烯脂肪酸类

多烯脂肪酸类(PUFA)又称多不饱和脂肪酸类。根据其不饱和键在脂肪链中开始出现位置的不同,可分为 n-3 和 n-6 两类。有临床意义的是 n-3 型多不饱和脂肪酸,它是受爱斯基摩人食海鱼及海生动物而很少发生心血管病的启示而开发。n-3 型多不饱和脂肪酸包括二十碳五烯酸(EPA)和二十二碳六烯酸(DHA)。两者不仅能降低血清 TG、VLDL、LDL,升高 HDL,还有抗血小板聚集、扩张血管降低血压、缓解炎症等作用。

第四节　保护动脉内皮药

在动脉硬化的发病过程中,血管内皮损伤有重要意义。机械、化学、细菌毒素等都可损伤血管内皮,改变其通透性,引起白细胞和血小板黏附,并释放各种活性因子,导致内皮进一步损伤,最终导致动脉硬化斑块形成。肝素(heparin)及其半合成品,含有大量阴电荷,结合在血管内皮表面,能防止白细胞、血小板以及有害因子的黏附,因而对血管内皮有保护作用,对平滑肌细胞增生也有抑制作用。同类药物还有硫酸乙酰肝素(heparan sulfate)、硫酸皮肤素(dermatan sulfate)、硫酸软骨素(chondroitin sulfate)硫酸葡聚糖以及它们的复合制剂冠心舒、脑心舒等。

※ 常用制剂与用法 ※

洛伐他汀　片剂,口服,开始根据病情用 10 mg/d 或 20 mg/d,晚餐时一次顿服,4 w 后根据血脂变化调整剂量,最大量为 40 mg/d。

辛伐他汀　片剂,10 mg、20 mg;口服 10 mg/次,1 次/d。

普伐他汀　片剂,5 mg、10 mg;口服 5～10 mg/次,2 次/d。

氟伐他汀　片剂,5 mg、20 mg;口服 20～40 mg/次,1 次/d。

阿伐他汀　片剂,10 mg、20 mg、40 mg;初始剂量口服 10 mg/d,必要时 4 w 后可增加剂量,最多可达 80 mg/d。

考来烯胺　粉剂,口服,一般 4～5 g/次,3 次/d,饭前或饭时加于饮料中混合服。

考来替泊　粉剂,口服,4～5 g/次,3 次/d,服法同考来烯胺。

吉非贝齐　片剂,600 mg;600 mg/次,2 次/d。

非诺贝特　片剂,100 mg;100 mg/次,3 次/d。

苯扎贝特　片剂,200 mg;口服,200 mg/次,3 次/d。缓释片:400 mg/次,1 次/d。

烟酸　片剂,25 mg、50 mg、100 mg,由小剂量开始(0.1 g/次,3 次/d),逐渐增至 1～2 g/d,3 次/d,饭后服用。

阿昔莫司　胶囊剂,250 mg;饭后口服,250～500 mg/次,2～3 次/d。

第二十四章
利尿药和脱水药

第一节 利 尿 药

利尿药(diuretics)作用于肾脏,增加电解质和水的排出,临床上主要用于治疗各种原因引起的水肿,也用于某些非水肿性疾病,如高血压、肾结石、高血钙症等的治疗。

常用利尿药根据作用部位及作用强弱分三类:

(1) 高效能利尿药,包括呋塞米、依他尼酸、布美他尼等。

(2) 中效能利尿药,包括噻嗪类(如氢氯噻嗪)、氯噻酮等。

(3) 低效能利尿药,包括氨苯蝶啶、阿米洛利、螺内酯等。

一、利尿药作用的生理学基础

尿液的生成是通过肾小球滤过、肾小管和集合管重吸收及分泌而实现的,利尿药通过作用于肾单位的不同部位而产生利尿作用(见图 24-1)。

1. 肾小球的滤过

由于肾脏存在球-管平衡的调节机制,故增加肾小球滤过率的药物,终尿量并不能明显增多,利尿作用较弱。

2. 肾小管和集合管的重吸收和分泌

(1) 近曲小管。在目前应用的利尿药中,只有碳酸酐酶抑制药在近曲小管中起作用。可通过抑制碳酸酐酶的活性而抑制 HCO_3^- 的重吸收,造成原尿 HCO_3^-、K^+ 和水排出增多。但其利尿作用较弱,现很少作为利尿药使用。

(2) 髓袢升支粗段。在此段,原尿中约 $25\%\sim30\%$ 的 Na^+ 被重吸收。Na^+ 的重吸收依赖于 $Na^+ - K^+ - 2Cl^-$ 同向转运系统完成。K^+ 的再循环利用,每次转运重吸收一个 Na^+ 和两个

Cl⁻。高效能利尿药,如呋塞米选择性抑制该转运系统,利尿作用强大(见图 24-2)。

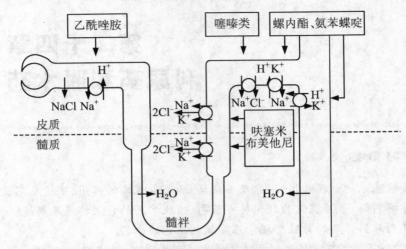

图 24-1　肾小管转运系统及利尿药的作用部位

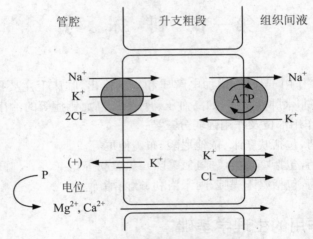

图 24-2　髓袢升支粗段的离子转运

注:髓袢升支粗段对 NaCl 重吸收依赖于管腔膜上的 Na⁺—
K⁺—2Cl⁻ 同向转运系统。进入细胞内的 Na⁺ 由基侧膜上
的 Na⁺—K⁺—ATP 酶主动转运至细胞间质,K⁺ 在细胞内蓄
积并扩散返回管腔,造成管腔内正电位,驱动 Ca²⁺ 和 Mg²⁺ 的
重吸收。

（3）远曲小管和集合管。原尿中约有 5%～10% 的 Na⁺ 被重吸收。

① 远曲小管近端:Na⁺ 以 Na⁺—Cl⁻ 同向转运的方式重吸收。中效能利尿药如氢氯噻嗪抑制此段的 Na⁺—Cl⁻ 同向转运而产生作用。

② 远曲小管远端和集合管:在远曲小管远端和集合管近端,Na⁺ 通过 Na⁺—K⁺ 和 Na⁺—H⁺ 交换的方式重吸收,其中 Na⁺—K⁺ 交换受醛固酮的调节。螺内酯及氨苯蝶啶等药物作用于此部位。

二、常用利尿药

1. 高效能利尿药

呋塞米（furosemide，速尿）

【药理作用】（1）利尿作用。呋塞米利尿作用迅速、强大、短暂。其在髓袢升支粗段抑制 $Na^+ - K^+ - 2Cl^-$ 同向转运系统，使 NaCl 重吸收减少，降低肾脏的尿稀释功能；同时抑制髓质区高渗状态的形成，降低肾脏的尿浓缩功能，产生强大的利尿作用。因为可促进 K^+ 的排泄，故称为排钾利尿药。此外，尚可促进 Ca^{2+}、Mg^{2+} 的排泄。

（2）扩血管作用。扩张肾动脉，降低肾血管阻力，增加肾血流量。

【临床用途】（1）严重水肿。用于其他利尿药无效的顽固性心、肝、肾性水肿及机能障碍或血管障碍所引起的周围性水肿。

（2）急性肺水肿和脑水肿。通过利尿作用及扩血管作用，减少回心血量，减少心脏的前、后负荷，迅速缓解肺水肿，为治疗肺水肿的首选药。同时由于血浆渗透压升高，有利于消除脑水肿，降低颅内压，临床上常与脱水药合用治疗脑水肿。

（3）预防急性肾衰竭。在急性肾衰竭早期，应用本药可产生强大的利尿作用，冲洗阻塞的肾小管，防止肾小管萎缩、坏死。同时通过扩张肾血管，增加缺血区的肾血流量，预防肾衰竭。应用大剂量治疗慢性肾功能不全，也可产生明显利尿作用。

（4）加速毒物的排泄。大量输液同时应用呋塞米，可产生强大的利尿作用，加速毒物的排泄。

（5）高钙血症。呋塞米可促进 Ca^{2+} 的排泄，降低血钙。

【不良反应及注意事项】（1）水及电解质紊乱。表现为低血容量、低血钾、低血钠、低血镁及低氯性碱血症。低血钾是强心苷中毒的诱因之一，在应用高效能利尿药和强心苷治疗心功能不全时，应注意补钾或与保钾利尿药合用。如低血钾伴有低血镁时，单纯纠正低血钾，效果不好，应同时纠正低血镁，因 Mg^{2+} 有稳定细胞内 K^+ 的作用。应鼓励病人补充钾盐，增加高钾食物的摄入，如橘子、香蕉、苹果、鱼、肉等。

（2）耳毒性。大剂量应用呋塞米，可使内耳淋巴液电解质紊乱，耳蜗毛细胞受损引起耳毒性，表现为眩晕、耳鸣、听力减退或暂时性耳聋。应避免与氨基糖苷类抗生素合用。肾功能不全病人使用该药更易发生此毒性，应注意该类病人的耳毒性症状。

（3）高血糖、高尿酸血症。糖尿病患者应用后可使血糖增高，糖尿病患者慎用。呋塞米减少尿酸排泄，长期应用时多数病人出现高尿酸血症。痛风患者慎用。

（4）其他。胃肠道反应如恶心、呕吐等，大剂量可出现胃肠道出血。少数人可见变态反应。

（5）注意事项：

① 禁忌证。低钾血症、超量服用洋地黄者禁用。严重肝功能不全患者服用后，因电解质（特别是 K^+）过度丢失易产生肝昏迷，肝昏迷患者禁用，晚期肝硬化患者慎用。孕妇禁用。

② 注意用药反应。由于利尿作用迅速、强大，因此要注意掌握开始剂量，防止过度利尿，引起脱水和电解质不平衡。使用第一个月，要定期检查血清电解质、二氧化碳和血中尿素氮水平。当治疗进展中的肾脏疾病而有血清尿素氮增加和少尿现象发生时，应立即停止用药。

同类常用的药物有依他尼酸（ethacrynic acid，利尿酸）、布美他尼（bumetanide，丁苯氧酸）。

2. 中效能利尿药

噻嗪类是临床上广泛应用的一类口服利尿药和降压药,常用药物有氢氯噻嗪(hydrochlorothiazide)、环戊噻嗪(cyclopenthiazide)、苄氟噻嗪(bendroflumethiazide)等,其中氢氯噻嗪最为常用。其他如氯噻酮(chlortalidone)、吲哒帕胺(indapamide)等为非噻嗪类药物,但其药理作用、作用机制、利尿效能等与噻嗪类相似,在此一并介绍。

氢氯噻嗪(hydrochlorothiazide)

【药理作用】(1)利尿作用。氢氯噻嗪可产生中等强度的利尿作用。作用机制主要是抑制远曲小管近段 $Na^+ - Cl^-$ 同向转运因子,降低肾脏的稀释功能,减少 NaCl 和水的重吸收,产生利尿作用,为排钾利尿药。此外,可促进 Ca^{2+} 的重吸收,减少 Ca^{2+} 的排泄,产生高钙血症;促进 Mg^{2+} 的排泄。

(2)降压作用。降压作用温和持久,为治疗高血压的基础药物之一。

(3)抗利尿作用。能明显减少尿崩症患者的口渴症状及尿量。此外,增加远曲小管对水的通透性,增加水的重吸收,减少尿量。

【临床用途】(1)水肿。可用于各种原因引起的水肿。对轻、中度心性水肿疗效较好,是慢性心功能不全的主要治疗药物之一。

(2)高血压。本类药物是治疗高血压的基础药物之一,临床上作为基础降压药与其他降压药配伍应用,可减少后者的剂量,减少副作用。

(3)尿崩症。可用于肾性尿崩症及加压素无效的垂体性尿崩症。

【不良反应】(1)电解质紊乱。长期应用可至低血钾、低血钠、低血氯、高血钙。此外,可引起血氨升高,诱发肝性脑病,肝硬化患者慎用。

(2)高尿酸血症。痛风患者慎用。

(3)其他。长期应用可引起高血糖、高脂血症;也可见变态反应,粒细胞、血小板减少等不良反应。糖尿病、高脂血症患者慎用。

3. 低效能利尿药

螺内酯(spironolactone,安体舒通)

【作用和用途】螺内酯利尿作用弱、缓慢、持久。化学结构与醛固酮相似,为醛固酮的竞争性拮抗剂,抑制醛固酮作用,表现为排钠留钾,从而产生利尿作用。

临床用于治疗与醛固酮升高有关的顽固性水肿,对肝硬化、心性水肿和肾病综合征的病人较有效。单用本品时利尿作用往往较差,常与排钾利尿药合用可增强疗效。

【不良反应】(1)高血钾。肾功能不全及高血钾患者禁用。应指导病人少食含钾丰富的食物。

(2)性激素样作用。男性乳房女性化,女性面部多毛、月经不调、声音变粗等。停药后可自行恢复。

氨苯蝶啶(triamterene)和阿米洛利(amiloride)

【作用和用途】氨苯蝶啶和阿米洛利直接作用于远曲小管远端和集合管,抑制 Na^+ 的重吸收和 K^+ 的排出。利尿作用弱而持久,为保钾利尿药。可促进尿酸的排泄。阿米洛利作用较氨苯蝶啶强,维持时间也长。

临床常与排钾利尿药合用治疗水肿,特别适用于痛风患者。

【不良反应】高血钾症患者禁用,肝肾功能不全者慎用。

第二节 脱 水 药

脱水药(dehydrant agents)又称为渗透性利尿药,包括甘露醇、山梨醇、高渗葡萄糖等。本类药物静脉注射给药后,可以提高血浆渗透压,产生组织脱水作用。该类药共同特点为:不易透过血管进入组织;易经肾小球滤过,不易被肾小管重吸收;在体内不被代谢或很少被代谢。

甘露醇(mannitol)

【作用和用途】甘露醇口服不吸收,临床主要用20%的高渗性溶液静脉注射或静脉滴注。血浆渗透压迅速提高,组织间液水分向血浆转移,细胞内水分向组织间液转移,组织脱水。此外,经肾小球滤过后,不被肾小管重吸收,肾小管中的原尿为高渗状态,产生渗透性利尿作用。

临床常用于脑水肿和青光眼。静脉给药后,可降低颅内压和眼内压,为治疗脑水肿的首选药,也可用于青光眼急性发作和青光眼手术前降低眼内压。此外,还可预防急性肾衰竭。在肾衰竭早期应用,通过脱水、利尿作用,冲洗阻塞的肾小管,防止肾小管萎缩、坏死。

【不良反应】静脉给药过快,可引起一过性头痛、头晕、视力模糊、畏寒等。

【用药注意事项】(1)禁忌证。用药后血容量增加,心功能不全及活动性颅内出血者禁用。

(2)注意观察静脉注射部位,避免药物外渗。如药物漏出血管外可发生局部组织肿胀,热敷后可消退。漏出较多时,可引起组织坏死。

(3)气温较低时常析出结晶,可用热水(80 ℃)温热、振摇溶解后再使用。

山梨醇(sorbitol)

山梨醇药理作用、应用及不良反应与甘露醇相似,但在体内部分代谢成果糖,故脱水作用较同浓度、同剂量的甘露醇弱。临床上常用25%的高渗溶液。

高渗葡萄糖(hypertonic glucoss)

50%的高渗葡萄糖静脉注射有脱水、利尿作用。但因葡萄糖可从血液进入组织中,且易被代谢,故脱水作用弱,持续时间短。停药后可出现颅压回升而引起反跳。临床上常与甘露醇或山梨醇合用治疗脑水肿及青光眼。

※ 常用制剂与用法 ※

呋塞米(furosemide) 片剂:20 mg。20 mg/次,3 次/d。为避免发生电解质紊乱,应从小量开始,间歇给药,即服药1～3 d,停药2～4 d。注射剂20 mg/2 ml。20 mg/次,肌注或稀释后缓慢静注,每日或隔日一次。

布美他尼(bumetanide) 片剂:1 mg、5 mg。1～5 mg/d。

依他尼酸(etacrynic acid) 片剂:25 mg。25 mg/次,1～3 次/d。

氢氯噻嗪(hydrochlorothiazide) 片剂:25 mg。25～50 mg/次,2 次/d,针对不同的疾病,

用药次数可以有所变动。

氯噻酮(chlortalidone) 片剂:50 mg、100 mg。100 mg/次,1 次/d 或隔日一次。

螺内酯(spironolactone) 胶囊(微粒):20 mg/胶囊。口服,20 mg/次,3~4 次/d。

氨苯蝶啶(triamterene) 片剂:50 mg。50~100 mg/次,2 次/d 或 3 次/d。

乙酰唑胺(acetazolamide) 片剂:0.25 g。治疗青光眼 0.25 g/次,2 次/d 或 3 次/d;利尿,0.25 g/次,1 次/d 或隔日一次。

甘露醇(mannitol) 注射液:20 g/100 ml、50 g/250 ml。1~2 g/kg,静滴。必要时 4~6 h 重复使用一次。

葡萄糖(glucose) 注射液:50%溶液 20 ml/支。40~60 ml/次,静注。

第二十五章
作用于呼吸系统的药物

 学习目标

【掌握】沙丁胺醇、氨茶碱等药物的平喘特点、用途及主要不良反应。

【熟悉】常用平喘药的分类、作用环节,色甘酸钠、倍氯米松等药物的特点、用途和不良反应。

【了解】常用镇咳药、祛痰药的作用、用途。

咳、痰、喘是呼吸系统疾病的常见症状,镇咳药、祛痰药和平喘药则为呼吸系统疾病对症治疗的常用药物。

第一节　镇　咳　药

咳嗽是呼吸系统的防御性反射。当感到气管内有痰或有异物时,以主动的咳嗽运动将其排除,能清除呼吸道的分泌物或异物,对人体有益,但剧烈而频繁的咳嗽可给患者带来痛苦,并影响休息及康复,还可引起其他并发症,如气胸、尿失禁及腹直肌撕裂等。因此,在对因治疗的同时,应给予镇咳药。对痰多而剧咳者,应以祛痰为主,辅以较弱的镇咳药,而不应单独使用强效镇咳药,以防咳嗽虽止,但呼吸道积聚大量痰液,阻塞呼吸道或造成继发感染,导致病情加重。

镇咳药可分为两种类型:凡能抑制咳嗽中枢而镇咳的药物,称为中枢性镇咳药;凡能抑制其他环节而镇咳的药物,称为外周性镇咳药。

一、中枢性镇咳药

中枢性镇咳药是指能选择性抑制延髓咳嗽中枢的药物,一般对各种原因引起的咳嗽均有缓解作用。但部分药物有成瘾性及抑制呼吸等缺点。

可待因(codeine,甲基吗啡)

【作用及用途】可待因直接抑制延髓咳嗽中枢而产生强大的镇咳作用,其镇咳强度为吗啡的1/4,并有中等程度的镇痛作用。口服吸收快而完全,口服后约 20 min 起效,作用维持 4~6 h。可用于各种原因引起的剧烈干咳,尤其适用于胸膜炎或大叶性肺炎早期伴有胸痛的干咳。由于此药能抑制呼吸道腺体分泌和纤毛运动,故对有少量痰液的剧烈咳嗽,应与祛痰药合用。

【不良反应】大剂量(超过 60 mg)可明显抑制呼吸中枢,并出现中枢兴奋及烦躁不安,小儿可致惊厥。长期用药可产生耐受性和成瘾性,也可引起便秘。能抑制支气管腺体分泌,使痰液黏稠,加上咳嗽被抑制,易造成大量痰液阻塞呼吸道,继发感染而加重病情。多痰、痰液黏稠及支气管哮喘性咳嗽患者禁用。

右美沙芬(dextromethorphan,右甲吗南)

【作用及用途】抑制延髓咳嗽中枢而发挥中枢性镇咳作用。镇咳作用与可待因相似或较强,无镇痛作用。口服起效快,作用可维持 3～6 h。治疗量不抑制呼吸,无成瘾性。目前临床应用很广,主要用于上呼吸道感染、急慢性支气管炎、支气管哮喘及肺结核等所致无痰性干咳。

【不良反应】本药安全范围大,偶有头昏、嗜睡、口干、便秘、恶心、呕吐等副作用。孕妇、哮喘及痰多病人慎用。妊娠 3 个月内妇女及有精神病史者禁用。与单胺氧化酶抑制剂合用时,可致高热、昏迷,甚至死亡。禁与单胺氧化酶抑制剂合用。

喷托维林(pentoxyverine,咳必清)

【作用及用途】本药能选择性抑制延髓咳嗽中枢,并有轻度阿托品样作用及局麻作用,可抑制支气管内感受器及传入神经末梢,解除支气管平滑肌痉挛,降低气道阻力,兼有中枢性和外周性双重镇咳作用。其镇咳作用强度约为可待因的 1/3,但无成瘾性。一次给药作用可持续 4～6 h。适用于上呼吸道感染引起的无痰、少痰干咳、阵咳,对小儿百日咳效果尤佳。

【不良反应】偶有轻度头昏、口干、腹胀、恶心、便秘等,由阿托品样作用所致,青光眼、肺淤血患者慎用或禁用。

氯哌斯汀(cholperastine,咳平)

本药主要抑制咳嗽中枢,还具有 H_1 受体阻断作用。其镇咳强度仅次于可待因,且无成瘾性。阻断组胺 H_1 受体,轻度缓解支气管痉挛及黏膜充血水肿,也有助于其镇咳作用。适用于急性上呼吸道炎症、慢性气管炎、肺癌及肺结核等所致的咳嗽。不良反应较轻,偶有口干、嗜睡等副作用。

二、外周性镇咳药

本类药物又称末梢性镇咳药,是指凡能抑制咳嗽反射弧中的感受器、传入神经、传出神经及效应器中任何一个环节而镇咳的药物。

苯佐那酯(benzonatate,退嗽)

本药为局麻药的丁卡因的衍生物,具有较强的局麻作用,能抑制肺牵张感受器及感觉神经末梢,抑制肺-迷走神经反射,从而阻断咳嗽反射的传入冲动,产生镇咳作用。其镇咳强度较可待因弱。治疗量不抑制呼吸,反而能增加每分钟肺通气量。主要用于急性支气管炎、支气管哮喘、肺炎及肺癌所致的刺激性干咳、阵咳,也可用于支气管镜、喉镜检查或支气管造影前预防咳嗽。不良反应较少,有轻度嗜睡、头痛及晕眩,偶见皮疹、胸部紧迫感和麻木感。咬碎药丸可引起口腔麻木。

第二节　祛　痰　药

祛痰药是一类能促进呼吸道腺体分泌,使痰液稀释;或裂解痰中黏性成分,使黏稠度降低易于咳出的药物。按作用机制不同分类如下:

一、痰液稀释药

氯化铵(ammonium chloride)

【作用及用途】口服后刺激胃黏膜,反射性地引起呼吸道腺体分泌增加,使痰液稀释易于咳出;其次,部分氯化铵吸收入血后,经呼吸道排出,由于盐类的渗透压作用而带出水分,使痰液稀释,易于咳出。适用于急、慢性呼吸道炎症痰多黏稠不易咳出的患者。

【不良反应】大量口服可引起恶心、呕吐和胃痛,宜溶于水中及饭后服用。静脉滴注过快,易致中枢神经系统的毒性作用,过度兴奋脊髓、延脑呼吸中枢和血管运动中枢,产生惊厥和呼吸抑制。过量可引起酸中毒、血氨升高及促进 K 排除,用药后要注意血氨、血钾水平。肝、肾功能不全及溃疡病人慎用或禁用。

本类药物还有愈创木甘油醚、碘化钾、远志等。

二、黏痰溶解药

乙酰半胱氨酸(acetylcysteine,痰易净)

【作用和用途】本药分子结构中所含巯基(—SH)能使痰中黏蛋白多肽链中的二硫键(—S—S)断裂,黏蛋白分解,降低痰的黏滞性,并使之液化,易于咳出;对脓痰中的 DNA 也有裂解作用,故不仅能溶解白色黏痰而且也能溶解脓性痰液。适用于大量黏痰阻塞引起的呼吸困难,如术后的咳痰困难、急性和慢性支气管炎、支气管扩张、肺结核、肺炎等引起的痰多黏稠、阻塞气管。可先将患者咽喉部、气管内分泌物吸净,然后用药。

【不良反应】本药有特殊臭味及刺激性,可引起恶心、呕吐、呛咳及支气管痉挛,一般减量即可缓解,气雾吸入异丙肾上腺素可减轻。支气管哮喘病人禁用。

【用药注意事项】(1)保持气道通畅。气管内滴入可产生大量稀痰,应及时(在 5~10 min内)吸引排痰,以防气道阻塞。

(2)药物相互作用。本药与抗菌药合用,易使青霉素、头孢菌素、四环素失效。与金属、橡皮、氧气及氧化剂等接触可使其失效,故应用玻璃器皿盛放,临用前配制,48 h 内用完。

溴己新(bromhexine,必嗽平)

【作用和用途】本药黏痰溶解作用较弱,能裂解黏痰中的酸性黏多糖纤维,抑制酸性糖蛋白的合成,使痰黏稠度降低;还可促进呼吸道黏膜纤毛运动,加速排痰。用于急慢性支气管炎、支气管哮喘、支气管扩张等引起的黏痰不易咳出。脓性痰患者需加用抗生素控制感染。

【不良反应】不良反应较少,偶有恶心及胃部不适,宜饭后服用。胃溃疡患者慎用。

第三节 平 喘 药

一、支气管扩张药

1. β受体激动药

此类药物激动 β 受体,松弛支气管平滑肌,并抑制肥大细胞释放过敏活性物质,从而发挥平喘作用。

(1)非选择性 β 受体激动药。肾上腺素、异丙肾上腺素等,平喘作用迅速而强大,但维持时间短,适用于控制支气管哮喘急性发作。均不能口服且心血管不良反应多,冠心病、心肌炎和甲亢病人禁用。麻黄碱的平喘作用较弱而持久,口服有效,仅适用于轻症治疗及预防哮喘的发作。

(2)选择性 $β_2$ 受体激动药。此类药物对支气管平滑肌 $β_2$ 受体具有选择性兴奋作用,平喘作用强大、持久,且可口服,心脏不良反应少见。适用于防治各型哮喘。

沙丁胺醇(salbutamol,舒喘灵)

选择性激动支气管平滑肌上的 $β_2$ 受体,使支气管平滑肌松弛,解除支气管平滑肌痉挛,是目前较安全、常用的平喘药。可气雾吸入、口服、干粉吸入、皮下注射或静脉滴注等多种途径给药,以气雾吸入疗效最好,5 min 内即可起效,作用维持 4~6 h。

特布他林(terbutaline,间羟舒喘宁)

对气道 $β_2$ 受体选择性较高。体内不易被酶灭活,作用时间较持久。可以气雾吸入、口服和皮下注射多种途径给药,以气雾吸入给药疗效最好。本品治疗量皮下注射较肾上腺素皮下注射不良反应少见,病人易耐受。不良反应少见。

2. 茶碱类

茶碱类对支气管平滑肌有直接松弛作用,其作用机制比较复杂,包括:① 促进内源性肾上腺素与去甲肾上腺素的释放;② 阻断腺苷受体,可对抗腺苷所致的气道收缩作用;③ 抑制 Ca^{2+} 内流和从内质网的释放,降低细胞内 Ca^{2+} 浓度而扩张支气管。茶碱类因水溶性较差,常制成各种茶碱制剂,如氨茶碱、胆茶碱及二羟丙茶碱等。

氨茶碱(aminophylline)

【体内过程】口服易吸收,在体内迅速释放出茶碱,2~3 h 作用达高峰,维持 5~6 h。其体内消除速率个体差异较大,老年人及肝硬化者的半衰期明显延长。静脉注射起效快,10~15 min 可达最大疗效。

【作用和用途】氨茶碱松弛支气管平滑肌作用不及 $β_2$ 受体激动药强,起效较慢,一般情况不宜采用,当急性哮喘患者在吸入 $β_2$ 受体激动药疗效不显著时,可加静脉注射氨茶碱,以增强疗效。本药现主要用于慢性哮喘的维持治疗,以防止急性发作。一般可口服,严重病例或哮喘持续状态可稀释后缓慢静注或静滴。

【不良反应】(1)药物刺激性。本药碱性强,局部刺激性大,口服可引起恶心、呕吐、食欲减退等胃肠道刺激症状,宜饭后服用。肌肉注射少用。

(2)静脉注射快或浓度过高可引起心律失常、血压骤降、惊厥等严重反应,甚至猝死。故必须稀释后缓慢注射。

(3)少数病人可引起激动不安、失眠等中枢兴奋症状。剂量过大时可发生谵妄、惊厥。可用镇静药对抗。

胆茶碱(choline theophylline)

溶解度比氨茶碱大,刺激性小,作用及适应证与氨茶碱相似,维持时间较长,不良反应较轻。

3. 抗胆碱药

异丙托溴铵(ipratropine,异丙阿托品)

本药是吸入性 M 受体阻断药,对支气管平滑肌有较高选择性,松弛支气管平滑肌作用较强,对呼吸道腺体和心血管系统的作用不明显,且不增加痰液的黏稠度。气雾吸入后 5 min 起效,维持 4~6 h。与 β_2 受体激动药有协同作用,副作用小。适用于治疗支气管哮喘及喘息性支气管炎,尤其适宜于不能耐受或禁用 β 受体激动药的患者和老年性哮喘。

二、抗炎性平喘药

糖皮质激素类药物是抗炎平喘药中抗炎作用最强,并有抗过敏作用的药物。对支气管哮喘有较好的疗效。全身用药,不良反应严重而多见,仅用于哮喘持续状态或其他药物控制无效时,常用制剂为氢化可的松或地塞米松等。目前推荐吸入给药的方法,直接将药物送入气道,充分发挥局部抗炎作用。常用的制剂是二丙酸倍氯米松。

二丙酸倍氯米松(beclomethasone)

二丙酸倍氯米松是一种局部作用强的糖皮质激素。支气管局部作用强大,吸入给药很小剂量即发挥平喘作用,且对肾上腺皮质功能无抑制作用。可用于治疗顽固性哮喘。由于吸收作用小,全身副作用轻微,可使一些依赖肾上腺皮质激素的哮喘患者维持疗效。哮喘持续状态患者,因不能吸入足够的药物,疗效常不佳,不宜用。呼吸道有炎症阻塞时,本品不易达到小气道,往往也不能收效,此时应先用口服肾上腺皮质激素,待炎症阻塞控制后,吸入本品方可生效。吸入后应漱口,以防止咽部白色念珠菌感染。

布地奈德(budesonide)

布地奈德是一种不含卤素的局部糖皮质激素。具有与倍氯米松相似的局部抗炎作用,能有效预防激素依赖型或非依赖型哮喘的复发。用于非激素依赖性或激素依赖性哮喘和喘息性慢性支气管炎患者。

三、抗过敏平喘药

抗过敏平喘药主要作用是抗过敏作用和轻度的抗炎作用。本类药物起效慢,不宜用于哮喘急性发作期的治疗,主要用于预防哮喘的发作。本类药物包括肥大细胞膜稳定药色甘酸钠、H_1 受体阻断药酮替芬和抗白三烯药。

1. 肥大细胞膜稳定药

色甘酸钠（sodium cromoglicate，咽泰）

口服吸收仅 1％，临床上采取微细粉末喷雾吸入给药，吸入后 10～20 min 血浆药物浓度达峰值，$t_{1/2}$ 为 45～100 min，经胆汁和尿排出。

【作用和用途】本药无直接松弛支气管平滑肌作用和 p 受体激动作用，亦无直接拮抗组胺、白三烯等过敏介质作用。在接触抗原前用药，可预防速发型和迟发型过敏性哮喘、运动或其他刺激诱发的哮喘，对正在发作的哮喘无效。目前认为其作用机制可能是：① 稳定肥大细胞膜，阻止肥大细胞释放组胺、白三烯等过敏介质；② 抑制气道高反应性；③ 抑制气道感觉神经末梢功能与气道神经原性炎症，抑制理化刺激引起的支气管痉挛。

临床用于预防各型支气管哮喘，对正在发作的病人无效，需要连用数日，甚至数周才有效。

【不良反应】不良反应少见，偶有病人吸入后，因粉末刺激引起呛咳、咽痛、胸部紧迫感，甚至诱发哮喘，同时吸入少量异丙肾上腺素可防止。孕妇慎用。

2. H₁ 受体阻断药

酮替芬（ketotifen，噻哌酮）

酮替芬除有阻止肥大细胞脱颗粒作用外，还具有强大的 H_1 受体阻断作用，并能增强 β_2 受体激动剂的平喘作用。本药可单独应用或与茶碱类、β_2 受体激动药合用防治轻、中度哮喘。

3. 抗白三烯药

半胱氨酰白三烯是哮喘发病中的一种重要的炎症介质，能与支气管平滑肌等部位的白三烯受体结合，引起支气管黏液分泌，降低支气管纤毛功能，增加气道微血管通透性，引起气道炎症，其作用强度比组胺大 1 000 倍，而且作用持续时间较长。抗白三烯药能对抗半胱氨酰白三烯的上述作用。

扎鲁司特钠（zafirlukast sodium）

本药能与支气管平滑肌等部位的白三烯受体结合，竞争性地拮抗白三烯的作用。用于轻、中度哮喘的预防和治疗，尤适合阿司匹林哮喘患者。

本药可有轻微头痛、咽炎及胃肠道反应。孕妇、哺乳妇女及肝功能不全者慎用。

※ 常用制剂与用法 ※

磷酸可待因　片剂：15 mg、30 mg。15～30 mg/次，3 次/d。注射剂：15 mg/ml、30 mg/ml。15～30 mg/次，皮下注射，

氢溴酸右美沙芬　片剂：15 mg。15～30 mg/次，3～4 次/d。

枸橼酸喷托维林　片剂：25 mg。滴丸：25 mg。25 mg/次，3～4 次/d。糖浆：0.25 g/100 ml。10 ml/次，3～4 次/d。

氯哌斯汀　片剂：5 mg、10 mg。10～30 mg/次，3 次/d。

苯佐那酯　糖衣丸：25 mg、50 mg。50～100 mg/次，3 次/d。

氯化铵　片剂：0.3 g。0.3～0.6 g/次，3 次/d。

乙酰半胱氨酸　粉剂：0.5 g、1 g。雾化法：临用前配成 10％～20％ 的水溶液气雾吸入，1～

3 ml/次,2～3 次/d。气管滴入法:以 5%溶液自气管插管或直接滴入气管内,0.5～2 ml/次,2～4 次/d。

盐酸溴己新　片剂:8 mg。8～16 mg/次,3 次/d。注射液:4 mg(2 ml)。4～8 mg/次,3 次/d,肌肉注射。也可气雾吸入给药。

硫酸沙丁胺醇　片剂:2 mg。2～4 mg/次,3 次/d。控释片:4 mg、8 mg。8 mg/次,2 次/d。气雾剂:0.1 mg/喷。0.1～0.2 mg(即 1～2 喷)/次,必要时可每 4 h 重复 1 次,但 24 h 内不宜超过 6～8 次。缓解发作多用气雾吸入,而预防发作则可口服给药。

硫酸特布他林　片剂:2.5 mg、5 mg。2.5～5 mg/次,3 次/d。注射剂:1 mg/ml。0.25 mg次,4 h 总量不能超过 0.5 mg。气雾剂:0.25 mg/喷。0.25～0.5 mg/次,3～4 次/d。气雾吸入。

氨茶碱　片剂:25 mg、50 mg、100 mg。0.1～0.2 g/次,3 次/d。注射剂:0.25 g/2 ml、0.5 g/2 ml。0.25～0.5 g/次,2 次/d。肌注或静脉注射。

胆茶碱　片剂:0.1 g。0.1～0.2 g/次,2～3 次/d。

异丙托溴铵　气雾剂:0.025%。40～80 μg/次,4～6 次/d。气雾吸入。

二丙酸倍氯米松　气雾剂:50 μg/喷。100～200 μg/次,2～3 次/d。气雾吸入。粉雾剂胶囊:200 μg。200 μg/次,3～4 次/d。

布地奈德　气雾剂:200 μg/喷。200～400 μg/次,2 次/d。气雾吸入。

色甘酸钠　粉雾剂胶囊:20 mg。20 mg/次,3～4 次/d。用特制的粉末雾化器吸入。

酮替芬　片剂:0.5 mg、1 mg。胶囊剂:0.5 mg、1 mg。1 mg/次,2 次/d,早、晚服用。

扎鲁司特　片剂:20 mg、40 mg。20 mg/次,2 次/d,饭前 1 h 或饭后 2 h 服。

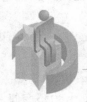

第二十六章
作用于消化系统的药物

学习目标

【掌握】抗消化性溃疡药的种类、作用环节、作用特点和用途。

【熟悉】泻药、止泻药、止吐药的分类、常用药物及作用特点、用途和用药注意事项。

【了解】助消化药的作用、用途；利胆药的作用、用途。

作用于消化系统的药物主要包括病因治疗和对症治疗药物。病因治疗主要指抗幽门螺杆菌治疗；对症治疗包括：抗消化性溃疡药、助消化药、止吐药、泻药和止泻药等。

第一节 抗消化性溃疡药

消化性溃疡（peptic ulcer）包括十二指肠溃疡（DU）和胃溃疡（GU）。其发病原因主要与幽门螺杆菌感染和黏膜保护作用减弱有关。抗溃疡治疗主要包括：减少胃酸和消化酶对黏膜的侵蚀和加强胃黏膜的保护。抗溃疡药分为以下几类：

（1）抗酸药。有氧化镁、铝碳酸镁、氢氧化铝、三硅酸镁、碳酸氢钠、碳酸钙等。

（2）抑制胃酸分泌药。又分为四种：① M 受体阻断药，如哌仑西平、格隆溴铵等；② H_2 受体阻断药，如西咪替丁、雷尼替丁、法莫替丁等；③ H^+ — K^+ — ATP 酶抑制药，如奥美拉唑、兰索拉唑等；④ 胃泌素受体阻断药，如丙谷胺等。

（3）增强胃黏膜屏障功能药。可分为：① 前列腺素衍生物，如米索前列醇、恩前列醇等；② 其他类，如硫糖铝、胶体次枸橼酸铋、替普瑞酮、麦滋林-S 等。

（4）抗幽门螺杆菌（Hp）药物，如阿莫西林、克拉霉素、甲硝唑、四环素、庆大霉素、氨苄西林、呋喃唑酮等抗菌药。

一、抗酸药

抗酸药（antacids）是一类弱碱性物质。口服后在胃内直接中和胃酸，降低胃内酸度，解除胃酸对黏膜的侵蚀及对溃疡面的刺激，并降低胃蛋白酶活性，从而缓解溃疡所致疼痛等症状。随胃内酸度提高，胃黏膜出血时间也明显缩短。一些抗酸药如氢氧化铝、三硅酸镁等尚能形成胶状物覆盖于溃疡面和黏膜表面,起保护作用。抗酸药的作用与胃内充盈度相关,当胃内容物接近排空或完全排空后,抗酸药方可充分发挥抗酸作用,应在餐后 $1\sim1.5$ h 后及临睡前服用。

氧化镁(magnesium oxide)

抗酸作用强、缓慢而持久,不产生 CO_2 气体。适用于伴有便秘的胃酸过多症、胃及十二指肠溃疡患者。可引起腹泻。

三硅酸镁(magnesium trisilicate)

抗酸作用较弱,起效缓慢而持久。在胃内生成胶状二氧化硅,对溃疡面有保护作用。用于治疗胃溃疡。不产生气体,但有轻泻作用。

氢氧化铝(aluminum hydroxide)

抗酸作用较强,但缓慢。产生氧化铝有收敛、止血作用。可引起便秘,还可影响磷酸盐、四环素、地高辛、异烟肼、强的松等的吸收。

铝碳酸镁(hydrotalcite)

能中和胃酸,抑制胃蛋白酶活性。用于胃溃疡和十二指肠溃疡。因含有铝、镁两种离子,从而抵消了腹泻和便秘的副作用。

碳酸钙(calcium carbonate)

抗酸作用较强,快而持久。可产生 CO_2 气体,引起嗳气、腹胀。进入小肠的 Ca^{2+} 可促进胃泌素分泌,引起反跳性胃酸分泌增多。

碳酸氢钠(sodium bicarbonate)

又称小苏打,作用强,快而短暂。可产生 CO_2 气体。未被中和的碳酸氢钠几乎全部吸收,能引起碱血症。

理想的抗酸药应是作用迅速持久、不吸收、不产气、不引起腹泻或便秘,对黏膜及溃疡面有保护收敛作用。单一药物很难达到这些要求,故常用复方制剂,如胃舒平等。

二、抑制胃酸分泌药

1. H_2 受体阻断药

H_2 受体阻断药包括西米替丁、雷尼替丁、法莫替丁等,详见第二十八章。

2. M 受体阻断药

M 受体阻断药能阻断胃壁细胞膜上的 M 受体,抑制胃酸分泌、解除胃肠痉挛。阿托品(atropine)和溴化丙胺太林(probanthine bromide)可抑制胃酸分泌、解除胃肠痉挛,但在一般治疗剂量下对胃酸分泌抑制作用较弱,增大剂量则不良反应较多。

哌仑西平(pirenzepine)

对引起胃酸分泌的 M_1 受体亲和力较高,而对唾液腺、平滑肌、心房 M 受体亲和力低。能显著抑制胃酸分泌,缓解溃疡病症状,疗效与西米替丁相仿,不良反应以消化道症状多见,亦可见视物模糊、头痛、眩晕等。

3. $H^+ － K^+ － ATP$ 酶抑制药(质子泵抑制药,PPI)

$H^+ － K^+ － ATP$ 酶(质子泵)位于壁细胞的管状囊泡和分泌管上,当壁细胞受到刺激后,它能将 H^+ 从壁细胞转运到胃腔中,将 K^+ 从胃腔中转运到壁细胞内,进行 $H^+ － K^+$ 交换。抑

制 $H^+ — K^+ — ATP$ 酶,就能抑制胃酸形成的最后环节,发挥治疗作用。其抑酸作用强而持久,可使胃内 pH 升高至 7,一次用药后胃酸分泌被抑制 24 h 以上,胃蛋白酶分泌也减少。此外,这类药对 Hp 也有抑制作用。

奥美拉唑(omeprazole)

奥美拉唑又名洛赛克(losec)。

【体内过程】口服易吸收,单次用药生物利用度约 35%,反复用药生物利用度达 60%~70%。胃内充盈时可减少吸收,应餐前空腹口服。$t_{1/2}$ 为 0.5~1 h。在肝脏内代谢,80% 代谢产物由尿排出,其余随粪排出。

【药理作用】奥美拉唑可使正常人及溃疡病者基础胃酸分泌及由组胺、五肽胃泌素等刺激引起的胃酸分泌受到明显抑制。胃酸分泌的抑制,可使胃窦 G 细胞分泌胃泌素增加。用药 4~6 周,血浆中胃泌素增加 2~4 倍。由于其促进胃酸分泌作用已被阻断,可发挥胃酸分泌以外的其他作用,如增加胃黏膜血流的作用,对溃疡愈合有利。动物实验证明奥美拉唑对阿司匹林、乙醇、应激所致胃黏膜损伤有预防保护作用。体外试验证明有抗 Hp 作用。

【临床用途】用于十二指肠溃疡、胃溃疡、卓-艾综合征、反流性食管炎、上消化道出血、幽门螺杆菌感染等。

【不良反应】主要有头痛、头昏、失眠、口干、恶心、腹胀、上腹痛、腹泻、便秘等。偶有皮疹、外周神经炎、男性乳房发育、溶血性贫血等。长期使用可能引起高胃泌素血症。

【用药注意事项】(1) 禁忌证。严重肾功能不全、婴幼儿禁用,严重肝功能不全者慎用,必要时剂量减半。

(2) 与华法林、地西泮、苯妥英钠等合用,可使上述药物体内代谢减慢。

(3) 长期服用者,应定期检查胃黏膜有无肿瘤样增生。

兰索拉唑(lansoprazole)

为第二代质子泵抑制药,其抑制胃酸分泌、升高血浆胃泌素、胃黏膜保护作用及抗 Hp 作用与奥美拉唑相似。口服易吸收,但对胃酸不稳定。

4. 胃泌素受体阻断药

丙谷胺(proglumide)

丙谷胺化学结构与胃泌素相似,可竞争性阻断胃泌素受体,减少胃酸分泌;并可促进胃黏液合成,增强黏膜的黏液和 HCO_3^- 的屏障功能。可用于治疗胃溃疡、十二指肠溃疡、胃炎及急性上消化道出血等。偶有失眠、口干、腹胀、下肢酸胀等不良反应。

三、胃黏膜保护药

1. 前列腺素衍生物

前列腺素及其衍生物是近 20 年来发现并日益引起人们重视的一类抗溃疡药。前列腺素 E(PGE)有明显的保护胃黏膜的作用,并可抑制胃酸分泌。

米索前列醇(misoprostol)

性质稳定,口服吸收良好,$t_{1/2}$ 为 1.6~1.8 h。能抑制基础胃酸和组胺、胃泌素、食物刺激所致的胃酸分泌,胃蛋白酶分泌也减少;能促进黏液和 HCO_3^- 分泌,增强黏膜屏障;促进胃黏膜受损上皮细胞的重建和增生,还能增加胃黏膜血流作用。用于胃、十二指肠溃疡,特别适用于非甾体抗炎药(NSAIDs)引起的胃黏膜损伤和应激性溃疡。急性胃炎引起的消化道出血也可使用。主要不良反应为恶心、上腹不适、腹痛、腹泻等。因能引起子宫收缩,孕妇禁用。

恩前列醇(enprostil)

作用与疗效与米索前列醇相似。可用于胃及十二指肠溃疡。不良反应同米索前列醇。

2. 其他胃黏膜保护药

硫糖铝(sucralfate)

硫糖铝又名溃疡宁、胃溃宁(ulcerlmine)。

遇酸可聚合成胶冻,牢固地黏附于上皮细胞和溃疡基底,抵御胃酸和消化酶的侵蚀;能减少胃酸和胆汁酸对胃黏膜的损伤;能促进胃黏液和碳酸氢盐分泌,从而发挥黏膜保护效应。在溃疡区的沉积能诱导表皮生长因子(EGF)积聚,促进溃疡愈合。用于消化性溃疡、慢性糜烂性胃炎、反流性食管炎。硫糖铝在酸性环境中才能发挥作用,不能与抗酸药、抑制胃酸分泌药同用。不良反应少而较轻,可致头晕、口干、恶心、呕吐、腹泻、便秘、皮疹及瘙痒等。

胶体次枸橼酸铋(colloidal bismuth subcitrate,CBS)

又名枸橼酸铋钾、德诺、DE-NOL。本药为螯合剂,不抑制胃酸,遇酸形成氧化铋胶体沉着于溃疡表面或基底肉芽组织,形成保护膜而抵御胃酸、胃蛋白酶、酸性食物对溃疡面刺激。也能与胃蛋白酶结合而降低其活性。还能促进黏液分泌。此外还有抗 Hp 作用。用于胃及十二指肠溃疡,疗效与 H_2 受体阻断药相似,但复发率较低。牛奶、抗酸药可干扰其作用。服药期间可使舌、粪染黑。偶见恶心等消化道症状。肾功能不良者禁用,以免引起血铋过高。

胶体果胶铋(colloidal bismuth pectin)

在酸性介质中具有较强的胶体特性,可在胃黏膜表面形成一层牢固的保护膜,增强黏膜屏障功能,同时可杀灭 Hp,有利于提高消化性溃疡的愈合率和降低复发率。用于消化性溃疡、慢性胃炎和消化道出血。毒副作用低,不影响肝、肾及神经系统,但用药期间可使粪便呈黑褐色。

麦滋林(marzulene)

能促进黏膜 PGE_2 合成及黏膜细胞增殖,增加黏液合成,增强黏膜屏障,并可抑制胃蛋白酶活性。可减轻溃疡病症状,促进溃疡愈合。用于胃炎、胃溃疡和十二指肠溃疡。不良反应有恶心、呕吐、腹泻、腹痛等,发生率低。

替普瑞酮(teprenone)

能增加胃黏液合成、分泌,提高黏膜的防御功能。主要用于胃溃疡。不良反应轻,有胃肠道反应,ALT、AST 轻度升高等。孕妇、儿童慎用。

四、抗幽门螺杆菌药

幽门螺杆菌(Hp)是慢性胃炎、消化性溃疡等疾病的主要致病因子,它能产生有害物质,分解黏液,引起组织炎症。已知消除幽门螺杆菌能明显减少十二指肠溃疡的复发率。因此,根治幽门螺杆菌具有重要意义。幽门螺杆菌在体外对多种抗菌药非常敏感,但体内真正有效的只有阿莫西林、克拉霉素、甲硝唑、四环素、氨苄青霉素、呋喃唑酮和庆大霉素等。任何单一抗菌药对Hp 根除率均不理想,必须联合应用。可分为二联、三联或四联疗法。目前推荐的三联疗法是胶体铋制剂或质子泵抑制剂与抗菌药中的两种联用。

第二节　消化功能调节药

本节包括助消化药、胃肠促动药与止吐药、泻药、止泻药与吸附药、利胆药。

一、助消化药

助消化药多为消化液中成分或促进消化液分泌的药物。在消化液分泌功能不足时,它们可起到替代疗法的作用。有些药物能阻止肠道的过度发酵,也用作消化不良的辅助治疗。

稀盐酸(dilute hydrochloric acid)

为 10%盐酸溶液,能使胃内酸度增加,胃蛋白酶活性增强。服后可消除胃部不适、腹胀、嗳气等症状。适用于慢性胃炎、胃癌、消化不良等。宜餐前或餐中用水稀释后服用。

胃蛋白酶(pepsin)

来自动物胃黏膜。能水解蛋白质和多肽。常与稀盐酸同服,用于因食蛋白质过多所致消化不良和各种原因所致消化功能减退及慢性萎缩性胃炎。用餐时或餐前服。不宜与抗酸药同时使用,以免降低其活性。

胰酶(pancreatin)

胰蛋白酶、胰淀粉酶及胰脂肪酶。在酸性溶液中易被破坏,一般制成肠衣片吞服。主要用于消化不良、食欲减退及肝脏、胆囊、胰腺疾病引起的消化障碍。

乳酶生(lactasin,表飞鸣)

为干燥活乳酸杆菌制剂,能分解糖类产生乳酸,使肠内酸性增高,从而抑制肠内腐败菌的繁殖,减少发酵和产气。常用于消化不良、腹胀及小儿消化不良性腹泻。不宜与抗菌药、抗酸药或吸附剂同时服用,以免降低疗效。

二、增强胃肠动力药

胃肠运动受神经、体液及胃肠道神经丛的调节。胃肠运动功能异常表现为胃肠运动功能低下或亢进,均可引起胃肠道症状。应分别应用促胃肠动力药和胃肠解痉药治疗。常用的促胃肠动力药有多潘立酮、甲氧氯普胺及西沙必利等。

多潘立酮(domperidone)

又名吗丁啉(motilium)。口服生物利用度较低,$t_{1/2}$ 为 7 h,主要经肝代谢。为多巴胺 D_2 受体阻断药。因不易通透血脑屏障,主要作用于外周,阻断多巴胺对胃肠肌层神经丛突触后胆碱能神经元的抑制作用,加强胃肠蠕动,促进胃的排空与协调胃肠运动,防止食物反流,具有胃肠促动和止吐作用。对偏头痛、颅外伤及放射治疗引起的恶心、呕吐及胃肠运动障碍性疾病有效。不良反应较少,主要有惊厥、肌肉震颤、流涎、平衡失调、眩晕等锥体外系反应。孕妇慎用。

甲氧氯普胺(metoclopramide,胃复安)

能阻断中枢 CTZ 多巴胺 D_2 受体,发挥中枢性镇吐作用。还可阻断胃肠 D_2 受体,增强胃肠蠕动,加速胃排空和肠内容物从十二指肠向回盲部推进,改善胃肠功能。口服生物利用度为75%,易通过血脑屏障和胎盘屏障。$t_{1/2}$ 为 4～6 h。常用于肿瘤化疗、放疗所引起的呕吐,慢性功能性消化不良引起的恶心、呕吐等症。大剂量静脉注射或长期应用,可引起锥体外系反应,也可引起高泌乳素血症,导致男性乳房发育、溢乳等。孕妇禁用。

西沙必利(cisapride)

能激动胃肠道胆碱能中间神经元及肌间神经丛 5-HT$_4$ 受体,促进乙酰胆碱释放,产生胃肠促动力作用。能加强结肠运动,促进食管至结肠的运动,故为全胃肠促动药。可用于反流性食管炎、胃轻瘫,慢性功能性便秘等。

不良反应有腹痛、腹泻、头痛、头晕、嗜睡等。孕妇、机械性肠梗阻、胃肠出血穿孔者禁用,哺乳妇女、儿童及肝肾功能不全者慎用。

三、止吐药

呕吐是一种复杂的反射活动,同时,又是一种保护反应,可由多种因素引起。参与呕吐反射的中枢为延脑的呕吐中枢,可接受来自化学催吐感受区(CTZ)、前庭器官、内脏等传入冲动而引发呕吐。止吐药是抑制呕吐反射的不同环节,用于防治呕吐的药物。止吐药包括:H$_1$ 受体阻断药、M 胆碱受体阻断药、多巴胺受体阻断药、5-HT$_3$ 受体阻断药。

1. H$_1$ 受体阻断药

常用药物有茶苯海明、异丙嗪等。用于防治晕动病、内耳眩晕病及放射病等引起的呕吐(见第二十八章组胺和抗组胺药)。

2. M 胆碱受体阻断药

主要有东莨菪碱、苯海索等(见第七章胆碱受体阻断药)。

3. 多巴胺 D$_2$ 受体阻断药

氯丙嗪阻断中枢 CTZ 多巴胺 D$_2$ 受体,发挥镇吐作用。作用强,但对晕动病呕吐无效。多潘立酮、甲氧氯普胺,用于肿瘤化疗、放疗及多种原因引起的呕吐。

4. 5-HT$_3$ 受体阻断药

昂丹司琼(ondansetron,枢复宁,奥丹西龙,ZOFRAN)

能选择性阻断中枢及迷走神经传入纤维 5-HT$_3$ 受体,产生强大止吐作用。对抗肿瘤药顺铂、环磷酰胺、阿霉素等引起的呕吐有迅速强大的止吐作用。对顺铂引起的呕吐,完全或满意控制者达 60%～73%,环磷酰胺引起呕吐控制率达 92%,明显优于甲氧氯普胺。但对晕动病及多巴胺激动剂去水吗啡引起的呕吐无效。生物利用度为 60%。$t_{1/2}$ 为 3～4 h,代谢产物大多经肾排泄。临床用于化疗、放疗引起的恶心、呕吐,预防或治疗手术后呕吐。不良反应较轻,有头痛、疲劳或便秘、腹泻,部分患者可有短暂氨基转移酶升高,罕见反应有支气管痉挛、心动过速、胸痛、低钾血症、心电图改变和癫痫发作等。

同类的还有格拉司琼(granisetron)、多拉司琼(dolasetron)、托烷司琼(tropisetron)等。

四、泻药

泻药(laxatives,catharitics)是能增加肠内水分,促进肠蠕动,软化粪便或润滑肠道促进排便的药物。临床主要用于功能性便秘,或清洁肠道、加速毒物排出。分为容积性、接触性和润滑性泻药三类。

1. 容积性泻药

为非吸收的盐类和食物性纤维素等物质。

硫酸镁(magnesium sulfate)

硫酸镁口服可产生泻下和利胆作用。

(1)导泻。在肠道难以吸收,大量口服形成高渗压而阻止肠内水分的吸收,扩张肠道,刺激肠壁,促进肠道蠕动。此外,镁盐还能引起十二指肠分泌缩胆囊素,此激素能刺激肠液分泌和蠕动。一般空腹服用,并大量饮水,可排出水样粪便。导泻作用剧烈,临床主要用于排除肠内毒物或与某些驱肠虫药合用以促进虫体排出。

(2)利胆。口服高浓度硫酸镁或用导管直接注入十二指肠,因反射性引起胆总管括约肌松弛,胆囊收缩,发生利胆作用。可用于阻塞性黄疸、胆石症和慢性胆囊炎。

硫酸镁泻下作用较剧,可引起反射性盆腔充血和失水。月经期、妊娠妇女及老年人慎用。

硫酸钠(sodium sulfate)

本药导泻机制同硫酸镁,作用较弱,无中枢抑制作用,用于中枢抑制药中毒时导泻。本药是钡化合物中毒的特效解毒药,用5%硫酸钠溶液洗胃,可与钡离子结合成无毒的硫酸钡;静脉注射可与血液中的钡离子结合成无毒的硫酸钡,经肾排出。不良反应同硫酸镁。

2. 接触性泻药

酚酞(phenolphthalein)

酚酞又名果导。口服后在肠道内与碱性肠液相遇形成可溶性钠盐,能促进结肠蠕动。服药后6～8 h排出软便,作用温和,适用于慢性便秘。口服酚酞约有15%被吸收。从尿排出,如尿液为碱性则呈红色。部分由胆汁排泄,并有肝肠循环而延长其作用时间,故一次服药作用可维持3～4 d。偶有过敏性反应、肠炎、皮炎及出血倾向等。

比沙可啶(bisacodyl,双醋苯啶)

比沙可啶是酚酞的同类物,用于便秘或腹部 X 线检查、内窥镜检查或术前排空肠内容物。

蒽醌类(anthraquinones)

大黄、番泻叶和芦荟等植物含有蒽醌苷类,口服后被大肠内细菌分解为蒽醌,能促进结肠推进性蠕动。用药后6～8 h排便,常用于急、慢性便秘。

3. 滑润性泻药

滑润性泻药是通过局部滑润并软化粪便而发挥作用。适用于老年、儿童、痔疮患者及肛门手术患者。

液体石蜡(liquid paraffin)

为矿物油,不被肠道消化吸收,产生滑润肠壁和软化粪便的作用,使粪便易于排出。

甘油(glycerol)

以50%的液体注入肛门,由于高渗压刺激肠壁引起排便反应,并有局部润滑作用,数分钟内引起排便。适用于儿童及老年人。

泻药应用注意事项:

(1)治疗便秘,尤其是习惯性便秘,首先应从调节饮食、养成定时排便习惯着手。多吃蔬菜、水果等常能收到良好效果。

（2）应根据不同情况选择不同类型泻药。如排除毒物，应选硫酸镁、硫酸钠等盐类泻药。一般便秘，以接触性泻药较常用。老人及动脉瘤、肛门手术等，以润滑性泻药较好。

（3）腹痛患者在诊断不明情况下不能随意应用泻药。年老体弱、妊娠或月经期妇女不能用作用强烈的泻药。

五、止泻药与吸附药

腹泻是多种疾病的常见症状，治疗时应采取对因治疗。例如，肠道细菌感染引起的腹泻，应当首先用抗菌药物。但剧烈而持久的腹泻，因可引起脱水和电解质紊乱，在对因治疗的同时，可适当给予止泻药。常用的药物如下：

阿片制剂多用于较严重的非细菌感染性腹泻（参见第十五章）。

地芬诺酯（diphenoxylate，苯乙哌啶）

为人工合成品，是哌替啶同类物，对肠道运动的影响类似阿片类，可用于急性功能性腹泻。不良反应轻而少见。大剂量长期服用可产生成瘾性。

洛哌丁胺（loperamide，苯丁哌胺）

结构类似地芬诺酯，除直接抑制肠道蠕动外，还可减少肠壁神经末梢释放乙酰胆碱。作用强而迅速。用于急、慢性腹泻。不良反应轻，可有消化道反应。

鞣酸蛋白（tannalbin）

在小肠内释出鞣酸能与肠黏膜表面的蛋白质形成沉淀，附着于肠黏膜上，减轻刺激，减少炎性渗出物，起收敛止泻作用。用于肠炎或其他原因引起的腹泻。

次碳酸铋（bismuth subcarbonate）

有保护胃肠黏膜和收敛止泻作用，用于腹泻、慢性胃肠炎、消化性溃疡等。

药用炭（medicinal activated charcoal）

药用炭是不溶性粉末，因其颗粒很小，总面积很大，能吸附大量气体、毒物，起保护、止泻和阻止毒物吸收的作用。用于腹泻、胃肠气胀、食物中毒等。

六、利胆药

胆汁中的胆固醇、胆酸、磷脂等按一定比例组成水溶性胶质微粒，当胆固醇过高或各成分比例失衡时，则从胆汁析出而形成结石，导致胆汁排出受阻。利胆药是指能促进胆汁分泌或胆囊排空的药物，主要用于胆囊炎、胆石症等。

去氢胆酸（dehydrocholic acid）

本药能促进胆汁分泌，使胆汁变稀，数量增加，流动性提高，发挥胆道内冲洗作用。用于胆囊炎、胆管炎、胆石症及某些肝脏疾病。有口苦、皮肤瘙痒等不良反应，长期应用可致电解质紊乱。胆管完全梗阻及严重肝肾功能不全者禁用。

桂美酸（cinametic acid）

桂美酸有显著而持久的利胆作用，能促进胆汁排泄，并能松弛胆总管括约肌；能促进血中胆固醇分解成胆酸排出，从而降低胆固醇。用于胆石症、慢性胆囊炎。

熊去氧胆酸(ursodeoxycholic acid)

本药能抑制胆固醇合成与分泌,减少胆汁中胆固醇含量,促进胆固醇从结石表面溶解,抑制肠道吸收胆固醇。用于治疗胆固醇型胆结石,也可用于治疗胆囊炎、胆管炎。

不良反应主要是腹泻,偶有便秘、瘙痒、头痛、头晕等。孕妇慎用。胆道完全阻塞和严重肝功能不全者禁用。

鹅去氧胆酸(chenodeoxycholic acid)

本药为熊去氧胆酸的异构体,作用与熊去氧胆酸相似。用于治疗胆固醇结石。不良反应较熊去氧胆酸严重,易引起腹泻,长期应用可升高血清氨基转移酶。梗阻性肝胆疾病、孕妇禁用。哺乳妇女慎用。

※ 常用制剂与用法 ※

氧化镁 片剂:0.2 g。0.2~1.0 g/次,3 次/d。

三硅酸镁 片剂:0.3 g。0.3~0.9 g/次,3 次/d。

氢氧化铝 片剂:0.3 g。0.6~0.9 g/次,3 次/d。凝胶:白色混悬液,含4%氢氧化铝。4~8 ml/次,3 次/d。

铝碳酸镁 片剂:0.5 g。0.5 g/次,3 次/d。饭后1 h服用。

碳酸钙 片剂:0.5 g。0.5~2.0 g/次,3 次/d。

碳酸氢钠 片剂:0.3 g、0.5 g。0.3~1.0 g/次,3 次/d。

复方氢氧化铝片(胃舒平) 片剂:每片含氢氧化铝0.245 g及三硅酸镁0.105 g,颠茄流浸膏0.002 6 ml。2~4 片/次,3 次/d,饭前半小时或胃痛发作时嚼碎后服。

哌仑西平 片剂:25 mg、50 mg。50 mg/次,2 次/d。早、晚饭前1.5 h服,疗程4~6周。严重者可50 mg/次,3 次/d。

奥美拉唑 肠溶片:20 mg。胶囊:20 mg。20 mg/次,1 次/d,疗程2~4周。治疗反流性食管炎,20~60 mg/次,1 次/d。卓-艾氏综合征,60 mg/次,1 次/d。粉针剂:40 mg。静脉注射,40 mg/次,每12 h一次,连用3 d。

丙谷胺 片剂:0.2 g。0.4 g/次,3 次/d,4~6周为一疗程。

米索前列醇 片剂:200 μg。200 μg/次,1 次/d。

硫糖铝 片剂:0.25 g、0.2 g。1 g/次,2 次/d。

胶体碱式枸橼酸铋 片剂:120 mg。120 mg/次,4 次/d,餐前、睡前各一次,4~8周一疗程。

胶体果胶铋 胶囊剂:50 mg。消化性溃疡和慢性胃炎:150~200 mg/次,4 次/d,饭前0.5 h服。消化道出血:将胶囊内药物倒出,用水冲开搅匀,日剂量一次服用,儿童剂量酌减。

替普瑞酮 胶囊:50 mg。50 mg/次,3 次/d,饭后30 min服。颗粒剂:100 mg/g。0.5 g/次,3 次/d,饭后30 min服。

稀盐酸 溶液:10%。0.5~2 ml/次,用水稀释饭前服。

胃蛋白酶 片剂:0.1 g。0.2~0.6 g/次,3 次/d,饭前或饭时服。合剂:每1 000 ml含胃蛋白酶20 g、稀盐酸20 ml、单糖浆100 ml、橙皮酊20 ml及5%尼泊金乙溶液10 ml,10 ml/次,3 次/d,饭前服。

胰酶　肠溶片:0.3 g、0.5 g。0.3～0.5 g/次,3 次/d,饭前服。

乳酶生　片剂:0.3 g。0.3～0.9 g/次,3 次/d。

甲氧氯普胺　片剂:5 mg。5～10 mg/次,3 次/d,饭前 0.5 h 服。注射剂:10 mg/ml。10～20 mg/次,肌注,1 日不超过 0.5 mg/kg。

多潘立酮　片剂:10 mg。10～20 mg/次,3 次/d,饭前 15～30 min 服。注射剂:10 mg/2 ml。8～10 mg/次,肌内注射,必要时可重复给药。

西沙必利　片剂:5 mg、10 mg。胶囊:5 mg。5～10 mg/次,3 次/d。

昂丹司琼　片剂:4 mg、8 mg。1 次 8 mg,每 8 h 一次;注射剂:4 mg/ml、8 mg/2 ml。0.15 mg/kg,于化疗前 30 min 静脉注射,后每 4 h 一次,共 2 次,再改口服给药。

硫酸镁　粉剂:5～20 g/次,同时饮水 200～500 ml。利胆时 2～5 g/次,3 次/d,饭前服。十二指肠引流,33%溶液 30～50 ml,导入十二指肠。

酚酞　片剂:50 mg、100 mg。50～200 mg/次,睡前服。

开塞露　溶液剂:10 ml、20 ml。为 50%甘油,或含适量的山梨醇制剂,10 ml/支,供小儿用;20 ml/支,供成人用。每次用 1 支,注入直肠内。

复方地芬诺酯　片剂:每片含盐酸地芬诺酯 2.5 mg、硫酸阿托品 0.025 mg。口服,1～2 片/次,3 次/d。

洛哌丁胺　胶囊:2 mg。2 mg/次,3 次/d,首剂加倍。

鞣酸蛋白　片剂:0.25 g、0.5 g。1～2 g/次,3 次/d。

次碳酸铋　片剂:0.5 g。0.3～1.0 g/次,3 次/d。

药用炭　片剂:0.15 g、0.3 g、0.5 g。1 g/次,3 次/d。

去氢胆酸　片剂:0.25 g。0.25 g/次,3 次/d。

熊去氧胆酸　片剂:50 mg。150～300 mg/次,2～3 次/d,饭后服,疗程 6 个月。

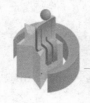

第二十七章
作用于血液和造血器官的药物

 学习目标

【掌握】肝素、华法林、维生素 K 的药理作用和临床用途。

【熟悉】链激酶、尿激酶的药理作用、临床用途、不良反应。铁剂、叶酸和维生素 B$_{12}$ 的药理作用和临床用途。

【了解】凝血和抗凝的机制；双嘧达莫、右旋糖酐的作用和用途。

生理状态下，人体血管内的血液保持循环流动，既不凝固，也不出血，这是由于凝血系统和抗凝血系统保持动态平衡的结果，一旦这种平衡被破坏，则可导致出血性疾病或血栓性疾病。促进凝血因子发挥作用或对抗纤维蛋白溶解可止血，抑制凝血因子发挥作用或促进纤溶系统酶的活性可防止血栓形成。如图 27-1 所示。

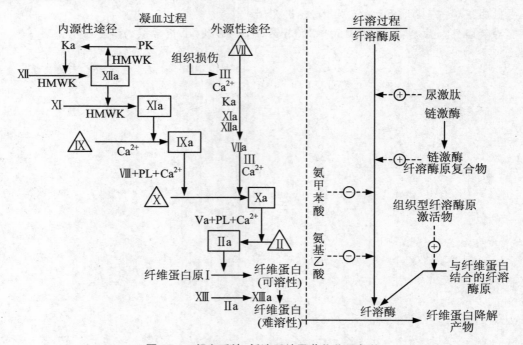

图 27-1 凝血系统、纤溶系统及药物作用部位

△:需维生素 K 参与合成;a:为各凝血因子的活化型;PK:前激肽释放酶;--⊕→:促进;

□:与肝素作用有关的凝血因子;HMWK:高分子量激肽原;PL:磷脂;--⊖→:抑制;Ka:激肽释放酶

第一节 抗 凝 血 药

抗凝血药是一类通过干扰凝血因子,阻止血液凝固的药物,临床主要用于预防血栓形成和防止血栓扩大。

一、体内、体外抗凝血药

肝素(heparin)

肝素是从猪、牛的肠系膜或肺中提取的一种黏多糖硫酸酯,呈强酸性。

【体内过程】肝素是带有大量负电荷的高极性高分子化合物,不易通过生物膜,故口服无效。常静脉给药,大部分与血浆蛋白结合(80%),不易通过胎盘屏障。经肝脏代谢,几乎全部以代谢形式经肾排出。$t_{1/2}$因剂量增加而延长,静脉注射 100 U/kg,400 U/kg,800 U/kg,$t_{1/2}$分别为 1 h、2.5 h、5 h。肺栓塞及肝硬化患者 $t_{1/2}$延长。

【药理作用】(1) 抗凝作用。肝素在体内、体外均有强大的抗凝作用。静脉注射后,立即产生抗凝作用,血液凝固时间、凝血酶时间以及凝血酶原时间均明显延长。其抗凝机制是:活化血浆中抗凝血酶Ⅲ(AT-Ⅲ),抗凝血酶Ⅲ与凝血酶及凝血因子Ⅸa、Ⅹa、Ⅺa、Ⅻa 形成复合物并抑制活性,肝素可加速这种反应达千倍以上,干扰凝血过程的多个环节。对已形成的血栓无效。

(2) 其他作用。使血管内皮释放脂蛋白酶,水解血中乳糜微粒和 VLDL,产生调节血脂作用,具有抑制血小板聚集和黏附作用;还有一定抗炎及抑制血管平滑肌细胞和血管内膜增生作用。

【临床用途】(1) 血栓栓塞疾病。主要用于防治血栓形成和栓塞,如深静脉血栓、肺栓塞和周围动脉血栓栓塞等。

(2) 弥散性血管内凝血(DIC)。用于各种原因引起的 DIC,如脓毒血症、胎盘早期剥离、恶性肿瘤溶解等所致的 DIC。早期应用可防止纤维蛋白原及其他凝血因子的消耗、以防继发性出血。

(3) 缺血性心脏病。心肌梗死后用肝素可预防高危病人发生静脉血栓栓塞性疾病,并预防大块前壁心肌梗死病人发生动脉栓塞。

(4) 体外抗凝。如心导管检查、体外循环和血液透析等。

【不良反应】(1) 自发性出血。肝素过量可引起关节腔积血、黏膜和伤口出血等,应立即停药。出血严重者,可缓慢注射鱼精蛋白(强碱性蛋白质,带正电荷;与肝素形成稳定的复合物而使肝素失活,静注过快可致血压骤降、心动过缓等),1 mg 可中和 100 U 的肝素,每次剂量不超过 50 mg。

(2) 过敏反应。偶见皮疹、哮喘、发热等。

(3) 其他。长期应用可致骨质疏松和骨折,还可引起短暂性的血小板减少症,孕妇应用可致早产及死胎。

【用药注意事项】对肝素过敏、有出血倾向、血友病、血小板功能不全和血小板减少症、紫癥、严重高血压、细菌性心内膜炎、肝肾功能不全、溃疡病、活动性肺结核、孕妇、先兆流产、产后、内脏肿瘤、外伤及术后等禁用。

低分子量肝素(low molecular weight heparin，LMWH)

低分子量肝素指分子量低于 6.5 kDa 的肝素，可由普通肝素直接分离而得或由普通肝素降解后再分离而得。LMWH 具有选择性抗凝血因子 Ⅹa 活性，而对凝血酶及其他凝血因子影响较小的特点。

【药理作用与临床用途】作用特点：① 因分子链较短，不能与 AT-Ⅲ形成复合物，因此选择性对抗凝血因子 Ⅹa 活性；相对分子量越低，抗凝血因子 Ⅹa 越强，保持了肝素的抗血栓作用而降低了出血的危险；② 可促进组织型纤溶酶原激活物释放，有助于血栓溶解；③ 不易引起血小板减少；④ 生物利用度高，$t_{1/2}$ 长，静脉注射活性可维持 12 h，皮下注射每日一次即可。

常用品种有：依诺肝素(enoxaparin)、替地肝素(tedelparin)等。临床上用于预防骨外科手术后深静脉血栓形成、急性心肌梗死、不稳定型心绞痛和血液透析、体外循环等。

【不良反应与用药注意事项】可引起出血、血小板减少症、高钾血症、皮肤坏死、过敏反应和暂时性转氨酶升高等。禁忌证同肝素。

二、体内抗凝血药

华法林(warfarin)

又名苄丙酮香豆素，属于香豆素类口服抗凝血药。

【药理作用】华法林是维生素 K 拮抗剂，抑制维生素 K 在肝内的转化，阻止维生素 K 的循环利用，影响凝血因子 Ⅱ、Ⅶ、Ⅸ、Ⅹ 的作用，使这些因子停留在无凝血活性的前体阶段，从而影响凝血过程。体外应用无抗凝活性，作用缓慢持久，口服 12 h 起效，24～48 h 达高峰，停药后持续 3～5 d。

【临床用途】用于防治血栓栓塞性疾病，可防止血栓形成和发展，一般先用肝素，起效后用华法林维持，也用于关节固定术、人工心脏瓣膜置换等手术后防止静脉血栓发生。

【不良反应与用药注意事项】过量可引起自发性出血，常见鼻出血、牙龈出血、皮肤淤斑及内脏出血。用药期间凝血酶原时间应控制在 25～30 s(正常值 12 s)。必要时用维生素 K 对抗或输新鲜血。禁忌证同肝素。

三、体外抗凝血药

枸橼酸钠(sodium citrate)

【药理作用与临床用途】枸橼酸钠仅在体外有抗凝作用。枸橼酸根离子与血浆中的 Ca^{2+} 形成难解离的可溶性络合物，使血中 Ca^{2+} 减少，血凝过程受阻。枸橼酸根离子在体内很快被氧化，故无体内抗凝作用。用于体外血液保存，防止输血瓶中的血液凝固。每 100 ml 全血中加 2.5% 枸橼酸钠 10 ml。

【不良反应与用药注意事项】大量输血(>1 000 ml)或输血速度过快时，可引起血液 Ca^{2+} 降低，导致手足抽搐、心功能不全、血压降低等，新生儿及婴幼儿输血容易发生，必要时用钙盐防治。

第二节　纤维蛋白溶解药

纤维蛋白溶解药(fibrinolytics)是一类促使纤溶酶原转变为纤溶酶,加速纤维蛋白溶解,导致血栓溶解的药物,也称溶栓药。

链激酶(streptokinase,SK)

【药理作用与临床用途】链激酶是由丙组 β-溶血性链球菌培养液中提取的一种蛋白质,分子量约为 47 kDa。其溶解血栓的机制是与内源性纤维蛋白溶酶原结合成复合物,并促使纤维蛋白溶酶原转变为纤溶酶,纤溶酶迅速水解血栓中纤维蛋白,导致血栓溶解。由于链激酶可水解栓子中纤维蛋白、降解纤维蛋白溶酶原和因子 V 及因子 Ⅶ。所以链激酶不应与抗凝血药或抑制血小板聚集药合用。

主要用于治疗血栓栓塞性疾病,如深静脉血栓、急性肺栓塞、心肌梗死早期、脑栓塞等,宜及早应用,血栓形成 6 h 内效果好。

【不良反应与用药注意事项】(1)自发性出血。多为皮肤、黏膜出血,偶见颅内出血,严重者可注射氨甲苯酸对抗。

(2)过敏反应。链激酶是一种蛋白质,具有抗原性,可引起皮疹、畏寒、发热,甚至过敏性休克,应用前先使用抗组胺药或肾上腺皮质激素,可减轻或防止。

(3)心律失常。这是一种再灌注性心律失常,也是冠脉再通的标志,可表现为各种缓慢型心律失常或各种室性心律失常。静脉注射阿托品或多巴胺可恢复正常。

尿激酶(urokinase,UK)

尿激酶是从新鲜人尿中分离的一种糖蛋白,无抗原性,不引起过敏反应。直接激活纤溶酶原,使其转变为纤溶酶,发挥溶解血栓作用。临床应用、不良反应同链激酶,适用于链激酶过敏者。

阿尼普酶(anistreplase)

阿尼普酶是链激酶与人纤溶酶以 1∶1 比例组成的复合物,可静脉注射,静脉注射后较易进入血凝块中与纤维蛋白结合,发挥溶栓作用。用于急性心肌梗死,可改善症状,降低病死率,亦可用于其他血栓栓塞性疾病。可导致长时间血液低凝状态,引起出血。

重组组织型纤溶酶原激活物(tissues plasminogen activator，t-PA)

重组组织型纤溶酶原激活物是一种用 DNA 重组技术制备的、含有 527 个氨基酸的糖蛋白。其作用是激活血栓中与纤维蛋白结合的纤溶酶原,使其转变为纤溶酶而溶解血栓,对循环血液中纤溶系统几无影响,故较少产生链激酶常见的出血。用于治疗肺栓塞和急性心肌梗死,血管再通率比链激酶高,且不良反应少。

重组葡激酶(staphylokinase)

重组葡激酶是一种从金黄色葡萄球菌中分离出来的,能够特异性溶解血栓的酶类物质,现用 DNA 技术制备。葡激酶与血栓中的纤溶酶有较高的亲和力,激活纤溶酶原,使其转变为纤溶酶而溶解血栓。临床上用于治疗急性心肌梗死等血栓性疾病。不良反应与链激酶相似,但过敏性比链激酶强。

第三节 促 凝 血 药

促凝血药是一类促进血液凝固,使出血停止的药物。

一、促进凝血因子生成药

维生素 K(vitamin K)

维生素 K 的基本结构是甲萘醌,广泛存在于自然界,包括维生素 K_1、K_2、K_3 及维生素 K_4。维生素 K_1 来源于绿叶蔬菜,维生素 K_2 由肠道细菌产生,两者均为脂溶性,需胆汁协助吸收。维生素 K_3 及维生素 K_4 为人工合成品,具有水溶性,不需胆汁协助即可吸收。

【药理作用】维生素 K 的主要作用是参与肝脏合成凝血因子 Ⅱ、Ⅶ、Ⅸ、Ⅹ、抗凝血蛋白 C 和抗凝血蛋白 S。维生素 K 是 γ-羧化酶的辅酶,促进这些凝血因子前体蛋白分子氨基末端谷氨酸残基的 γ-羧化作用,使这些因子具有活性,与 Ca^{2+} 结合,再与带有大量负电荷的血小板磷脂结合,使血液凝固正常进行。当维生素 K 缺乏时,这些凝血因子的合成停留在无活性的前体蛋白状态,导致凝血障碍而致出血。

【临床用途】(1)维生素缺乏引起的出血,如梗阻性黄疸、胆瘘、新生儿出血。

(2)长期使用香豆素类、水杨酸类药物及广谱抗生素引起的出血。

(3)肌内注射维生素 K 有解痉止痛的作用,可缓解胆绞痛。

【不良反应与用药注意事项】(1)胃肠道反应。维生素 K_3 及维生素 K_4 刺激性强,常致恶心、呕吐等胃肠道反应。

(2)溶血性贫血。较大剂量可致新生儿、早产儿溶血性贫血,高胆红素血症及黄疸,对红细胞缺乏葡萄糖-6-磷酸脱氢酶(G6PD)的特异质者也可诱发急性溶血性贫血。

(3)其他。静脉注射维生素 K_1 速度快时,可产生面部潮红、出汗、血压下降,甚至虚脱。

二、抗纤维蛋白溶解药

本类药物常用的有:氨甲苯酸(aminomethylbenzoic acid,PAMBA,止血芳酸)、氨甲环酸(tranexamic acid,凝血酸)等。

【药理作用】此类药物竞争性抑制纤溶酶原激活因子,使纤溶酶原不能转化为纤溶酶,高浓度则直接抑制纤溶酶的活性,从而抑制纤维蛋白的溶解而产生止血作用。其中氨甲环酸作用最强。

【临床用途】(1)纤维蛋白溶解亢进所致的出血。用于肺、脾、肝、前列腺、胰等手术时的出血及产后出血,因为这些部位存在大量纤溶酶原激活因子。

(2)链激酶和尿激酶过量所致出血。氨甲苯酸是链激酶和尿激酶的拮抗药,使纤溶酶原不能转化为纤溶酶而止血。

【不良反应】过量可致血栓形成,诱发心肌梗死。

三、血管收缩药

垂体后叶素（pituitrin）

垂体后叶素是神经垂体所分泌的激素，主要含缩宫素和加压素。本品从猪、牛垂体后叶中提取。

【药理作用与临床用途】 加压素直接作用于血管平滑肌，使小动脉、小静脉及毛细血管收缩，对内脏血管作用明显，可收缩肺及肠系膜小动脉，减少肺及门静脉血流量，降低肺及门静脉压力。适用于肺咯血及门脉高压引起的上消化道出血。加压素还能增加肾远曲小管和集合管对水分的重吸收，产生抗利尿作用，可用于尿崩症的治疗。

【不良反应与用药注意事项】 可出现面色苍白、心悸、胸闷、腹痛、血压升高、过敏反应等。禁用于高血压及冠心病患者。

四、凝血因子制剂

凝血酶（thrombin）

凝血酶是从猪、牛血提取精制而成的无菌制剂。直接作用于血液中纤维蛋白原，使其转变为纤维蛋白，发挥止血作用。此外，还有促进上皮细胞的有丝分裂，加速创伤愈合的作用。用于通常止血困难的小血管、毛细血管以及实质性脏器出血的止血，也用于创面、口腔、泌尿道以及消化道等部位的止血，还可缩短穿刺部位出血的时间。局部止血时，用灭菌生理盐水溶解成 $50\sim1\ 000\ U/ml$ 溶液喷雾或敷于创面

第四节　抗血小板药

抗血小板药又称血小板抑制药，即抑制血小板黏附、聚集以及释放等功能而达到抗凝作用，常用药物有阿司匹林（详见解热镇痛抗炎药）、双嘧达莫、噻氯匹定等。

双嘧达莫（dipyidamole，潘生丁）

双嘧达莫，能对胶原、ADP、肾上腺素及低浓度凝血酶诱导的血小板聚集有抑制作用，在体内体外均有抗血栓作用，还可缩短血小板生存时间。用于血栓栓塞性疾病、人工置换心脏瓣膜术后防止血小板血栓形成。不良反应有上腹部不适、恶心等。

噻氯匹定（ticlopidine，氯苄噻啶）

噻氯匹定，为强效血小板抑制药，能抑制 ADP、花生四烯酸、胶原、凝血酶和血小板活化因子等引起的血小板聚集和释放，防止血栓形成和发展。用于预防急性心肌梗死、脑血管和外周动脉栓塞性疾病。不良反应常见恶心、腹泻、中性粒细胞减少等。

第五节 抗贫血药及血容量扩充药

一、抗贫血药

循环血液中红细胞数和血红蛋白含量低于正常值称为贫血。贫血的主要类型有缺铁性贫血、巨幼红细胞性贫血和再生障碍性贫血。缺铁性贫血是由于铁缺乏引起，用铁剂治疗；巨幼红细胞性贫血是由于叶酸或维生素 B_{12} 缺乏引起，用叶酸或维生素 B_{12} 治疗。

铁剂

铁是人体必需的元素，是构成血红蛋白、肌红蛋白、细胞色素及组织酶的重要组成部分。常用的铁制剂有硫酸亚铁（ferrous sulfate）、枸橼酸铁胺（ferric ammonium citrate）、右旋糖酐铁（iron dextran）等。

【药理作用】铁是红细胞成熟阶段合成血红素必不可少的物质。吸收到骨髓的铁，吸附在有核红细胞上并进入细胞内的线粒体，与原卟啉结合，形成血红素。后者再与珠蛋白结合，形成血红蛋白。

【临床用途】治疗失血过多或需铁增加所致的缺铁性贫血，疗效极佳。对慢性失血（如月经过多、痔疮出血和子宫肌瘤等）、营养不良、妊娠、儿童生长发育所引起的贫血，用药后一般症状及食欲迅速改善，网织红细胞数于治疗后 4～5 天上升，7～12 天达到高峰，约 4～8 周接近正常。为使体内铁贮存恢复正常，待血红蛋白正常后尚需减半量继续服药 2～3 月。

【不良反应】(1) 胃肠道反应。硫酸亚铁对胃肠道有刺激性，口服时可引起恶心、呕吐、上腹不适等症状，宜饭后服药。铁剂与肠内硫化氢结合生成硫化铁，使肠蠕动减少，可引起便秘、黑便。

(2) 急性中毒。小儿误服 1 g 以上可致急性中毒，表现为坏死性肠炎，可有呕吐、腹痛、血性腹泻，甚至休克、呼吸困难、死亡。急救可用磷酸盐溶液或碳酸盐溶液洗胃，并用特殊解毒剂去铁胺解救。

【用药注意事项】口服铁或食物中的铁主要以亚铁形式在十二指肠上段和空肠上段吸收，凡能促进铁还原的物质如维生素 C、果糖、胃酸、半胱氨酸等均有利于铁的吸收，鞣酸、高钙和高磷酸盐不利于铁的吸收，四环素类药物和抗酸药等减少铁的吸收。

叶酸（folic acid）

叶酸广泛存在于动、植物中，肝、酵母和绿叶蔬菜中含量较高。人体不能合成叶酸，需从食物中摄取。每日最低需要量约 50 μg。

【药理作用】叶酸在体内被叶酸还原酶还原为具有活性的四氢叶酸，再与一碳单位结合成四氢叶酸类辅酶，传递一碳单位，参与体内多种生化代谢，如胸腺嘧啶脱氧核苷酸、嘌呤核苷酸合成与某些氨基酸的互变，进一步参与核酸和蛋白质的合成。叶酸缺乏时，上述生化代谢障碍，进而导致 DNA 合成障碍，细胞有丝分裂减少，增殖旺盛的红细胞最易受到影响，出现巨幼红细胞性贫血。消化道上皮细胞增殖也受到影响，出现舌炎、腹泻等。

【临床用途】用于各种原因所致巨幼红细胞性贫血，加用维生素 B_{12} 辅助治疗。

【不良反应】叶酸对抗甲氨碟呤、乙胺嘧啶、甲氧苄啶等引起的巨幼红细胞性贫血,由于二氢叶酸还原酶被抑制,四氢叶酸合成受阻,需用甲酰四氢叶酸钙治疗。

维生素 B$_{12}$（vitamin B$_{12}$）

维生素 B$_{12}$ 为含钴化合物,广泛存在于动物内脏、牛奶、蛋黄中。人体生理需要量每日 $1\sim2\,\mu g$。

【体内过程】口服维生素 B$_{12}$ 必须与胃壁细胞分泌的糖蛋白即"内因子"结合成复合物,才能免受胃液消化而进入空肠吸收。当胃黏膜萎缩致"内因子"缺乏时,影响维生素 B$_{12}$ 吸收,引起"恶性贫血"。吸收后 90% 贮存于肝,少量经胆汁、胃液、胰液排入肠内,其中小部分吸收入血,主要经肾排出。

【药理作用】维生素 B$_{12}$ 为细胞分裂和维持神经组织髓鞘完整所必需。体内维生素 B$_{12}$ 主要参与下列两种代谢过程:

（1）参与叶酸循环利用。维生素 B$_{12}$ 是 5-甲基四氢叶酸同型半胱氨酸甲基转移酶促使同型半胱氨酸转化为甲硫氨酸和 5-甲基四氢叶酸的反应中所必需的,当维生素 B$_{12}$ 缺乏时,叶酸代谢循环受阻,导致叶酸缺乏症。

（2）维持有髓鞘神经纤维功能。脂肪代谢中间产物甲基丙二酰辅酶 A 转变为琥珀酰辅酶 A 而参与三羧酸循环,维生素 B$_{12}$ 作为辅酶参与该反应,当维生素 B$_{12}$ 缺乏时,导致异常脂肪酸合成,影响神经髓鞘脂质合成,出现神经症状。

【临床用途】维生素 B$_{12}$ 主要用于恶性贫血和巨幼红细胞性贫血,也可用于神经系统疾病（如神经炎、神经萎缩等）、肝脏疾病等辅助治疗。

红细胞生成素（erythropoietin）

红细胞生成素是由肾近曲小管管周细胞分泌的糖蛋白,现用基因重组技术合成。红细胞生成素可刺激红系干细胞增殖和分化,促进红细胞生成,主要用于红细胞生成素缺乏所致的贫血,尤对慢性肾衰竭所致的贫血效果好,对骨髓造血功能低下、肿瘤化疗、抗艾滋病药等所致贫血也有效。主要不良反应是血压升高,注射部位血栓形成及流感样症状。严重高血压、某些白血病患者及妊娠妇女禁用。

二、血容量扩充药

大量失血或大面积烧伤可使血容量降低,严重者可导致休克。迅速扩充血容量是治疗低血容量性休克的基本疗法。除全血和血浆外,也可应用人工合成的血容量扩充药。理想的人工合成血容量扩充剂应能维持血液胶体渗透压,作用持久,无毒性,无抗原性。

右旋糖酐（dextran）

右旋糖酐为高分子化合物,是葡萄糖的聚合物。依聚合的葡萄糖分子数目的不同,分为不同分子量的产品,临床上常用的有中分子量（分子量约为 75 000 Da）和低分子量（平均分子量 20 000~40 000 Da）及小分子量右旋糖酐（平均分子量 10 000 Da）,分别称为右旋糖酐 70、右旋糖酐 40、右旋糖酐 20、右旋糖酐 10。

【药理作用】右旋糖酐分子量较大,能提高血浆胶体渗透压,从而扩充血容量,维持血压。作用强度与维持时间依中、低、小分子量而逐渐降低,右旋糖酐 70 维持 12 h,右旋糖酐 20 和右旋糖酐 10 作用短,仅维持 3 h。低、小分子量右旋糖酐阻止红细胞和血小板聚集及纤维蛋白聚合,降低血液黏滞度,并对凝血因子 II 有抑制作用,从而改善微循环。右旋糖酐具有渗透性利尿作用。

【临床用途】各类右旋糖酐主要用于低血容量性休克,包括急性失血、创伤和烧伤性休克。低分子和小分子右旋糖酐改善微循环作用较佳,用于中毒性、外伤性及失血性休克,可防止休克后期DIC。也用于防治心肌梗死心绞痛、脑血栓形成、血管闭塞性脉管炎和视网膜动静脉血栓等。

【不良反应与用药注意事项】偶见过敏反应如发热、荨麻疹等。偶见血压下降、呼吸困难等严重反应。连续应用时,制剂中的少量大分子右旋糖酐蓄积可致凝血障碍和出血。禁用于血小板减少症状、出血性疾病、血浆中纤维酶原低下等。心功能不全和肺水肿及肾功能不佳者禁用。

※ 常用制剂与用法 ※

肝素钠　注射剂,静脉注射或静脉滴注,500～10 000 U/次,稀释后用,1 次/3～4 h,总量为25 000 U/d,过敏体质者先试用 1 000U,如无反应,可用至足量。

依诺肝素　注射剂,20～40 mg/次,1 次/d,皮下注射。用于血液透析,1 mg/kg,动脉导管中注入。

替地肝素　皮下注射,2 500 U/d。

华法林钠　片剂,首次 6～20 mg,以后每日 2～8 mg。

双香豆素　片剂,0.1 g/次。第一天 2～3 次/d,以后 0.05～0.1 g/d。

阿司匹林　片剂,50～75 mg/次,1 次/d。

链激酶　粉针剂,初导剂量,50 万 U 溶于生理盐水或 5% 葡萄糖液中,静脉滴注,30 min滴完。维持剂量,每小时 60 万 U,静脉滴注。疗程一般 24～72 h。为防止过敏反应可给糖皮质激素。

尿激酶　粉针剂,以注射用水 3～5 ml 溶解后,加于 10% 葡萄糖液 20～40 ml 静注,15 000～20 000 U/次,2 次/d,第四天起改为 10 000～20 000 U/次,1 次/d。一般 7～10 天。静脉滴注则先以负荷剂量 2 000～4 000 U/30 min,继以 2 000～4 000 U/h,维持 12 h。

组织纤溶酶原激活物(t-PA)　粉针剂,首剂 10 mg,静脉注射。以后第 1 h 50 mg,第 2、3 h各 20 mg 静脉滴注。

维生素 K_1　肌内或静脉注射,10 mg/次,2～3 次/d。

维生素 K_3　肌内注射,4 mg/次,2～3 次/d。

维生素 K_4　肌内注射,2～4 mg/次,3 次/d。

硫酸亚铁　片剂,0.3～0.6 g/次,3 次/d。

枸橼酸铁铵　糖浆,1～2 ml/(kg·d),分 3 次服。

右旋糖酐铁　深部肌肉注射,25～50 mg/次,1 次/d,总剂量(g)＝[血红蛋白正常值(g/100 ml)－患者血红蛋白值(g/100 ml)]×0.255。

叶酸　口服,5～10 mg/次,3 次/d。肌内注射,15～30 mg/次,1 次/d。

甲酰四氢叶酸钙　肌内注射,3～6 mg/次,1 次/d。

维生素 B_{12}　肌内注射,50～500 μg/次,1～2 次/d。

重组人红细胞生成素　注射剂,开始 20～100 U/kg,皮下或静脉注射,每周 3 次。两周后视红细胞比容增减剂量。

右旋糖酐　6%、10%、12% 溶液,视病情选用,静脉滴注。

第二十八章
抗变态反应药物

第一节　组胺和组胺受体阻断药

一、组胺(histamine)

组胺是广泛存在于人体组织的自体活性物质。组织中的组胺主要含于肥大细胞及嗜碱细胞中。因此，含有较多肥大细胞的皮肤、支气管黏膜和肠黏膜中组胺浓度较高，脑脊液中也有较高浓度。物理或化学等因素刺激能使肥大细胞脱颗粒，导致组胺释放。组胺与靶细胞上的特异受体结合，产生生物效应，如小动脉、小静脉、毛细血管舒张，引起血压下降甚至休克；增加心率和心肌收缩力，抑制房室传导；兴奋内脏平滑肌，引起支气管痉挛、胃肠绞痛；刺激胃腺壁细胞，引起胃酸分泌等。组胺受体有 H_1、H_2、H_3 亚型。各亚型受体功能见表 28-1。组胺的临床应用已很少见，但组胺受体阻断药在临床却有重大价值。

表 28-1　组胺受体分布及效应表

受体类型	所在组织	效应	阻断药
H_1 受体	支气管、胃肠、子宫等平滑肌	收缩	苯海拉明
	皮肤血管	舒张	异丙嗪
	心房	收缩增强	氯苯那敏
	房室结	传导减慢	阿司咪唑
H_2 受体	胃壁细胞	胃酸分泌增多	西米替丁

续表

受体类型	所在组织	效应	阻断药
	血管	舒张	雷尼替丁
	心室	收缩加强	法莫替丁
	窦房结	心率加快	
H_3 受体	中枢及外周神经末梢	负反馈性调节组胺合成与释放	硫内咪胺

二、组胺受体阻断药

组胺受体阻断药能够与组胺竞争相应的受体,产生抗组胺作用,根据对组胺受体选择性不同,可以分为 H_1、H_2、H_3 三种亚型。

1. H_1 受体阻断药

人工合成的 H_1 受体阻断药对 H_1 受体有较大的亲和力,但无内在活性。常用的 H_1 受体阻断药有苯海拉明(diphenhydramine,苯那君)、异丙嗪(promethazine,非那根)、氯苯那敏(chlorpheniramine,扑尔敏)、阿司咪唑(astemizole,息斯敏)、特非那定(terfenadine)等。

【体内过程】H_1 受体阻断药口服或注射均易吸收,大部分在肝内代谢,代谢物从肾排出,药物以原形经肾排泄的甚少。口服后多数在 $15\sim30$ min 起效,$1\sim2$ h 作用达高峰,一般持续 $4\sim6$ h。特非那定及阿司咪唑维持时间长。

【药理作用】(1) H_1 受体阻断作用。可完全对抗组胺引起的支气管、胃肠道平滑肌的收缩作用。小量的组胺即可引起豚鼠因呼吸窒息而死亡,如事先给 H_1 受体阻断药,可保护豚鼠耐受数倍甚至千倍以上致死量的组胺而不死亡。对豚鼠以支气管痉挛为主要症状的过敏性休克也具有保护作用,但对人的过敏性休克无保护效果,可能与人过敏性休克的发病还有其他多种介质参与有关。对组胺直接引起的局部毛细血管扩张和通透性增加(水肿)有很强的抑制作用,但对血管扩张和血压降低等全身作用仅有部分对抗作用。对后者,需同时应用 H_1 受体和 H_2 受体两种阻断药才能完全对抗。

(2) 中枢抑制作用。此类药物多数可以透过血-脑脊液屏障,治疗量时有镇静与嗜睡作用,作用强度因个体敏感性和药物品种而异,以苯海拉明、异丙嗪作用最强。它们引起中枢抑制可能与阻断中枢 H_1 受体有关。它们还有抗晕、镇吐作用,可能与其中枢抗胆碱作用有关。阿司咪唑、特非那定因不易通过血脑屏障,几无中枢抑制作用。

(3) 抗胆碱作用。H_1 受体阻断药有明显的镇吐和抗晕动病作用,苯海拉明、茶苯海明、异丙嗪的防晕和止吐作用较强,可能与中枢多数抗胆碱作用有关。某些 H_1 受体阻断药对外周胆碱受体也有明显的阿托品样作用,主要表现为唾液腺和支气管腺体分泌减少。各种 H_1 受体阻断药的作用特点见表 28-2。

表 28-2　常用 H_1 受体阻断药作用的比较

药物	持续(h)	镇静催眠	防晕止吐	主要应用
苯海拉明	4～6	＋＋＋	＋＋	皮肤黏膜过敏、晕动病
异丙嗪	4～6	＋＋＋	＋＋	皮肤黏膜过敏、晕动病
氯苯那敏	4～6	＋	—	皮肤黏膜过敏
阿司咪唑	10 d	—	—	皮肤黏膜过敏

注：＋＋＋作用强；＋＋作用中等；＋作用弱；—无作用。

（4）其他作用。少数 H_1 受体阻断药有局部麻醉作用。

【临床用途】（1）皮肤黏膜变态反应性疾病。H_1 受体阻断药对荨麻疹、过敏性鼻炎等疗效较好,可作为首选药物,对昆虫咬伤引起的皮肤瘙痒和水肿也有良效,对药疹和接触性皮炎有止痒效果,对慢性过敏性荨麻疹与 H_2 受体阻断药合用效果比单用好。但对支气管哮喘患者几乎无效,对过敏性休克也无效。

（2）晕动病及呕吐。用于晕动病、放射病等引起的呕吐,常用苯海拉明和异丙嗪。

（3）镇静催眠。对中枢有明显抑制作用的苯海拉明、异丙嗪可用于失眠。

【不良反应】（1）中枢神经系统反应:镇静、嗜睡、乏力等。

（2）消化道反应:口干、厌食、便秘或腹泻等。

（3）其他反应。偶见粒细胞减少及溶血性贫血。特非那定和阿司咪唑可引起心律失常,应予注意。

【用药注意事项】服药期间应避免驾驶车、船和高空作业。

2. H_2 受体阻断药

H_2 受体阻断药是一类选择性地阻断胃壁细胞 H_2 受体,抑制胃酸分泌的药物,主要作用于治疗消化性溃疡。临床常用的药物有西咪替丁(cimetidine)、雷尼替丁(ranitidine)、法莫替丁(famotidine)、尼扎替丁(nizatidine)。

【药理作用与临床用途】本类药物能竞争性阻断壁细胞膜上的 H_2 受体,拮抗组胺或组胺受体激动药所致的胃酸分泌。对以基础胃酸分泌为主的夜间胃酸分泌有明显抑制作用,对食物、胃泌素、迷走神经兴奋以及低血糖等因素所致的胃酸分泌抑制作用较弱。夜间胃酸分泌减少对十二指肠溃疡的愈合十分重要,因此本类药物应在晚餐后、入睡前服用,为治疗十二指肠溃疡的首选。

主要用于胃和十二指肠溃疡,溃疡愈合后给予维持剂量可减少复发,还可用于食管反流症、卓-艾综合征及其他病理性胃酸分泌过多症。

【不良反应与用药注意事项】不良反应少,安全范围较大,偶有便秘、腹泻、腹胀、头痛、头晕、皮疹、瘙痒等。长期大量使用西咪替丁可致男性阳痿、乳房肿大、女性溢乳;老年人或肾功能不良者,大剂量应用可出现精神错乱、幻觉等中枢系统症状;偶见粒细胞、血小板减少或肝、肾毒性。

第二节　钙　盐

用于抗变态反应的钙盐有:葡萄糖酸钙(calcium gluconate)、氯化钙(calcium chloride)、乳酸钙(calcium lactate)。

【药理作用与临床用途】（1）抗过敏作用。能增加毛细血管壁的致密度，降低其通透性，使渗出减少，从而产生消炎、消肿和抗过敏作用。用于治疗荨麻疹、血管神经性水肿、接触性皮炎、血清病和湿疹等。

（2）维持神经肌肉的正常兴奋性。当血清钙含量降低时，神经肌肉的兴奋性增强，出现手足抽搐症，可致婴幼儿惊厥或喉痉挛。缓慢静脉注射钙盐可迅速缓解症状。症状控制后采用口服给药，以维持疗效。

（3）促进骨骼和牙齿生长发育。钙是构成骨质的主要成分，体内长期缺钙易致佝偻病和骨质疏松症。同时配伍维生素 D，可促进钙的吸收和利用。

（4）拮抗镁离子作用。钙与镁有竞争性拮抗作用，静注钙剂能解救注射硫酸镁过量所致的急性中毒。

【不良反应与用药注意事项】（1）钙盐有强烈刺激性。漏出血管外可引起剧痛和组织坏死。葡萄糖酸钙比氯化钙刺激小，较安全。

（2）钙盐静注时，可引起全身灼烧感；因兴奋心脏，可引起心律失常，甚至心脏停搏。

※ 常用制剂与用法 ※

盐酸苯海拉明　片剂：25 mg，25～50 mg/次，3 次/d。注射剂：20 mg/ml。20 mg/次，肌内注射，1～2 次/d。

茶苯海明　片剂：25 mg、50 mg。为苯海拉明与氨茶碱复合物，预防晕动病。

盐酸异丙嗪　片剂：12.5 mg、25 mg。12.5～25 mg/次，2～3 次/d。注射剂：50 mg/2 ml。25～50 mg/次，肌内或静脉注射。

马来氯苯那敏　片剂：4 mg。4 mg/次，3 次/d。小儿 0.35 mg/(kg·d)，分 3～4 次/d。注射剂：10 mg/ml，20 mg/2 ml。5～20 mg/次，皮下或肌内注射。

特非那定　片剂：60 mg/次，2 次/d；或 120 mg/次，1 次/d。7～12 岁儿童 30 mg/次，6 岁以下儿童减半，2 次/d。孕妇和哺乳期妇女慎用。

西咪替丁　片剂：0.2 g。0.2～0.4 g/次，4 次/d，分别于每餐饭后和睡前服用，连用 6～8 周。胶囊剂：0.2 g。用法和用量同片剂。

雷尼替丁　片剂：150 mg。150 mg/次，2 次/d，早、晚饭后服，连用 4～8 周。

法莫替丁　片剂：20 mg。10 mg/次，2 次/d，早、晚饭后服，注射剂：20 mg/2 ml。20 mg/次，2 次/d，加入 0.9％氯化钠注射液或 5％葡萄糖注射液 20 ml，缓慢静脉注射或静脉滴注。

氯化钙　注射剂：0.5 g/10 ml。0.5 g/次，1 次/d，用 25％葡萄糖注射液稀释后缓慢静脉注射。

葡萄糖酸钙　片剂：0.5 g。0.5～2 g/次，3 次/d。注射剂：1.0 g/10 ml。1.0 g/次，1 次/d，用 25％葡萄糖注射液稀释后缓慢静脉注射。

乳酸钙　片剂：0.3 g、0.5 g。1～2 g/次，3 次/d。

第二十九章
子宫平滑肌兴奋药与抑制药

学习目标

【掌握】缩宫素的药理作用和临床用途。

【熟悉】子宫平滑肌兴奋药的不良反应。

【了解】子宫平滑肌抑制药的药理作用和临床用途。

作用于子宫的药物种类很多,按照对子宫平滑肌的作用,可以分为子宫平滑肌兴奋药和子宫平滑肌抑制药。子宫平滑肌兴奋药能选择性兴奋子宫平滑肌、增强子宫收缩力,常用于催产、引产、产后出血等,临床上常用的有缩宫素、麦角生物碱及前列腺素等。子宫平滑肌抑制药又称抗分娩药,能够抑制子宫平滑肌的收缩,主要用于防治早产和痛经,临床上常用的有肾上腺素受体激动剂、钙通道阻滞剂、硫酸镁、前列腺素合成酶抑制药和缩宫素受体拮抗药。

第一节 子宫平滑肌兴奋药

子宫平滑肌兴奋药是一类能直接兴奋子宫平滑肌的药物,其作用可因子宫生理状态及剂量的不同而有差异,分别可产生子宫节律性收缩或强直性收缩作用。小剂量子宫兴奋药引起的子宫节律性收缩可用于催产和引产;大剂量子宫兴奋药引起的强直性收缩作用可用于产后止血或产后子宫复原,但禁用于催产和引产。

缩宫素(oxytocin)

缩宫素,又名催产素。由猪、牛等动物神经垂体中提取,也可人工合成,其效价以单位(U)表示,每单位相当于 2 μg 缩宫素。

【体内过程】缩宫素口服后在消化道易被破坏,故无效。缩宫素能经鼻腔和口腔黏膜吸收;肌内注射吸收良好,3~5 min 内生效,作用维持 20~30 min。静脉作用更快,但维持时间更短,需静脉滴注维持。可透过胎盘。主要由肝、肾代谢、消除。

【药理作用】(1)兴奋子宫平滑肌。缩宫素能选择性兴奋子宫平滑肌,使子宫收缩力加强,频率加快。其作用取决于剂量和子宫的收缩状态:

① 剂量。小剂量(2~5 U)引起子宫节律性收缩,使子宫平滑肌张力增加、收缩力增强、收缩频率增加,但仍保持节律性、对称性和极性。其性质类似于正常分娩,即子宫底平滑肌节律性

收缩,子宫颈平滑肌松弛,有利于胎儿娩出;大剂量(5～10 U)则引起子宫持续强直性收缩,不利于胎儿娩出。

② 体内性激素的水平。雌激素能提高子宫平滑肌对缩宫素的敏感性,孕激素则降低其敏感性。妊娠早期孕激素水平高,子宫对缩宫素不敏感,可保证胎儿正常发育;妊娠后期雌激素水平高,特别在临产时敏感性最强,利于胎儿分娩。

(2) 其他作用。缩宫素可使乳腺腺泡周围的肌上皮细胞收缩,促进排乳。大剂量能松弛血管平滑肌,引起血压下降。缩宫素还有轻微的抗利尿作用。

【临床用途】(1) 催产和引产。小剂量缩宫素用于胎位正常、头盆相称、无产道障碍而宫缩乏力的难产,小剂量使用缩宫素可以促进分娩。对于过期妊娠、死胎等需终止妊娠者,也可以用小剂量催产。

(2) 产后止血。产后出血时,立即皮下或肌内注射较大剂量(5～10 U)的缩宫素,迅速引起子宫强直性收缩,压迫子宫肌层血管而止血。但其作用短暂,常需加麦角生物碱制剂以维持疗效。

【不良反应】催产或引产时,缩宫素用量过大可引起子宫高频率甚至持续性强直收缩,导致胎儿窒息或子宫破裂。大量使用缩宫素时,可导致抗利尿作用,输液过多或过快,可出现水潴留和低钠体征。生物制品的缩宫素因含有杂质,偶见过敏反应等。

【用药注意事项】① 严格掌握剂量,避免发生子宫强直性收缩。② 严格掌握禁忌证,凡骨盆过窄、产道异常、胎位不正、头盆不称、前置胎盘,以及三次妊娠以上的经产妇或有剖腹产者禁用,以防引起子宫破裂或胎儿窒息。③ 心脏病、宫颈曾经手术治疗、宫颈癌、早产、胎头未衔接、孕妇年龄超过 35 岁者,应慎用。

麦角生物碱(ergot)

麦角是寄生在黑麦中的一种麦角菌的干燥菌核,现已用人工培养方法生产。麦角中含有多种生物碱,均为麦角酸的衍生物,按化学结构可分两类:① 氨基麦角碱类:以麦角新碱(ergometrine, ergonovine)、甲麦角新碱(methylergometrine)为代表。② 氨基酸麦角碱类:以麦角胺(ergotamine)及麦角毒(ergotoxine)为代表。

【药理作用】(1) 兴奋子宫。麦角生物碱类能选择性兴奋子宫平滑肌,其中麦角新碱的作用最快最强。作用强度取决于子宫的功能状态。妊娠子宫对麦角碱类比未妊娠子宫敏感,临产时或新产后子宫最敏感。与缩宫素不同,它们的作用比较强而持久,剂量稍大即引起子宫强直性收缩,对子宫体和子宫颈的兴奋作用无明显的差别,因此,不宜用于催产和引产。

(2) 收缩血管。氨基酸麦角碱类,特别是麦角胺,能直接作用于动、静脉血管使其收缩;大剂量还会伤害血管内皮细胞,长期服用可导致肢端干性坏疽。

(3) 阻断 α 受体。氨基酸麦角碱类尚有阻断 α 肾上腺素受体的作用,使肾上腺素的升压作用翻转。只是引起不良反应,无应用价值。麦角新碱无此作用。

【临床用途】(1) 子宫出血。常用于产后、刮宫术后、月经过多或其他原因引起的子宫出血,常用麦角新碱治疗。利用其对子宫平滑肌持久的强直性收缩作用,机械性地压迫肌纤维间血管而止血。

(2) 子宫复原。产后子宫复原缓慢时,易引起失血过多或感染,临床常选用促进子宫收缩,加速子宫复原。

(3) 偏头痛。麦角胺能收缩脑血管,减少脑动脉搏动幅度,用于偏头痛的诊断和治疗。咖啡因也具有收缩脑血管的作用,且能促进麦角胺的吸收,两药合用可增强疗效。

【不良反应】注射麦角新碱可引起恶心、呕吐及血压升高等。偶见过敏反应,严重者出现呼吸困难、血压下降。

【用药注意事项】伴有妊娠毒血症的产妇应慎用。麦角制剂禁用于催产及引产,血管硬化及冠心病禁用。

前列腺素(prostaglandins,PGs)

前列腺素是一类广泛存在于体内的不饱和脂肪酸,对心血管、呼吸、消化以及生殖系统等有广泛的生理作用和药理作用。作为子宫兴奋药应用的 PGs 类药物有:地诺前列酮(dinopros-tone,PGE_2,前列腺素 E_2)、地诺前列素(dinoprost,$PGF_{2\alpha}$,前列腺素 $F_{2\alpha}$)、硫前列酮(sulpros-tone)和卡前列素(carboprost,15-Me-$PGF_{2\alpha}$,15-甲基前列腺素 $F_{2\alpha}$)等。

PGs 对子宫有收缩作用,其中以 PGE_2 和 $PGF_{2\alpha}$ 在分娩中具有重要意义。它们对妊娠各期子宫都有兴奋作用,分娩前的子宫尤为敏感,妊娠初期和中期效果较缩宫素强。引起子宫收缩的特征与生理性的阵痛相似,在增强子宫平滑肌节律性收缩的同时,尚能使子宫颈松弛。故除用于足月引产外,对早期或中期妊娠子宫也能引起高频率和大幅度的收缩,足以产生流产效应。除静脉滴注外,阴道内、宫腔内或羊膜腔内给药,也能奏效。

不良反应主要为恶心、呕吐、腹痛等胃肠兴奋现象。不宜用于支气管哮喘病人和青光眼病人。引产时的注意事项和缩宫素相同。

第二节　子宫平滑肌抑制药

子宫平滑肌抑制药又称抗分娩药,主要应用于痛经和防止早产。目前具有子宫平滑肌抑制作用,又具有治疗价值的药物有 β_2 肾上腺素受体激动药、硫酸镁、钙通道阻滞药、前列腺素合成酶抑制药、缩宫素拮抗药等。

一、β_2 肾上腺素受体激动药

子宫平滑肌上存在有 β 肾上腺素受体,以 β_2 受体占优势。通过激动 β_2 肾上腺素受体,引起平滑肌松弛,可以用于防治早产和痛经。

利托君(ritodrine)

结构与异丙肾上腺素相似,是选择性 β_2 肾上腺素受体激动药,对非妊娠和妊娠子宫都有抑制作用,可用于防止早产。

二、其他子宫平滑肌抑制药

硫酸镁(magnesium sulfate)

可明显抑制子宫平滑肌收缩。妊娠期间应用硫酸镁可以防治早产和妊娠高血压综合征及子痫发作,对于 β_2 受体激动药禁用的产妇,可用本药治疗早产。

钙通道阻滞药

可松弛离体子宫平滑肌,明显拮抗缩宫素所致的子宫兴奋作用。硝苯地平可作为防治早产的钙通道阻滞药。

前列腺素合成酶抑制剂

这类药物能通过胎盘到达胎儿,大剂量长期使用可使胎儿动脉导管过早关闭及肾功能受损,最好仅在 β_2 肾上腺素受体激动药、硫酸镁等药物使用受限或无效时使用。

※ 常用制剂与用法 ※

缩宫素　皮下或肌内注射,2~5 U/次,用5％葡萄糖注射液500 ml稀释后缓慢静脉滴注。极量:肌注20 U/次。

垂体后叶素皮下或肌内注射,5~10 U/次;静脉滴注5~10 U/次。可用5％葡萄糖注射液500 ml稀释后缓慢静脉滴注。

马来酸麦角新碱　片剂,口服,0.2~0.5 mg/次。肌内注射,0.2~0.5 mg/次,必要时0.5 h后可重复一次。静脉滴注0.2 mg以5％葡萄糖注射液稀释后应用。极量:肌内或静脉注射,0.5 mg/次,1 mg/d。

酒石酸麦角碱　片剂,口服,1 mg/次。皮下或肌内注射,0.25 mg/次。

麦角胺咖啡因片　每片含酒石酸麦角胺1 mg,咖啡因100 mg。偏头痛发作时即口服半片至1片半;如无效,可于间隔1 h重复同剂量。

麦角流浸膏　2 ml/次,3次/d,连续口服2~3天。极量:12 ml/d。

第三十章
性激素类药及避孕药

 学习目标

【掌握】雌激素、孕激素的生理药理作用、临床用途和主要不良反应。

【熟悉】避孕药的分类及临床用途。

【了解】性激素的来源及分类,性激素的分泌及调节。

性激素(sex hormones)是由性腺合成分泌的甾体激素,具有促进性器官成熟、副性征发育及维持性功能等作用,包括雌激素、孕激素和雄激素三大类。临床使用的性激素主要是人工合成品,主要用作避孕药。

性激素的分泌受下丘脑-垂体前叶的调节。下丘脑分泌促性腺激素释放激素(gonadotropin-releasing hormone,GnRH),促进垂体前叶分泌促卵泡素(follicle stimulating hormone,FSH)和黄体生成素(luteinizing hormone,LH)。FSH 促进卵泡的生长发育,在 FSH 和 LH 的共同作用下,成熟的卵泡分泌雌激素和孕激素。

性激素对垂体前叶的分泌功能具有正反馈和负反馈两方面的调节作用。排卵前雌激素水平较高,可以直接或通过下丘脑促进垂体分泌 LH,导致排卵(正反馈)。月经周期的黄体期,血中雌激素、孕激素升高,导致 GnRH 的分泌减少,抑制排卵(负反馈)。常用的甾体避孕药就是根据这一负反馈而设计的。

对于成年男性,垂体前叶所释放的 LH 可以促进睾丸间质细胞分泌雄激素。雄激素也有抑制促性腺激素释放作用。

第一节　雌激素类药及抗雌激素类药

一、雌激素类药

雌二醇(estradiol,E_2)是卵巢分泌的天然雌激素,药用雌激素为多种强效和长效制剂,如炔雌醇(ethinyl estradiol)、炔雌醚(quinestrol)、苯甲酸雌二醇(estradiol benzoate)、戊酸雌二醇(长效)等,均是以雌二醇为母体由人工合成的甾体激素,还合成了己烯雌酚(乙蔗酚,diaethylstilbestrol)、己烷雌酚(hexestrol)等。

【体内过程】天然雌激素口服吸收后易在肝内破坏,作用时间较短,常制成苯甲酸酯油剂供肌注。人工合成的炔雌醇、炔雌醚和己烯雌酚等不易被肝脏破坏,口服效果较好,作用时间持久。

【药理作用】(1) 促进未成年女性性征和性器官发育成熟。

(2) 维持成年女性性征,参与月经周期形成。雌激素能激活蛋白合成酶系统,促进子宫内膜和肌层的蛋白质和核酸合成,使子宫内膜增生加厚(增殖期变化),并在黄体酮协助下,使子宫内膜进而转变为分泌期状态,使宫颈黏液增多变稀,利于精子通过。

(3) 较大剂量时,可反馈抑制下丘脑-垂体系统,抑制催乳素分泌,抑制垂体促性腺激素分泌,抑制促卵泡素分泌,抑制卵泡发育成熟,抑制排卵。

(4) 对抗雄激素、轻度水钠潴留、增加骨骼钙盐沉积、加速骨骺闭合、使甘油三酯(TG)升高和胆固醇下降等作用。

【临床用途】(1) 更年期综合征。更年期妇女因卵巢功能下降,雌激素分泌减少,而垂体促性腺激素分泌增多,引起内分泌失衡。雌激素可以抑制垂体促性腺激素的分泌而减轻各种症状。

(2) 功能性子宫出血。雌激素类药物可以促进子宫内膜增生,修复出血创面,如与孕激素合用,可以调整月经周期,止血效果明显。

(3) 替代疗法。原发性或继发性卵巢功能低下患者,用雌激素替代治疗可以促进外生殖器、子宫及第二性征的发育,与孕激素合用能形成人工月经周期。

(4) 乳房胀痛与退乳。部分妇女停止哺乳后,乳汁继续分泌,可导致乳房胀痛,大剂量雌激素能干扰催乳素对乳腺的刺激,使乳汁分泌减少而退乳消痛。

(5) 晚期乳腺癌。能缓解绝经四年以上的晚期乳腺癌患者的症状,但绝经期之前的患者禁用,因为这反而可能促进肿瘤生长。

(6) 前列腺癌。大剂量雌激素可以抑制垂体促性腺激素分泌,导致睾丸萎缩及雄激素生成减少,同时本身又有抗雄激素作用,可用于治疗前列腺癌。

(7) 痤疮。青春期痤疮是由于性激素分泌过多,刺激皮脂腺分泌,导致局部腺管阻塞以及继发感染所引起,雌激素可以导致雄激素生成减少,同时又有抗雄激素作用,可用于治疗青春期痤疮。

(8) 骨质疏松。对于绝经后或老年女性骨质疏松的患者,可减少骨质吸收,防止骨折的发生。

(9) 其他。对于由缺乏雌激素所引起的老年性阴道炎及女阴干燥症,局部用药可以奏效。小剂量长期应用可以有效预防冠心病和心肌梗死。与孕激素合用可用于避孕。

【不良反应及注意事项】(1) 常见恶心、食欲缺乏,早晨多见。从小剂量开始,逐渐增加剂量可以减轻反应。

(2) 长期大量应用可引起子宫内膜过度增生及子宫出血,有子宫出血倾向及子宫内膜炎患者慎用。

二、抗雌激素类药

抗雌激素类药是指能与雌激素受体结合,竞争性拮抗雌激素作用的药物。

氯茋酚胺（clomiphene，克罗米酚）

氯茋酚胺为三苯乙烯衍生物，与己烯雌酚的化学结构相似。

【药理作用】有较强的抗雌激素作用和较弱的拟雌激素活性，能与雌二醇竞争下丘脑的雌激素受体，从而消除雌二醇的负反馈抑制，增加促性腺激素释放激素的分泌，使垂体前叶 LH 分泌和 FSH 增加，从而使卵巢卵泡发育成熟与分泌雌激素，诱发成熟卵泡排卵。连续服用大剂量可引起卵巢肥大，卵巢囊肿患者禁用。

【临床用途】（1）功能性不孕。通过诱发一系列类似正常排卵周期的激素而实现排卵，对不排卵或卵巢功能低下导致的不孕患者，诱发排卵成功率约 70%，但妊娠率仅 30%～40%。适用于体内有一定雌激素水平者。

（2）月经失调。对无排卵型出血、功能性子宫出血、多囊性卵巢综合征以及服用避孕药后或分娩后闭经者，能恢复月经，并发生排卵。对功能性闭经和闭经溢乳综合征也有一定疗效。

（3）其他。也可用于 FSH 和 17-同类固醇升高，而睾丸素低于正常的少精症者，以及绝经后晚期乳腺癌患者。对月经紊乱、闭经、无排卵型及精子缺少性不孕症、乳房纤维囊性疾病和晚期乳腺癌也有一定疗效。

【不良反应及注意事项】不良反应与剂量有关，常见不良反应为面部潮红、恶心、呕吐、胃痛、盆腔或下腹部痛。少数患者有复视、眼前感到亮光、眼睛对光敏感、视力减退、皮肤和巩膜黄染等。停用后症状减轻或消失。卵巢囊肿者禁用。肝病或肝功能异常者、内膜癌、诊断未明的子宫异常出血、子宫肌瘤、精神抑郁、妊娠期患者禁用。

第二节　孕激素类药

孕激素（progestogens）主要由卵巢的黄体分泌，故又称黄体酮。临床应用的是人工合成品及其衍生物，主要分为以下四大类：① 17-羟孕酮类：安宫黄体酮（甲羟孕酮）、甲地孕酮；② 19-去甲基睾酮类：炔诺酮、左炔诺孕酮等；③ 19-去甲孕酮类：地美孕酮、普美孕酮、己酸孕诺酮；④ 螺旋内酯衍生物：屈螺酮。

【体内过程】各种途径给药黄体酮，人体均能迅速吸收，但是首关消除明显，需要肌内注射或舌下给药。其在肝脏内代谢，从肾脏排出。

【生理与药理作用】（1）对生殖系统的作用。月经后期，于雌激素作用基础上，使子宫内膜继续增生和腺体血管增长，表现为子宫内膜充血、增厚、腺体分泌，使内膜由增生期转化为分泌期，为受精卵安全植入内膜做好准备。着床后使胚胞继续发育。在妊娠期能使子宫肌弛缓，并降低子宫肌对垂体后叶所产生的催产素的敏感性，抑制子宫活动，使胎儿安全生长。在雌激素刺激乳腺导管增长的基础上，孕激素可使乳腺腺泡发育，为哺乳作用准备。

（2）对代谢的影响。竞争性对抗醛固酮的作用，从而促进钠、氯排泄，起利尿作用。还可促进蛋白质分解代谢，增加尿素氮的排泄。

（3）升高体温的作用。影响下丘脑体温调节中枢，使基础体温升高 0.5 ℃左右。

【临床用途】（1）功能性子宫出血。由于黄体功能不足，子宫内膜不规则成熟和脱落而引起的少量淋漓不尽的阴道出血，在月经前应用孕激素类替代治疗，可以使增生期子宫内膜协调一致的转为分泌期内膜,停药后 3～5 d 内膜比较完整的脱落,从而维持正常的月经。

(2)痛经和子宫内膜异位症。孕激素能抑制排卵并减轻子宫痉挛性收缩从而止痛,还可以使异位的子宫内膜萎缩退化。与雌激素类药物合用,效果更好。

(3)先兆流产与习惯性流产。用于治疗黄体功能不足引起的先兆流产与习惯性流产。19-去甲基睾丸酮类有一定雄激素作用,持久应用可致女性胎儿男性化。黄体酮有时也可能引起胎儿生殖器畸形,需注意。

(4)对子宫内膜癌、前列腺癌等也有一定的疗效。

(5)避孕。见本章第四节。

【不良反应】较少,偶见头晕、恶心、呕吐及乳房胀痛等,长期应用可引起子宫内膜萎缩,月经量减少,并诱发阴道真菌感染。19-去甲基睾丸酮类大剂量有雄激素作用,可使女性胎儿男性化。大剂量黄体酮可引起生殖器畸形

第三节 雄激素类药

天然雄激素主要为睾丸酮。男性主要由睾丸间质细胞分泌,肾上腺皮质次之;女性主要由肾上腺皮质分泌,卵巢次之。睾丸酮不仅具有雄激素作用,还有显著的蛋白质同化作用,人工合成的某些衍生物,雄激素作用弱,同化作用强,称为同化激素。

临床使用的雄激素是人工合成的睾丸素及其衍生物,主要制剂有:睾丸酮(素)、甲基睾丸酮(素)、丙酸睾丸酮(素)、苯乙酸睾丸酮(素)、环戊丙酸睾丸酮(素)、去氢甲基睾丸酮(素)、苯丙酸诺龙、癸酸诺龙、康力龙、康复龙等。

【体内过程】睾丸素口服已被肝脏破坏,生物利用度低。溶于油溶液中肌注时吸收缓慢,作用时间延长,如植于皮下,作用可达 6 周。因此,一般使用其油溶液肌肉注射或植于皮下。

【生理和药理作用】(1)对生殖系统的作用。促进男性生殖器官发育成熟,促进精子的生成与成熟,并维持男性第二性征。较大剂量雄激素还能抑制下丘脑与垂体前叶分泌促性腺激素,使睾丸的雄激素合成和精子的生成功能受抑制。

(2)同化作用。雄激素具有明显的促进蛋白质合成作用(同化作用),减少蛋白质分解(异化作用),能促进生长发育,增长肌肉,增加体重,同时,降低氮质血症。

(3)兴奋骨髓造血功能。骨髓功能低下时,大剂量的雄激素可刺激骨髓造血机能,使红细胞和白细胞增加,特别是红细胞生成较快。

(4)免疫增强作用。雄激素能促进免疫球蛋白的合成,增强机体的免疫功能和抗感染能力,此外还有类似糖皮质激素的抗炎作用。

【临床用途】(1)睾丸功能不全。适用于无睾症、类无睾症。

(2)围绝经期综合征和功能性子宫出血。主要利用其抗雌激素的作用,使子宫平滑肌及其血管收缩,子宫内膜萎缩而止血。对严重出血病例,可以用己烯雌酚、黄体酮和丙酸睾丸素三种激素的混合物同时注射,但停药后可出现撤退性出血。

(3)晚期乳腺癌。对晚期乳腺癌或乳腺癌转移者,采用雄激素治疗可使部分病例的病情得到缓解。

（4）再生障碍性贫血。应用雄激素类药物可使骨髓造血功能得到明显改善,但是起效较慢,一般在用药 2~4 个月才出现疗效。

【不良反应】（1）长期应用于女性病人可引起多毛、痤疮、声音变粗、闭经、乳腺退化等男性化现象。

（2）多数雄激素类药物均能干扰肝内毛细胆管的排泄功能,引起胆汁淤积性黄疸。因其有钠水潴留作用,肾炎、肾病综合征、心力衰竭及高血压病人慎用。孕妇及前列腺癌病人禁用。

第四节　避　孕　药

避孕药(contraceptive drugs)是指通过抑制排卵,或改变宫颈黏液的理化性质,阻碍受精,或者使子宫内膜发生形态和功能的变化,干扰孕卵着床等机制,最终达到避孕目的的药物。目前临床应用的避孕药可分为甾体避孕药、男用避孕药和外用避孕药等。

一、甾体避孕药

目前应用的女用避孕药以此类为主,由不同类型的孕激素和雌激素以不同的剂量配伍而成,分为口服避孕药、注射避孕针、缓释避孕药及避孕贴膜剂,常见种类见表 30-1。

表 30-1　常用避孕药制剂及成分

制剂名称	雌激素（mg）	孕激素（mg）
1. 短效口服避孕药		
复方炔诺酮片	炔雌醇 0.035	炔诺酮 0.625
复方甲地孕酮片	炔雌醇 0.035	甲地孕酮 1.0
复方炔诺孕酮甲片	炔雌醇 0.030	炔诺孕酮 0.3
2. 长效口服避孕药		
复方炔诺孕酮乙片	炔雌醚 3.0	炔诺孕酮 12.0
复方氯地孕酮片	炔雌醚 3.0	氯地孕酮 12.0
复方次甲氯地孕酮片	炔雌醚 3.0	16-次甲氯地孕酮 12.0
3. 长效注射避孕药		
复方己酸孕酮注射液	戊酸雌二醇 5.0	己酸孕酮 250.0
复方甲地孕酮注射液	雌二醇 3.5	甲地孕酮 25.0
4. 探亲避孕药		
甲地孕酮片		甲地孕酮 2.0
炔诺酮片		炔诺酮 5.0
双炔失碳酯片		双炔失碳酯 7.5

【药理作用】甾体避孕药通过干扰下丘脑-垂体-卵巢轴的正常功能,通过负反馈机制,抑制下丘脑 GnRH 的释放,使垂体分泌 FSH 和 LH 减少,同时直接影响垂体激素对 GnRH 的反应,不出现排卵前 LH 高峰,故不发生排卵。如按规定用药,避孕效果可达 99% 以上。

【临床用途】(1) 短效口服避孕药。从月经周期第 5 天起,每晚服一片,连服 22 日,不可间断。一般停药后 2~4 天来月经,若停药 7 天仍来月经,则开始服下一周期药物。

(2) 长效口服避孕药。从月经来潮第 5 天服一片,以后每隔 28~30 服一片。

(3) 探亲避孕药。又称速效避孕药或事后避孕药。

(4) 长效注射避孕药。如复方己酸孕酮,于月经周期第 5 天深部肌注 2 支,以后每隔 28 天或于每次月经周期第 11~12 天注射一支,如未来月经,仍应按期给药,不可间断。

(5) 避孕贴剂。贴剂内含避孕激素,贴附于皮肤后,药物按一定的量及比例释放入血,达到避孕作用。

【不良反应】(1) 类早孕反应。少数妇女在用药初期可出现恶心、呕吐、食欲减退、白带增多等轻微的类早孕反应,为雌激素刺激胃黏膜所致。轻者不需处理。症状严重者,可以考虑更换制剂。

(2) 阴道流血。又称突破性出血,多由于漏服、迟服、服药方法错误等所致。

(3) 停经或月经减少。绝大多数在停药后自然恢复正常。

二、男用避孕药

棉酚是棉花根、茎和种子中所含的一种黄色酚类物质。棉酚作用于睾丸曲细精管的生精上皮细胞,可使精子数量减少,直至无精。连用 2 个月节育率达 99% 以上。停药后可逐渐恢复。个别有肝损害。

三、外用避孕药

外用避孕药是一种化学制剂,放在阴道深处、子宫颈附近,药物可自行溶解而散布在子宫颈表面和阴道壁,使精子失去活动能力而不能通过子宫到达输卵管与卵子结合,发挥杀精作用,从而达到避孕目的,因此又称杀精剂。

常用的杀精剂有壬苯醇醚、辛苯醇醚等。苯醇醚为非离子型表面活性剂,以水溶性成膜材料聚乙烯醇为赋形剂,制成半透明薄膜,放入阴道后迅速溶解,释放药物杀灭精子。

※ 常用制剂与用法 ※

苯甲酸雌二醇　注射剂:1 mg/ml,为油质溶液。肌注,1~2 mg/次,2~3 次/周。硬膏:经皮肤贴用,1~2 次/周。

己烯雌酚　片剂:0.25 mg、0.5 mg、1 mg、2 mg。注射剂:0.5 mg/ml,2 mg/ml。用于卵巢功能不全、垂体功能异常的闭经或绝经综合征,一日用量不超过 0.25 mg;用于人工周期,从月经周期第 6 天开始,口服 0.25 mg/d,连用 20 天,待月经后再服,共三周。

己烷雌酚　片剂:1 mg、5 mg。注射剂:5 mg/ml。口服或肌注一次 1～5 mg。

炔雌醇　片剂:0.02 mg、0.05 mg、0.5 mg。口服 0.02～0.05 mg/次,3 次/d。

炔诺酮　片剂:0.625 mg、2.5 mg、5 mg。口服 1.25～5 mg/次,1 次/d。

甲睾酮　片剂:5 mg、10 mg。口服或舌下给药,5～10 mg/次,2 次/d。

黄体酮　注射剂:10 mg/ml、20 mg/ml。肌注,10～20 mg/次,1 次/d。

安宫黄体酮　片剂:2 mg、4 mg、5 mg。口服 2～10 mg/d。

短效口服避孕药　从月经周期第 5 天开始,每晚服一片,连服 22 天,不能间断。停药后2～4 天发生撤退性出血,形成人工月经周期。

长效口服避孕药　从月经周期第 5 天服一片,最初两次间隔 20 天,以后每隔 28～30 天服一片。

长效注射避孕药　从月经周期第 5 天深部肌注 2 支,以后每隔 28 天肌注 1 支。

探亲避孕药　一般于同居当晚或事后服用,同居 14 天以内,必须每晚服一片,如超过 14 天,应接服短效口服避孕药。

棉酚　片剂:20 mg。开始剂量 20 mg/d,连服 2 个月,然后每周一次,40 mg/次,连服 4 周。

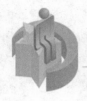

第三十一章
肾上腺皮质激素类药物

 学习目标

【掌握】糖皮质激素的药理作用、临床用途、不良反应、应用注意事项及禁忌证。

【熟悉】糖皮质激素的体内过程,用法及疗程。

【了解】糖皮质激素的抗炎机制、皮质激素抑制药。

肾上腺皮质激素(adrenocortical hormones)是肾上腺皮质分泌的激素的总称,属甾体类化合物。肾上腺皮质从外向内依次分为球状带、束状带和网状带。肾上腺皮质激素按其生理作用及来源可分为三类:① 盐皮质激素(mineralocorticoids):由球状带分泌,有醛固酮(aldosterone)和去氧皮质酮(desoxycorticosterone)等,主要影响水和电解质的代谢。② 糖皮质激素(glucocorticoids):由束状带合成和分泌,有氢化可的松(hydrocortisone)和可的松(cortisone)等,可影响糖、蛋白质和脂肪的代谢。③ 性激素(sex hormones):由网状带分泌,包括雄激素和雌激素。肾上腺皮质激素的生成和分泌受促肾上腺皮质激素(ACTH)调节。通常所指肾上腺皮质激素,不包括性激素。临床常用的皮质激素主要是糖皮质激素。

肾上腺皮质激素的基本结构为甾核(见图 31-1),构效关系非常密切:① C_3 的酮基、C_{20} 的羰基及 C_{4-5} 的双键是保持生理功能所必需;② 糖皮质激素的 C_{17} 上有 $-OH$;C_{11} 上有 $=O$ 或 $-OH$;③ 盐皮质激素的 C_{17} 上无 $-OH$;C_{11} 上无 $=O$ 或有 O 与 C_{18} 相连;④ $C_{1\sim2}$ 为双键以及 C_6 引入 $-CH_3$ 则抗炎作用增强、水盐代谢作用减弱;⑤ C_9 引入 $-F$,C_{16} 引入 $-CH_3$ 或 $-OH$ 则抗炎作用更强、水盐代谢作用更弱。为了提高临床疗效,对天然皮质激素的结构进行改造,人工合成了一系列疗效好、副作用少的肾上腺皮质激素类药物。

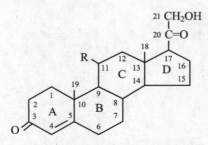

图 31-1　肾上腺皮质激素的基本结构

第一节　糖皮质激素

糖皮质激素生理作用广泛而复杂,且随剂量不同而改变。生理情况下机体正常分泌的糖皮质激素主要影响物质代谢过程。缺乏时可引起机体代谢失调甚至死亡。在应激情况下机体分泌大量的糖皮质激素,使机体适应因内外环境变化而产生的强烈刺激。超生理剂量(药理剂量)的糖皮质激素则还有抗炎、免疫抑制、抗过敏和抗休克等作用。

【体内过程】口服、注射均可吸收。口服可的松或氢化可的松后 $1\sim2$ h 血药浓度可达高峰。一次给药作用持续 $8\sim12$ h。氢化可的松在血浆中(浓度小于 25g% 时)约有 90% 以上与血浆蛋白结合,其中 77% 与皮质激素转运蛋白(transcortin, corticosteroid binding globulin, CBG)结合,CBG 在血浆中含量少,虽亲和力大(3×10^{-7} mol/L),但结合量小;另有 15% 与白蛋白结合,其血浆含量高,结合量大。CBG 在肝中合成,雌激素可促进其合成,妊娠期间或雌激素治疗时,血中 CBG 浓度增高而游离的氢化可的松减少,但通过反馈调节,可使游离型者恢复正常水平。肝、肾疾病时 CBG 合成减少,可使游离型者增多。吸收后,在肝分布较多。主要在肝中代谢,与葡萄糖醛酸或硫酸结合,与未结合部分一起由尿排出。氢化可的松的血浆 $t_{1/2}$ 为 $80\sim144$ min,但在 $2\sim8$ h 后仍具有生物活性,剂量大或肝、肾功能不全者可使 $t_{1/2}$ 延长;甲状腺功能亢进时,肝灭活皮质激素加速,使 $t_{1/2}$ 缩短。泼尼松龙因不易被灭活,$t_{1/2}$ 可达 200 min。可的松和泼尼松在肝内分别转化为氢化可的松和泼尼松龙方能生效,故严重肝功能不全的病人宜应用氢化可的松或泼尼松龙。与肝微粒体酶诱导剂如苯巴比妥、苯妥英钠等合用时需加大糖皮质激素的用量。糖皮质激素按作用时间和给药方式的不同可分为短效、中效、长效和外用四类,其比较见表 31-1。

表 31-1　常用糖皮质激素类药物的比较

类别	药物	水盐代谢(比值)	糖代谢(比值)	抗炎作用(比值)	等效剂量(mg)	半衰期(min)
短效	氢化可的松(hydrocortisone)	1.0	1.0	1.0	20	90
	可的松(cortisone)	0.8	0.8	0.8	25	90
中效	泼尼松(prednisone)	0.6	3.5	3.5	5	>200
	泼尼松龙(prednisolone)	0.6	4.0	4.0	5	>200
	甲泼尼龙(methylprednisolone)	0.5	5.0	5.0	4	>200
	曲安西龙(triamcinolone)	0	5.0	5.0	4	>200

续表

类别	药物	水盐代谢（比值）	糖代谢（比值）	抗炎作用（比值）	等效剂量（mg）	半衰期（min）
长效	地塞米松（dexamethasone）	0	30	30	0.75	＞300
	倍他米松（betametasone）	0	30～35	25～35	0.60	＞300
外用	氟氢可的松（fluocinolone）	125		12		
	氟轻松（fluocinolone）			40		

【药理作用】超生理剂量的糖皮质激素,除影响物质代谢外,还具有广泛的药理作用。

（1）对代谢的影响:

① 糖代谢。糖皮质激素对维持血糖正常及肝脏与肌肉的糖原含量起重要作用。能增加肝糖原、肌糖原含量并升高血糖,其机制为:促进糖原异生;减慢葡萄糖分解为 CO_2,有利于中间代谢产物如丙酮酸和乳酸等再合成葡萄糖;减少外周组织对葡萄糖的摄取和利用。

② 蛋白质代谢。糖皮质激素能促进肝外组织如胸腺、肌肉、皮肤和骨组织蛋白质分解,大剂量能抑制蛋白质的合成。长期使用可引起胸腺萎缩,肌肉蛋白质含量降低,骨质形成障碍等。在大量丢失蛋白质的肾病病人及影响蛋白代谢的疾病中采用糖皮质激素治疗时,需与蛋白质同化类激素同用。

③ 脂肪代谢。糖皮质激素能促进脂肪分解,抑制其合成。长期使用能增高血胆固醇含量,并激活四肢皮下的脂酶,促使皮下脂肪分解,并重新分布于面部、胸、背及臀部,形成满月脸和向心性肥胖。

④ 水和电解质代谢。糖皮质激素也有较弱的盐皮质激素样作用,即潴钠排钾作用。能增加肾小球滤过率,拮抗抗利尿激素的作用,减少肾小管对水的重吸收,有利尿作用。还可减少小肠对钙的吸收,促进尿钙排泄,过多时可引起低血钙,长期使用可致骨质疏松。

（2）抗炎作用。糖皮质激素有强大的非特异性抗炎作用,对各种原因如物理性、化学性、生物性、免疫性及无菌性炎症及炎症发展的不同阶段均有强大的抑制作用。在炎症初期可收缩局部血管,降低毛细血管通透性,减轻渗出、水肿、毛细血管扩张、白细胞浸润及吞噬反应,从而改善红、肿、热、痛等症状;在炎症后期可抑制毛细血管和成纤维细胞的增生,延缓肉芽组织生长,防止黏连及瘢痕形成,减轻炎症后遗症。但必须注意,炎症反应是机体的一种防御性反应,炎症后期的反应更是组织修复的重要过程。因此,糖皮质激素在抑制炎症、减轻症状的同时,也将降低机体的防御功能,可致感染扩散、创口愈合延迟。

（3）免疫抑制与抗过敏作用:

① 对免疫系统的抑制作用。对免疫过程多个环节有抑制作用:(a) 抑制巨噬细胞对抗原的吞噬和处理;(b) 促进致敏淋巴细胞解体及向血管外组织移行,使血中淋巴细胞减少;(c) 小剂量主要抑制细胞免疫,大剂量则能抑制由 B 细胞转化成浆细胞的过程,使抗体生成减少,干扰体液免疫;(d) 消除免疫过程引起的炎症反应,抑制补体参与的迟发型过敏反应。

② 抗过敏作用。免疫过程中,抗原-抗体反应引起的肥大细胞脱颗粒而释放组胺、缓激肽、5-羟色胺等,导致一系列过敏反应症状。糖皮质激素能减少上述过敏介质释放,抑制过敏反应产生的病理变化,减轻过敏反应症状。

(4) 抗内毒素作用。糖皮质激素可提高机体对细菌内毒素的耐受力,减轻其对机体造成的损害,缓解毒血症症状。其作用机制可能与稳定溶酶体膜、减少内热源的释放、降低体温调节中枢对致热源的敏感性有关。但不能杀灭细菌,也不能中和、破坏内毒素,对细菌外毒素无效。

(5) 抗休克作用。大剂量糖皮质激素类药物广泛用于各种严重休克,特别是中毒性休克的治疗,其原因除与抗炎、抗免疫、抗毒素作用相关以外,一般认为也可能与下列机制有关:① 扩张痉挛收缩的血管,兴奋心脏,增强心肌收缩力;② 降低血管对某些缩血管活性物质的敏感性,使微循环血流动力学恢复正常,改善休克状态;③ 稳定溶酶体膜,减少心肌抑制因子(myocardio-depressant factor,MDF)的形成,防止因 MDF 所致的心肌收缩力降低及内脏血管收缩。

(6) 其他作用:

① 退热作用。糖皮质激素具有迅速、良好的退热作用,可能与其能抑制体温调节中枢对致热原的反应、稳定溶酶体膜、减少内源性致热原释放有关。但需注意,在发热原因诊断未明前不可滥用,否则易掩盖症状而延误诊断。

② 血液与造血系统。皮质激素能刺激骨髓造血功能,使红细胞和血红蛋白含量增加,大剂量可使血小板增多并提高纤维蛋白原浓度,缩短凝血时间;促使中性白细胞数增多,但却降低其游走、吞噬、消化及糖酵解等功能,因而减弱对炎症区的浸润与吞噬活动。对淋巴组织也有明显影响,对于肾上腺皮质功能减退者,淋巴组织增生,淋巴细胞增多;而对于肾上腺皮质功能亢进者,淋巴细胞减少,淋巴组织萎缩。可使嗜酸性粒细胞减少。

③ 中枢神经系统。能提高中枢神经系统的兴奋性,出现欣快感、易激动、失眠等,偶可诱发精神失常。大剂量对儿童能致惊厥。

④ 消化系统。糖皮质激素能使胃酸和胃蛋白酶分泌增多,提高食欲,促进消化,但大剂量应用可诱发或加重溃疡病。

⑤ 雄激素样作用。长期用药可引起痤疮、多毛、女性患者男性化等。

⑥ 允许作用。对某些组织细胞虽无直接作用,但可为其他激素发挥作用提供条件。如糖皮质激素可增强胰高血糖素的升高血糖作用。

【临床用途】(1) 严重感染或炎症:

① 严重急性感染。主要用于中毒性感染或同时伴有休克者,如中毒性菌痢、暴发型流行性脑膜炎、中毒性肺炎、重症伤寒、急性粟粒性肺结核、猩红热及败血症等,在应用有效的抗菌药物治疗感染的同时,可用皮质激素作辅助治疗,因其能增加机体对有害物质的耐受性,减轻中毒反应,帮助患者度过危险期。但对其疗效尚有不同看法。因为本类药物无抗菌作用,并对免疫功能也有抑制作用,可降低机体防御功能,易致感染扩散,所以用于严重感染时必须与足量有效的抗菌药合用。病毒性感染一般不用激素,因用后可减低机体的防御能力反使感染扩散而加重。但对严重传染性肝炎、流行性腮腺炎、麻疹和乙型脑炎等,为防止病情恶化,迅速控制症状,减少并发症发生,可酌情使用。

② 防止某些炎症后遗症。如结核性脑膜炎、脑炎、心包炎、风湿性心瓣膜炎、损伤性关节炎、睾丸炎以及烧伤后瘢痕挛缩等,早期应用皮质激素可防止后遗症发生。对虹膜炎、角膜炎、视网膜炎和视神经炎等非特异性眼炎,应用后也可迅速消炎止痛,防止角膜混浊和疤痕粘连的

发生。

(2) 自身免疫性疾病及过敏性疾病:

① 自身免疫性疾病。如风湿热、风湿性心肌炎、风湿性及类风湿性关节炎、系统性红斑狼疮、结节性动脉周围炎、皮肌炎、自身免疫性溶血和肾病综合征等应用糖皮质激素后可缓解症状。一般采用综合疗法,不宜单用,以免引起不良反应。异体器官移植手术后所产生的排异反应也可应用皮质激素预防。

② 过敏性疾病。如荨麻疹、枯草热、血清病、血管神经性水肿、过敏性鼻炎、支气管哮喘和过敏性休克等,应以肾上腺受体激动药和抗组胺药治疗,病情严重或无效时,也可应用皮质激素辅助治疗,能抑制抗原-抗体反应所致的组织损害和炎症过程。

(3) 休克。感染中毒性休克时,在有效的抗菌药物治疗下,可及早、短时间突击使用大剂量皮质激素,见效后即停药;对过敏性休克,糖皮质激素为次选药,可与首选药肾上腺素合用;对心源性休克,须结合病因治疗;对低血容量性休克,在补液补电解质或输血后效果不佳者,可合用超大剂量的糖皮质激素。

(4) 血液病。常用于急性淋巴细胞性白血病,尤其是儿童急性淋巴细胞性白血病的治疗。也用于再生障碍性贫血、粒细胞减少症、血小板减少症和过敏性紫癜等的治疗,但停药后易复发。

(5) 局部应用。对接触性皮炎、湿疹、肛门瘙痒、牛皮癣等都有一定疗效。宜用氢化可的松、泼尼松龙或氟轻松等软膏、霜剂或洗剂局部使用。对天疱疮及剥脱性皮炎等严重病例仍需全身用药。肌肉韧带或关节劳损时,可将醋酸可的松或醋酸氢化泼尼松混悬液加入 1% 普鲁卡因注射液,肌内注射,或局部封闭。

(6) 替代疗法。用于急、慢性肾上腺皮质功能不全、脑垂体前叶功能减退及肾上腺次全切除术后。

【不良反应】(1) 长期大量应用引起的不良反应:

① 类肾上腺皮质功能亢进综合征。又称医源性肾上腺皮质功能亢进。因物质代谢和水盐代谢紊乱所致,表现为满月脸、水牛背、皮肤变薄、痤疮、多毛、浮肿、低血钾、高血压、糖尿病等。停药后可自行消退,必要时采取对症治疗,如应用抗高血压药、降血糖药、补充氯化钾等,并采取低盐、低糖、高蛋白饮食等措施(见图 31-2)。

② 诱发或加重感染。因糖皮质激素抑制机体防御功能所致。长期应用常可诱发感染或使体内潜在病灶扩散,特别是在原有疾病已使抵抗力降低时,如肾病综合征、白血病、再生障碍性贫血患者更易发生。还可使原来静止的结核病灶扩散、恶化,故结核病(肺结核、淋巴结核、结核性脑膜炎、结核性腹膜炎等)患者必要时应合用抗结核药。

③ 消化系统并发症。因可使胃酸、胃蛋白酶分泌增加,抑制胃黏液分泌,降低胃肠黏膜防御功能,可诱发或加剧胃、十二指肠溃疡,甚至造成消化道出血或穿孔。少数患者可诱发胰腺炎或脂肪肝。

④ 心血管系统并发症。长期应用由于水钠潴留和脂质代谢紊乱,可引起高血压和动脉粥样硬化。

⑤ 骨质疏松、肌肉萎缩、伤口愈合迟缓等。与促进蛋白质分解、抑制其合成及增加钙、磷排泄有关。骨质疏松多见于儿童、老人和绝经妇女,严重者可发生自发性骨折。因抑制生长素分泌和造成负氮平衡,还可影响生长发育。孕妇偶可引起畸胎。

⑥ 精神失常。有精神病或癫痫病史者禁用或慎用。

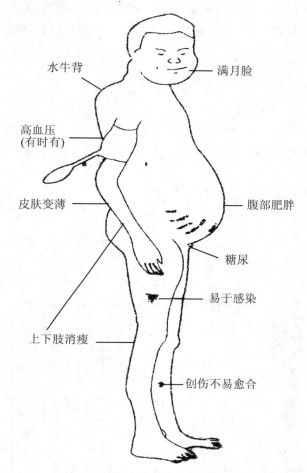

图 31-2　类肾上腺皮质功能亢进综合征

（2）停药反应：

① 医源性肾上腺皮质功能不全。长期用药的病人，减量过快或突然停药时，由于皮质激素的反馈性抑制脑垂体前叶分泌促皮质激素（ACTH），可引起肾上腺皮质萎缩和机能不全，在严重应激状态（如感染、手术、创伤）下更易发生。多数病人无表现。肾上腺皮质功能恢复的时间与剂量、用药期限和个体差异有关。停用激素后垂体分泌 ACTH 的功能需经 3～5 个月才恢复；肾上腺皮质对 ACTH 起反应机能的恢复约需 6～9 个月或更久。因此不可骤然停药，应逐渐减量。停药后若患者遇到严重应激情况如感染、创伤、手术时可发生肾上腺危象，如恶心、呕吐、乏力、低血压、休克等，需及时抢救。这种皮质功能不全需半年甚至 1～2 年才能恢复（见图 31-3）。

② 反跳现象。因病人对激素产生了依赖性或病情尚未完全控制，突然停药或减量过快而致原有病情复发或恶化。常需加大剂量再行治疗，待症状缓解后再逐渐减量、停药。

【用法及疗程】宜根据患者病情、药物的作用和不良反应特点，确定制剂、剂量、用药方法及疗程。

（1）大剂量突击疗法。适用于急性、重度、可危及生命的疾病，如严重中毒性感染及各种休克的抢救。氢化可的松首次剂量可静脉滴注 200～300 mg，一日量可达 1 g 以上，以后逐渐减量，疗程 3～5 天。对于休克患者有人主张用超大剂量。大剂量时宜并用氢氧化铝凝胶等以防止急性消化道出血。

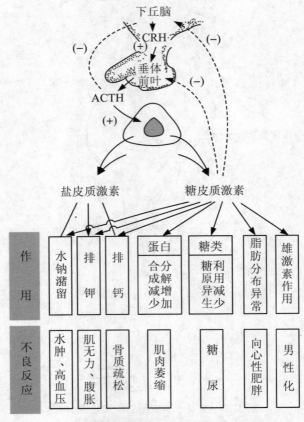

图 31-3　糖皮质激素作用与不良反应关系

（2）一般剂量长期疗法。用于结缔组织病、肾病综合征、顽固性支气管哮喘、中心性视网膜炎、各种恶性淋巴瘤、淋巴细胞性白血病等。一般开始时用泼尼松口服 10～20 mg 或相应剂量的其他皮质激素制剂，每日 3 次，产生临床疗效后，逐渐减量，每 3～5 天减量 1 次，每次按 20% 左右递减直至最小维持量，持续 6～12 月。

（3）小剂量替代疗法。每日给予生理需要量，用于垂体前叶功能减退、急慢性肾上腺皮质功能不全（包括肾上腺危象和艾迪生病）及肾上腺皮质次全切除术后。一般维持量，可的松每日 12.5～25 mg，或氢化可的松每日 10～20 mg。

（4）隔日疗法。糖皮质激素的分泌具有昼夜节律性，每日上午 8～10 时为分泌高峰（约 450 nmol/L），随后逐渐下降（下午 4 时约 110 nmol/L），午夜 12 时为低潮，这是由 ACTH 昼夜节律所引起。临床用药可随这种节律进行，即长期疗法中对某些慢性病采用隔日一次给药法，将一日或两日的总药量在隔日早晨一次给予，此时正值激素正常分泌高峰，对肾上腺皮质功能的抑制较小。实践证明，外源性皮质激素类药物对垂体-肾上腺皮质轴的抑制性影响,在早晨最小,午夜抑制最大,隔日服药以用泼尼松、泼尼松龙等中效制剂较好,不宜用长效制剂。

在长期使用糖皮质激素治疗过程中,遇下列情况之一者,应撤去或停用:① 维持量已减至正常基础需要量,经长期观察,病情已不再活动者;② 治疗效果差,不宜再用糖皮质激素者;③ 产生严重不良反应或并发症,难以继续用药者。

(5) 局部用药。用于眼病、皮肤病、过敏性鼻炎等,可用氢化可的松和泼尼松龙等。

【用药注意事项】(1) 禁忌证。曾患或现患严重精神病和癫痫、活动性消化性溃疡病、新近胃肠吻合术、骨折、创伤修复期、角膜溃疡、肾上腺皮质功能亢进症、严重高血压、糖尿病、孕妇、抗菌药不能控制的感染如水痘、霉菌感染等。当适应证与禁忌证同时并存时,应全面分析,权衡利弊,慎重决定。一般来说,病情危重的适应证,虽有禁忌证存在,仍不得不用,待危急情况过去后,尽早停药或减量。

(2) 与强心苷或利尿药合用时,应注意补钾。儿童和绝经期妇女应用时为防止骨质疏松症,可补充蛋白质、维生素 D 和钙剂。

(3) 糖皮质激素可降低胰岛素和口服降血糖药的效应,也可使口服抗凝血药的药效降低,合用时抗凝血药的剂量宜加大。糖皮质激素可使水杨酸盐的消除速度加快,两药合用时,可使消化性溃疡的危险性增大。

(4) 肝肾功能障碍时血中游离浓度增加,药理作用增强,易发生不良反应,需慎用。

第二节　促皮质素及皮质激素抑制药

一、促皮质素

促皮质素(corticotrophin,adrenocorticotropic hormone,ACTH)是维持肾上腺正常形态和功能的重要激素。它的合成和分泌是垂体前叶在下丘脑促皮质素释放激素(CRH)的作用下进行。糖皮质激素对下丘脑及垂体前叶起着长负反馈作用,抑制 CRH 及 ACTH 的分泌。在生理情况下,下丘脑、垂体和肾上腺三者处于相对的动态平衡中,ACTH 缺乏,将引起肾上腺皮质萎缩、分泌功能减退。

ACTH 口服后在胃内被胃蛋白酶破坏而失效,只能注射应用。$t_{1/2}$ 为 15 min。它在正常人的血浆浓度,晨 8 时为 22 pg/ml,晚 10 时为 9.6 pg/ml。其主要作用是促进糖皮质激素分泌,但只有在皮质功能完好时方能发挥治疗作用。一般在给药后 2 h,皮质才开始分泌氢化可的松。临床用于诊断脑垂体前叶-肾上腺皮质功能水平状态及长期使用皮质激素的停药前后,以防止发生皮质功能不全。由于 ACTH 易引起过敏反应(因临床应用制剂来自牛、羊、猪垂体),现已少用。

二、皮质激素抑制药

皮质激素抑制剂可代替外科的肾上腺皮质切除术,临床常用的有米托坦和美替拉酮。

米托坦(mitotan,双氯苯二氯乙烷)

为杀虫剂滴滴涕(DDT)一类化合物。它能选择性地使肾上腺皮质束状带及网状带细胞萎缩、坏死,但不影响球状带,故醛固酮分泌不受影响。用药后血、尿中氢化可的松及其代谢物迅速减少。主要用于无法切除的皮质癌、切除后复发癌以及皮质癌术后辅助治疗。可有厌食、恶心、腹泻、皮疹、嗜睡、头痛、眩晕、乏力、中枢抑制及运动失调等反应。

美替拉酮(metyrapone,甲吡酮)

能抑制 11β-羟化反应,干扰 11-去氧皮质酮转化为皮质酮,并干扰 11-去氧氢化可的松转化为氢化可的松,从而降低它们的血浆水平,但通过反馈性地促进 ACTH 分泌导致 11-去氧皮质酮和 11-去氧氢化可的松代偿性增加,故尿中 17-羟类固醇排泄也相应增加。临床用于治疗肾上腺皮质肿瘤和产生 ACTH 的肿瘤所引起的氢化可的松过多症和皮质癌。还可用于垂体释放ACTH 功能试验。不良反应较少,可有眩晕、消化道反应等。

三、盐皮质激素(mineralocorticoids)

主要有醛固酮(aldosterone)和去氧皮质酮(desoxycortone),对维持机体正常的水、电解质代谢有重要作用。醛固酮主要作用于肾远曲小管,促进 Na^+、Cl^- 的重吸收和 K^+、H^+ 的排泄。对唾液腺、汗腺、肌肉和胃肠道黏膜细胞也有潴钠排钾作用。去氧皮质酮潴钠作用只有醛固酮的 1%～3%,但远较氢化可的松大。临床常与氢化可的松合用作为替代疗法,治疗慢性肾上腺皮质功能减退症,纠正失钠、失水和钾潴留等,恢复水和电解质的平衡。每日需同时补充食盐6～10 g。如伴有其他疾病,尚须针对原发疾病进行治疗。

※ 常用制剂与用法 ※

醋酸可的松　片剂:25 mg。替代(补充)疗法:口服,1 次 12.5～37.5 mg,2 次/d;药理治疗:开始 75～300 mg/d,分 3～4 次,维持量 25～50 mg/d。注射剂:25 mg/2 ml。肌内注射,1 次 25～125 mg,2～3 次/d,用前摇匀。

氢化可的松　醋酸氢化可的松片:20 mg。替代(补充)疗法:20～30 mg/d,分两次;药理治疗:开始 60～120 mg/d,分 3～4 次。维持量 20～40 mg/d。氢化可的松注射液:10 mg/2 ml、25 mg/5 ml、50 mg/10 ml、100 mg/20 ml。静脉滴注,1 次 100～200 mg 或更多,1～2 次/d,临用时以等渗氯化钠溶液或 5%葡萄糖溶液 500 ml 稀释。醋酸氢化可的松注射液:125 mg/5 ml。关节腔内注射,1 次 1～2 ml;鞘内注射,1 次 1 ml。注射用氢化可的松琥珀酸钠:每支 135 mg(相当于氢化可的松 100 mg):临用时以生理盐水配成套 5%溶液供静脉滴注或肌内注射。醋酸氢化可的松软膏:1%,外用。醋酸氢化可的松眼膏:0.5%,涂入眼睑内,1～2 次/d。醋酸氢化可的松滴眼液:每瓶 5 mg(5 ml)。

醋酸泼尼松　片剂:5mg。开始一般剂量 1 次 5～15 mg,3～4 次/d,维持量 5～10 mg/d。醋酸泼尼松眼膏:0.5%,涂入眼睑内,1～2 次/d。

泼尼松龙　醋酸泼尼松龙片:5 mg。开始 20～40 mg/d,分 3～4 次。维持量 5 mg/d。醋酸泼尼松龙注射液:125 mg/5 ml。静脉滴注,1 次 10～20 mg,加入 5%葡萄糖液 50～500 ml 中;

关节腔或软组织内注射,1 次 5～50 mg,应在无菌条件下操作规程,以防引起感染。泼尼松龙软膏:0.25％～0.5％,外用。泼尼松龙眼膏:0.25％,涂入眼睑内,1～2 次/d。

甲泼尼龙　片剂:2 mg、4 mg。开始 16～40 mg/d,分 4 次;维持量 4～8 mg/d。甲泼尼龙醋酸酯混悬注射液:20 mg/ml、40 mg/ml。关节腔内或肌内注射,1 次 10～40 mg。甲泼尼龙琥珀酸钠注射液:每支 53 mg,相当于甲泼尼龙 40 mg。

氟氢可的松　片剂:0.1 mg。替代治疗,0.1～0.2 mg/d,分 2 次。醋酸氟轻可的松软膏:0.025％。局部皮肤涂敷,2～4 次/d。

地塞米松　醋酸地塞米松片:0.75 mg。开始时 1 次 0.75～1.5 mg,3～4 次/d,维持量 0.5～0.75 mg/d。地塞米松磷酸钠注射液:2 mg/ml、5 mg/ml。皮下、肌内或静脉注射,1 次 5～10 mg,2 次/d。

曲安西龙　片剂:1 mg、2 mg、4 mg。开始时 8～40 mg/d,分 1～3 次,维持量 4～8 mg/d。曲安西龙双醋酸酯混悬注射液:125 mg/5 ml、200 mg/5 ml。肌内注射,1 次 40～80 mg,1 周 1 次。关节腔内或皮损部位注射,10～25 mg/次。

倍他米松　片剂:0.5 mg。开始时 1.5～2 mg/d,分 3～4 次,维持量 0.5～1 mg/d。倍他米松醋酸酯注射液:1.5 mg/ml。

醋酸氟轻松　软膏剂、洗剂、霜剂:0.01％～0.025％,局部皮肤涂敷,3～4 次/d。

注射用促皮质素　25 U/支、50 U/支。静脉滴注,1 次 5～25 U,溶于生理盐水内,于 8 h 内滴入,1 次/d。肌内注射,1 次 25～50 U。

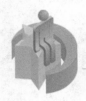

第三十二章
甲状腺激素和抗甲状腺药

学习目标

【掌握】硫脲类的药理作用、临床用途及主要不良反应。

【熟悉】碘及碘化物、放射性碘的抗甲状腺作用及用途。

【了解】甲状腺激素的合成、贮存、分泌及调节；甲状腺激素的作用和用途。

　　甲状腺激素是维持机体正常代谢，促进生长发育所必需的激素。由甲状腺腺泡细胞合成、贮存和释放的激素，属碘化酪氨酸的衍化物，包括甲状腺素（thyroxine，T_4）和三碘甲状腺原氨酸（triiodothyronine，T_3）。正常人每日释放 T_4 与 T_3 量分别为 70～90 g 及 15～25 g。当 TH 合成和分泌过量时，可引起甲状腺功能亢进症（甲亢），反之，则可引起甲状腺功能减退（甲减）。治疗甲亢可以手术切除也可以用药物消除甲亢症状。这类药物统称为抗甲状腺药。

第一节　甲状腺激素

　　【甲状腺激素的合成、贮存、分泌与调节】T_3、T_4 在体内的合成与贮存部分是在甲状腺球蛋白上（TG）进行的，过程如下：

　　(1) 碘的摄取。血液循环中的碘化物被甲状腺细胞通过碘泵主动摄取。

　　(2) 碘的活化和酪氨酸的碘化。碘化物在过氧化物酶的作用下被氧化成活性碘或氧化碘中间产物（I^+）。活性碘与 TG 上的酪氨酸残基结合，生成一碘酪氨酸（MIT）和二碘酪氨酸（DIT）。

　　(3) 碘化酪氨酸的耦联和贮存。在过氧化物酶作用下，一分子 MIT 和一分子 DIT 耦联生成 T_3，二分子 DIT 耦联生成 T_4。合成的 T_3、T_4 贮存于滤泡腔内的胶质中。

　　(4) T_3、T_4 的释放。在蛋白水解酶作用下，TG 分解并释出 T_3、T_4 进入血液。

　　(5) 调节。垂体分泌的促甲状腺激素（TSH）促进甲状腺激素的合成和分泌，而 TSH 的分泌又受下丘脑分泌的促甲状腺激素释放激素（TRH）的调节。应激状态或某些疾病可通过 TRH 影响甲状腺功能，而血中 T_3、T_4 浓度对 TSH 和 TRH 的释放有负反馈调节作用（见图 32-1）。

　　【体内过程】口服易吸收，T_4 及 T_3 的生物利用度分别为 50%～75% 及 90%～95%，但严重黏液性水肿时口服吸收不良,需肠外给药。T_3、T_4 的血浆蛋白结合率均在 99% 以上。T_3 作用快而强,维持时间短;T_4 则作用弱而慢,维持时间长。主要在肝、肾线粒体内脱碘,并与葡萄糖醛酸或硫酸结合而经肾排泄。可通过胎盘和乳汁,妊娠期和哺乳期慎用。

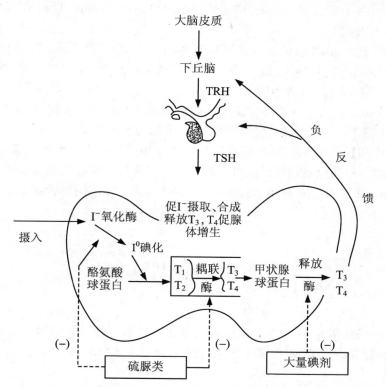

图 32-1 甲状腺激素生成和释放的调节及抗甲状腺药物作用部位

【药理作用】(1)维持正常生长发育。甲状腺激素为人体正常生长发育所必需,能促进蛋白质合成及骨骼、中枢神经系统的生长发育。其分泌不足或过量都可引起疾病。甲状腺功能不足时,躯体与智力发育均受影响,儿童可致呆小病(克汀病)。成人则可引起黏液性水肿,表现为中枢神经兴奋性降低,记忆力减退等。

(2)促进代谢。甲状腺激素能促进物质氧化,增加耗氧,提高基础代谢率,使产热增多。甲状腺功能亢进时有怕热、多汗等症状。成人甲减时,将出现畏寒症状,代谢活动将降低。

(3)神经系统及心血管效应。甲状腺激素能提高机体对儿茶酚胺的敏感性。甲状腺功能亢进时将出现神经过敏、急躁、震颤、心率加快、心输出量增加、血压增高等现象,与肾上腺素 β 受体上调有关。

【临床用途】甲状腺激素主要用于甲状腺功能低下的替代补充疗法。

(1)呆小病。甲状腺功能减退始于胎儿或新生儿,若尽早诊治,则发育仍可正常。若治疗过晚,即使形体发育正常,但智力仍然低下。一般从小剂量开始,逐渐增加剂量,随时调整剂量,有效者应终身治疗。

(2)黏液性水肿。一般服用甲状腺片,从小剂量开始,逐渐增大至足量。2~3 周后若基础代谢率恢复正常可逐渐减为维持量。垂体功能低下的病人宜先用糖皮质激素再给予甲状腺激素,因易发生急性肾上腺皮质功能不全。黏液性水肿昏迷者必须立即静注大剂量 T_3,待患者苏醒后改为口服。也可用 T_3 片剂研碎后加水鼻饲,同时给予足量氢化可的松。

(3) 单纯性甲状腺肿。其治疗取决于病因。由于缺碘所致者应补碘。临床上未发现明显原因者可给予适量甲状腺激素,以补充内源性激素的不足,并可抑制 TSH 过多分泌,以缓解甲状腺组织代偿性增生肥大。结节须手术治疗。

(4) T_3 抑制试验。用于摄碘率高者的鉴别诊断。在基础摄碘率测定后,口服 T_3 20 mg,每日 3 次,连续 6 天,再重复行摄碘试验。摄碘率比用药前对照值下降 50% 者可诊断为单纯性甲状腺肿,摄碘率下降小于 50% 者为甲状腺功能亢进。

【不良反应】过量可引起甲状腺功能亢进的临床表现,如心悸、手震颤、多汗、体重减轻、失眠等,重者可出现腹泻、呕吐、发热、脉搏快而不规则、肌肉震颤或痉挛。

【用药注意事项】剂量不宜过大,以免增加心脏负担而加重心脏疾患。老年及心血管疾病者增加剂量宜缓慢,以防过量诱发或加重心脏病变。在老年人和心脏病患者中,若发生心绞痛和心肌梗死,或出现心力衰竭,宜用 β 受体阻断药对抗,并立即停用甲状腺激素,停药一周后再从小剂量开始使用。

第二节 抗甲状腺药

甲状腺功能亢进(甲亢)是由多种原因导致甲状腺激素分泌过多引起的临床综合征。可用于治疗甲亢的药物有硫脲类、碘和碘化物、放射性碘及 β 受体阻断药等四类。

一、硫脲类

硫脲类是最常用的抗甲状腺药。可分为二类:

(1) 硫氧嘧啶类,包括甲硫氧嘧啶(methylthiouracil,MTU)、丙硫氧嘧啶(propylthiouracil,PTU);

(2) 咪唑类,包括甲巯咪唑(thiamazole,又称他巴唑 tapazole)、卡比马唑(carbimazole,又称甲亢平)。

【体内过程】硫氧嘧啶类口服吸收迅速,达峰时间 2 h。生物利用度 80%。可分布于全身各组织,以甲状腺分布较多。主要在肝脏代谢,$t_{1/2}$ 为 2 h。能通过胎盘,乳汁中浓度较高。甲巯咪唑 $t_{1/2}$ 为 6~13 h,其疗效与甲状腺内分布浓度有关,而后者的高低又与每日给药量呈正相关。每日给药一次(30 mg)与每日给药三次(每次 10 mg)一样,都可发挥较好的疗效。卡比马唑为甲巯咪唑的衍生物,在体内转化为甲巯咪唑而发挥作用。

【药理作用及机制】硫脲类的基本作用是抑制甲状腺过氧化物酶所介导的酪氨酸的碘化及耦联,而药物本身则作为过氧化物酶的底物而被碘化,使氧化碘不能结合到甲状腺球蛋白上,从而抑制甲状腺激素的合成。它对已合成的甲状腺激素无效,须待已合成的 TH 被消耗后才能完全生效。一般用药 2~3 周甲亢症状开始减轻,1~3 个月基础代谢率才恢复正常。本类药物长期应用后,可使血清 TH 水平显著下降,反馈性增加 TSH 分泌而引起腺体代偿性增生,腺体增大、充血,重者可产生压迫症状。

丙硫氧嘧啶还能抑制外周组织的 T_4 转化为 T_3,能迅速控制血清中生物活性较强的 T_3 水平,故在重症甲亢、甲亢危象时该药可作为首选。此外,硫脲类药物尚有免疫抑制作用,能轻度抑制免疫球蛋白的生成,使血循环中甲状腺刺激性免疫球蛋白(thyroid stimulating immuno-globulin,TSI)下降,因此对甲亢患者除能控制高代谢症状外,对病因也有一定的治疗作用,因为目前认为甲亢的发病与自体免疫机制异常有关。

【临床用途】(1)甲亢的内科治疗。适用于轻症、不宜手术或 [131]I 治疗者,如儿童、青少年、术后复发、中重度且年老体弱或兼有心、肝、肾、出血性疾病者。开始治疗给大剂量以对甲状腺激素合成产生最大抑制作用。经 1～3 个月后症状明显减轻,当基础代谢率接近正常时,剂量即可递减,直至维持量,疗程 1～2 年。应以 T_3 抑制试验或 TRH 兴奋试验来监测疗效,结果正常后停药复发率降低。

(2)甲状腺手术前准备。为减少甲状腺次全切除手术病人在麻醉和手术后的合并症,防止术后发生甲状腺危象,在手术前应先服用硫脲类药物,使甲状腺功能恢复或接近正常。然后于术前两周加服碘剂,以利手术进行及减少出血。

(3)甲状腺危象的治疗。甲状腺危象主要由感染、外伤、手术、情绪激动等诱发,患者可出现高热、虚脱、心力衰竭、肺水肿、水和电解质紊乱甚至死亡。此时除主要应用大剂量碘剂和采取其他综合措施外,大剂量硫脲类可作为辅助治疗,以阻断甲状腺激素的合成,剂量约为治疗量的 2 倍。同时需消除诱因、对症治疗。

【不良反应】(1)过敏反应。最常见的是瘙痒、药疹等,少数伴有发热,多数情况下不需停药也可消失。

(2)消化道反应。有厌食、呕吐、腹痛、腹泻等症状。

(3)粒细胞缺乏症。为最严重的不良反应。一般发生在治疗后的 2～3 个月内,老年人较易发生,应定期检查血象,若用药后出现咽痛或发热,立即停药则可恢复。

(4)甲状腺肿及甲状腺功能减退。长期用药可使血清甲状腺激素水平显著下降,反馈性增加 TSH 分泌而引起甲状腺腺体代偿性增生、腺体增大、充血,甲状腺功能减退,及时发现并停药可治愈。

【用药注意事项】(1)禁忌证。易通过胎盘和进入乳汁,妊娠期妇女慎用,哺乳妇女禁用。结节性甲状腺肿合并甲亢和甲状腺癌患者禁用。

(2)定期检查血象。外周血白细胞总数低于 $3 \times 10^9/L$ 或中性粒细胞低于 $1.5 \times 10^9/L$,应考虑停药,必要时对症处理。特别要注意与甲亢本身所引起的白细胞总数偏低相区别。

(3)用药后出现的药疹可用抗组胺药处理,可不必停药。症状加重则应立即停药。

(4)与磺胺类、水杨酸类、巴比妥类、酚妥拉明、磺酰脲类、锂剂、维生素 B_{12} 合用可增强抗甲状腺效应,须加以注意。

二、碘及碘化物

常用的有复方碘溶液(liguor iodine Co)又称卢戈液(Lugol's solution),含碘 5%、碘化钾 10%。也可单用碘化钾、碘化钠或碘酸钾等。

【药理作用】碘(iodine)和碘化物(iodide)是治疗甲状腺病最古老的药物,不同剂量的碘化物对甲状腺功能可产生不同的作用。小剂量的碘是合成甲状腺激素的原料,用于治疗单纯性甲状腺肿,在食盐中按 $1/10^4 \sim 1/10^5$ 的比例加入碘化钾或碘化钠可有效防止发病。

大剂量碘产生抗甲状腺作用,主要是抑制 TH 的释放,可能是抑制了蛋白水解酶,使 T_3、T_4 不能和甲状腺球蛋白解离所致。此外,大剂量碘还可抑制 TH 的合成。大剂量碘的抗甲状腺作用快而强,用药 1~2 天起效,10~15 天达最大效应。此时若继续用药,反使碘的摄取受抑制、胞内碘离子浓度下降,因此失去抑制 TH 合成的效应,甲亢的症状又可复发。这是碘化物不能单独用于甲亢内科治疗的原因。

【临床用途】(1) 防治碘缺乏病(IDD)。IDD 是因缺乏碘对生长发育所造成的全部危害的总称,包括单纯性甲状腺肿、克汀病、单纯性耳聋、胎儿流产、早产、死胎、先天性畸形等。可多食含碘丰富的食物及采用加碘食盐等。

(2) 大剂量碘的应用只限于以下情况:① 甲状腺功能亢进的手术前准备,一般在术前 2 周给予复方碘溶液,以使甲状腺组织退化、血管减少、腺体缩小变韧,利于手术进行及减少出血;② 甲状腺危象的治疗,可将碘化物加到 10% 葡萄糖溶液中静脉滴注,也可服用复方碘溶液,并在 2 周内逐渐停服,需同时配合服用硫脲类药物。

【不良反应】(1) 一般反应。表现为咽喉不适、口腔金属味、呼吸道刺激、鼻窦炎、眼结膜炎症状及唾液分泌增多、唾液腺肿大等,停药后可消退。

(2) 过敏反应。可于用药后立即或几小时后发生,表现为发热、皮疹、皮炎、血管神经性水肿、上呼吸道水肿及严重喉头水肿,可致窒息。停药可消退,加服食盐、增加饮水可加速碘排泄。必要时使用抗过敏药治疗。

(3) 诱发甲状腺功能紊乱。长期服用碘化物可诱发甲亢。碘剂也可能诱发甲状腺功能减退和甲状腺肿。碘还可进入乳汁并通过胎盘引起新生儿和乳儿甲状腺肿,严重者可压迫气管而致命。

【用药注意事项】(1) 禁忌证。孕妇及哺乳妇女慎用。甲状腺肿大、有甲状腺损害史及甲亢家族史者慎用。对碘过敏者禁用。

(2) 与放射性碘(^{131}I)合用时可减少甲状腺对^{131}I 的摄取和利用。

三、放射性碘

临床应用的放射性碘(radioiodine)为^{131}I,其 $t_{1/2}$ 为 8 d。

【药理作用】利用甲状腺高度摄碘能力,^{131}I 可被甲状腺摄取,并可产生 β 射线(占 99%),在组织内的射程仅约 2 mm,因此其辐射作用只限于甲状腺内,而很少波及周围组织,破坏甲状腺实质,起到类似手术切除部分甲状腺的作用。^{131}I 还产生 γ 射线(占 1%),可在体外测得,故可用作甲状腺摄碘功能的测定。

【临床用途】(1) 甲亢的治疗。^{131}I 适用于不宜手术或手术后复发及硫脲类无效或过敏者,^{131}I 能使腺泡上皮破坏、萎缩、减少分泌。同时可降低腺泡内淋巴细胞从而减少抗体产生。一般用药后一个月见效,3~4 个月后甲状腺功能恢复正常。由于个体对射线的敏感性有差异,剂量不易掌握,常通过估计甲状腺重量和最高摄碘率计算。

(2) 甲状腺摄碘功能检查。口服小量^{131}I 后分别于 1 h、3 h 及 24 h 测定甲状腺放射性,计算摄碘率。可用于检查甲状腺功能。甲状腺功能亢进时,摄碘率高,摄碘高峰时间前移;反之,甲状腺功能减退时,摄碘率低,摄碘高峰时间后延。

【不良反应】剂量过大易致甲状腺功能低下,故应严格掌握剂量和密切观察有无不良反应,一旦发生甲状腺功能低下可补充甲状腺激素对抗之。

【用药注意事项】(1) 禁忌证。甲状腺危象、重症浸润性突眼症及甲状腺不能摄碘者禁用。20 岁以下者、妊娠、哺乳妇女及肾功能不佳者不宜使用。

(2) 用药前后一个月内避免使用含碘药物或食物。

四、β 受体阻断药

普萘洛尔等 β 受体阻断药也是甲亢及甲状腺危象时有价值的辅助治疗药,用于不宜用抗甲状腺药、不宜手术及 ^{131}I 治疗的甲亢患者。主要通过其阻断 β 受体的作用而改善甲亢患者的焦虑、震颤、心悸等症状。此外还能抑制外周 T_4 脱碘成为 T_3,因 T_3 是主要的外周激素,故这一作用有助于控制甲亢症状。

β 受体阻断药不干扰硫脲类药物对甲状腺的作用,且作用迅速,与硫脲类合用疗效迅速而显著。但单用时其控制症状的作用有限。大剂量用于甲状腺术前准备,不会引起腺体增大变脆,2 周后即可进行手术,常与硫脲类药物合用。甲状腺危象时,静脉使用能帮助病人度过危险期。不良反应见第九章。

※ 常用制剂与用法 ※

甲状腺素　片剂:10 mg、40 mg、60 mg。治疗黏液性水肿,开始不超过 15～30 mg/d,渐增至 90～180 mg/d,分 3 次服。基础代谢恢复到正常(成人在－5％左右,儿童应在＋5％左右)后,改用维持量(成人一般为 60～120 mg/d)。单纯性甲状腺肿,开始时 60 mg/d,渐增至 120～180 mg/d,疗程一般为 3～6 个月。

三碘甲状腺原氨酸钠(甲碘安)　片剂:20 μg。成人开始 10～20 μg/d,以后渐增至 80～100 μg/d,分 2～3 次服。儿童体重在 7 千克以下者开始 2.5 μg/d,7 千克以上者 5 μg/d,以后每隔一周增加 5 μg/d,维持量 15～20 μg/d,分 2～3 次服。

左甲状腺素　片剂:25 μg、50 μg、100 μg。成人甲状腺功能减退症,开始剂量 25～50 μg/d,每 2 周增加 25 μg,直至完全替代剂量,一般为 100～150 μg,维持量为 750～125 μg/d。注射剂:100 μg/ml、200 μg/2 ml、500 μg/5 ml。静脉注射,用于黏液性水肿昏迷,首次剂量宜较大,200～400 μg,以后 50～100 μg/d,直到病人清醒后改为口服。

丙硫氧嘧啶　片剂:50 mg、100 mg。开始剂量 300～600 mg/d,分 3～4 次服;维持量 25～100 mg/d,分 1～2 次服。

甲巯咪唑(他巴唑)　片剂:5 mg。开始剂量 20～60 mg/d,分三次服,维持量 5～10 mg/d,服药最短不能少于 1 年。

卡比马唑　片剂:5 mg。15～30 mg/d,分 3 次服。服用 4～6 周后如症状改善,改用维持量,2.5～5 mg/d,分次服。

碘化钾　片剂:5 mg。治疗单纯性甲状腺肿开始剂量宜小,10 mg/d,20 日为一疗程,连用 2 疗程,疗程间隔 30～40 d,约 1～2 月后,剂量可渐增大至 20～25 mg/d,总疗程约 3～6 个月。

复方碘溶液(卢戈液)　每 1 000 ml 含碘 50 g、碘化钾 100 g,治疗单纯性甲状腺肿:0.1～ 0.5 ml/次,1 次/d,2 周为一疗程,疗程间隔 30～40 d。用于甲亢术前准备:1 次 3～10 滴,3 次/d, 用水稀释后服用,约服 2 周。用于甲状腺危象:首次服 2～4 ml,以后每 4 h 1～2 ml。或静脉滴注, 3～5 ml加于 10% 葡萄糖液 500 ml 中。

第三十三章
胰岛素和口服降血糖药

学习目标

【掌握】胰岛素的作用机制、用途和不良反应,磺酰脲类药物作用和用途。

【熟悉】双胍类药物的作用与用途。

【了解】口服降血糖药的分类和作用。

糖尿病是一种以血糖水平升高为特征的慢性代谢性疾病,是由于多种原因导致的胰岛素绝对或相对不足,产生糖、蛋白质和脂肪代谢紊乱。可分为胰岛素依赖性糖尿病(IDDM,又称为 1 型)和非胰岛素依赖性糖尿病(NIDDM,又称为 2 型)。在我国,NIDDM 占糖尿病患者总数的 90% 以上。糖尿病的治疗目标是使病人的血糖控制在正常水平或接近正常范围,纠正代谢紊乱,防止或延缓并发症发生,降低病死率,提高患者生活质量。在饮食治疗和合适体育锻炼的基础上根据病情使用药物治疗。IDDM 患者内源性胰岛素分泌不足,需用胰岛素治疗。NIDDM 常用口服降血糖药治疗,胰岛素也可用于治疗 NIDDM。

第一节 胰 岛 素

胰岛素(insulin)是由胰岛细胞分泌的一种酸性蛋白质,由两条多肽链组成(A、B 链),其间通过两个二硫链共价相连。药用胰岛素一般多由猪、牛胰腺提取。目前可通过重组 DNA 技术人工合成胰岛素,还可将猪胰岛素 B 链第 30 位的丙氨酸用苏氨酸代替而获得半合成人胰岛素。

【体内过程】胰岛素易被消化酶破坏,口服无效,因此所有胰岛素制剂都必须注射给药,皮下注射吸收快。代谢较快,$t_{1/2}$ 为 9～10 min,但作用可维持数小时。因其分布于组织后,与组织结合而在其中发挥作用。主要在肝、肾灭活。严重肝肾功能不良者能影响其灭活。为延长胰岛素的作用时间,可制成中效及长效制剂。所有中、长效制剂均为混悬剂,不可静脉注射。常用胰岛素制剂见表 33-1。

表 33-1　胰岛素制剂及其作用时间

分类	制剂名称	给药途径	作用时间（h）			给药时间
			开始	高峰	维持	
短效类	普通胰岛素 （regular insulin）	静脉 皮下	立即	0.5	0.5～1	急救 餐前 0.5 h，2～4 次/d
中效类	低精蛋白锌胰岛素 （isophane insulin）	皮下	2～4	6～8	5～10	早、晚餐前 1 h
	珠蛋白锌胰岛素 （globin insulin）	皮下	2～4	8～12	18～24	早、晚餐前 1 h
长效类	精蛋白锌胰岛素 （protamine zinc insulin）	皮下	4～6	16～18	24～36	早、晚餐前 1 h

【药理作用】胰岛素对代谢过程具有广泛的影响，可促进肝脏、脂肪、肌肉等组织糖原和脂肪的贮存。

（1）糖代谢。胰岛素可增加葡萄糖的转运，加速葡萄糖的氧化和酵解，促进糖原的合成和贮存，抑制糖原分解和异生。通过增加血糖的去路、减少血糖的来源而降低血糖。

（2）脂肪代谢。胰岛素能增加脂肪酸的转运，促进脂肪合成并抑制其分解，减少游离脂肪酸和酮体的生成。

（3）蛋白质代谢。胰岛素可增加氨基酸的转运和蛋白质的合成，同时又抑制蛋白质的分解。

（4）促进钾离子进入细胞内，纠正细胞内缺钾，降低血钾浓度。

【临床用途】普通胰岛素仍是治疗 1 型糖尿病的最重要药物，对胰岛素缺乏的各型糖尿病均有效。主要用于下列情况：

（1）糖尿病。① IDDM。② NIDDM 经饮食控制或用口服降血糖药未能控制者。③ 糖尿病发生各种急性或严重并发症者，如酮症酸中毒及非酮症高渗性昏迷（酮症酸中毒需立即给予足够的胰岛素，纠正失水、电解质紊乱，去除诱因；非酮症高渗性昏迷者需纠正高血糖、高渗状态和酸中毒，适量补钾，不宜大剂量使用胰岛素，防止血糖显著下降或脑水肿的发生）。④ 合并重度感染、消耗性疾病、高热、妊娠、创伤以及手术的各型糖尿病。⑤ 全胰腺切除引起的继发性糖尿病。

（2）其他。临床上将胰岛素、葡萄糖和氯化钾三者组成极化液（GIK），可促进钾离子内流，提供能量，用于治疗烧伤或心肌梗死。胰岛素与 ATP、辅酶 A 组成能量合剂，用于急慢性肝炎、肝硬化、肾炎、心衰等患者的辅助治疗，以增加食欲和增强体力。

【不良反应】（1）过敏反应。较多见，多数为使用牛胰岛素所致，它作为异体蛋白进入人体后可产生相应抗体如 Ig E 并引起过敏反应。一般反应轻微而短暂，偶可引起过敏性休克。可用猪胰岛素代替，或用高纯度制剂，用人胰岛素更好。

（2）低血糖症。低血糖症是胰岛素最重要、最常见的不良反应。为胰岛素过量所致，大量使用胰岛素能迅速降低血糖，出现饥饿感、出汗、心跳加快、焦虑、震颤等症状，严重者引起昏迷、惊厥及休克，甚至脑损伤及死亡。长效胰岛素降血糖作用较慢，不出现上述症状，而以头痛和精神情绪、运动障碍为主要表现。

（3）胰岛素耐受。糖尿病患者应用超过常用量的胰岛素后未出现明显的低血糖反应,即发生胰岛素耐受,通常将患者每日用量超过 200 U 以上称为胰岛素耐受。产生急性抵抗性常由于并发感染、创伤、手术、情绪激动等应激状态所致。此时血中拮抗胰岛素物质增多,或因酮症酸中毒时,血中大量游离脂肪酸和酮体的存在妨碍了葡萄糖的摄取和利用。出现急性抵抗时,需短时间内增加胰岛素剂量达数百至数千单位。产生慢性抵抗性的原因较为复杂。可能原因有：① 胰岛素抗体与胰岛素结合后妨碍胰岛素向靶部位转运；② 高胰岛素血症、老年、肥胖、肢端肥大症及尿毒症时靶细胞上胰岛素受体数目减少,或酸中毒时胰岛素与受体亲和力下降；③ 靶细胞膜上葡萄糖转运系统及某些酶系统失常。此时可以换用其他动物胰岛素或改用高纯度胰岛素,并适当调整剂量。

【用药注意事项】为防止低血糖症的严重后果,应教会病人熟知反应,以便及早发现和摄食,轻者可饮用糖水或进食。严重者应立即静脉注射 50% 葡萄糖。必须在糖尿病患者中鉴别低血糖昏迷、酮症酸中毒性昏迷及非酮症性糖尿病昏迷。

第二节　口服降血糖药

本类药物具有口服有效、使用方便的特点。常用的口服降血糖药包括磺酰脲类、双胍类、α-葡萄糖苷酶抑制药、胰岛素增敏药及餐时血糖调节药。

一、磺酰脲类

第一代磺酰脲类有甲苯磺丁脲（tolbutamid,D_{860},甲糖宁）和氯磺丙脲（chlorpropamide）等；第二代有格列本脲（glyburide,优降糖,glibenclamide）和格列吡嗪（glipizide,吡磺环已脲）等；格列齐特（gliclazipe,达美康）为第三代。

【药动学特点】磺酰脲类在胃肠道吸收迅速而完全,血浆蛋白结合率高,多数在肝内代谢氧化成羟基化合物,迅速从尿中排出。磺酰脲类药物的药代动力学参数见表 33-2。

表 33-2　磺酰脲类药物的药代动力学参数

药物	给药途径	效应强度	血浆蛋白结合	作用持续时间(h)	$t_{1/2}$(h)	代谢途径	排泄(经肝、肾)
甲苯磺丁脲	口服	＋	＞90%	4～6	3～5	氧化	95%
氯磺丙脲	口服	＋＋＋	＞90%	60	24～48	不代谢	90%
格列本脲	口服	＋＋＋＋	＞90%	24	10～16	氧化	50%
格列吡嗪	口服	＋＋＋＋	＞90%	24	3～7	氧化	90%

【药理作用】（1）降血糖作用。本类药可降低正常人血糖,对胰岛功能尚存的糖尿病患者有效,对 1 型糖尿病病人及切除胰腺者无效。作用机制为：① 刺激胰岛 B 细胞释放胰岛素；② 降低血清糖原水平；③ 增加胰岛素与靶组织的亲和力。长期服用且胰岛素已恢复至给药前水平

的情况下，其降血糖作用仍然存在，这可能与抑制胰高血糖素的分泌、提高靶细胞对胰岛素的敏感性有关，也可能与增加靶细胞膜上胰岛素受体的数目和亲和力有关。

（2）对水排泄的影响。格列本脲、氯磺丙脲有抗利尿作用，但不降低肾小球滤过率。

（3）对凝血功能的影响。这是第三代磺酰脲类的特点，能使血小板黏附能力减弱，刺激纤溶酶原的合成，故对糖尿病患者容易发生凝血和有血管栓塞倾向者可能有益。

【临床用途】（1）糖尿病。用于胰岛功能尚存的 2 型糖尿病且单用饮食控制无效者。对胰岛素抵抗的患者用后可刺激内源性胰岛素的分泌而减少胰岛素的用量。

（2）氯磺丙脲可治疗尿崩症。

（3）格列齐特有利于减轻或延缓糖尿病血管并发症的发生。

【不良反应】常见皮肤过敏、胃肠不适、恶心、腹痛、腹泻。大剂量氯磺丙脲还可引起中枢神经系统症状，如精神错乱、嗜睡、眩晕、共济失调。也可引起粒细胞减少和胆汁郁积性黄疸及肝损害，一般在服药后 1～2 个月内发生。因此需定期检查肝功能和血象。较严重的不良反应为持久性的低血糖症，常因药物过量所致，尤以氯磺丙脲为甚。老人及肝、肾功能不良者较易发生，故老年糖尿病人不宜用氯磺丙脲。新型磺酰脲类较少引起低血糖。

【用药注意事项】由于磺酰脲类有较高的血浆蛋白结合率，因此在蛋白结合上能与其他药物（如保泰松、水杨酸钠、吲哚美辛、青霉素、双香豆素等）发生竞争，使游离药物浓度上升而引起低血糖反应。此外，氯丙嗪、糖皮质激素、噻嗪类利尿药、口服避孕药均可降低磺酰脲类药物的降血糖作用。

二、双胍类

常用的有甲福明（metformin，二甲双胍）、苯乙福明（phenformine，苯乙双胍）。

【体内过程】甲福明作用时间短，$t_{1/2}$ 约 1.5 h，在体内不与蛋白结合，大部以原形从尿中排出。苯乙福明 $t_{1/2}$ 约 3 h，作用维持 4～6 h。

【药理作用】双胍类能明显降低糖尿病患者的血糖，但是对正常人血糖几乎没有影响。其作用机制可能是降低葡萄糖在肠的吸收及糖原异生、抑制胰高血糖素释放、促进组织摄取葡萄糖等。

【临床用途】主要用于轻、中度 2 型糖尿病患者，尤其适用于肥胖及单用饮食控制无效者。

【不良反应】常见不良反应有食欲下降、恶心、腹部不适、腹泻等，危及生命的不良反应为乳酸血症，尤以苯乙福明的发生率高。由于不良反应严重，在某些欧美国家已禁止使用。

三、α-葡萄糖苷酶抑制药

阿卡波糖（acarbose）

阿卡波糖是一类新型口服降血糖药，其降血糖的机制是：在小肠上皮刷状缘与糖类竞争葡萄糖苷酶，从而减慢糖类水解及产生葡萄糖的速度并延缓葡萄糖的吸收。单用或与其他降糖药合用可使病人餐后血糖降低。用于 2 型糖尿病，作为一线药物。主要副作用为胃肠道反应，如肠道多气、腹胀、腹痛、腹泻等。服药期间应增加碳水化合物的比例，并限制单糖的摄入量，以提高药物的疗效。孕妇及哺乳期禁用，肠炎、肠梗阻、肝肾功能不全、腹部手术史者禁用。

四、胰岛素增敏药

胰岛素抵抗是目前糖尿病治疗的难题之一,改善胰岛素抵抗对糖尿病治疗具有重要意义。1 型糖尿病仅有获得性胰岛素抵抗,控制血糖后可消失;2 型糖尿病胰岛素抵抗是遗传性的,需给予能提高胰岛素敏感性的药物治疗。

常用的噻唑烷酮类化合物(thiazolidinediones)是一类新型胰岛素增敏药,包括曲格列酮(troglitazone)、罗格列酮(rosiglitazone)、吡格列酮(pioglitazone)等。能改善胰岛 B 细胞功能,显著改善胰岛素抵抗,改善脂肪代谢紊乱,抑制血小板聚集、炎症反应和内皮细胞增生,抗动脉硬化。主要用于胰岛素抵抗和 2 型糖尿病。不良反应有嗜睡、头痛、肌肉痛、胃肠道反应等,低血糖发生率较低。曲格列酮偶可引起肝功能衰竭甚至死亡。

五、餐时血糖调节药

瑞格列奈(repaglinide,诺和龙,novonorm)

瑞格列奈是一种促胰岛素分泌药,可以模仿胰岛素的生理性分泌。用于饮食治疗、降低体重与运动不能有效控制高血糖的 2 型糖尿病,老年糖尿病及糖尿病肾病者也可使用。不良反应有低血糖、视觉异常、恶心、呕吐、腹痛、腹泻、便秘、过敏反应等。

※ 常用制剂与用法 ※

胰岛素(正规胰岛素、普通胰岛素) 注射液:400 U/10 ml、800 U/10 ml。注射用胰岛素:50 U、100 U、400 U。剂量和给药次数按病情而定,通常 24 h 内所排尿糖每 2~4 g 者,给胰岛素 1 U,中型糖尿病人每日需给 5~10 U,重型者每日用量在 40 U 以上。一般饭前 30 min 皮下注射,3~4 次/d,必要时可作静脉注射或肌内注射。

低精蛋白锌胰岛素 注射液:400 U/10 ml、800 U/10 ml。剂量视病情而定,早饭前(或加晚饭前)30~60 min 给药,仅作皮下注射。

珠蛋白锌胰岛素 400 U/10 ml。剂量视病情而定,早饭前(或加晚饭前)30 min 给药,皮下注射,1~2 次/d。

精蛋白锌胰岛素 注射液:400 U/10 ml、800 U/10 ml。剂量视病情而定,早饭前 30~60 min 给药,皮下注射,1 次/d。

甲苯磺丁脲 片剂:0.5 g。口服,第一天每次 1 g,3 次/d;第 2 天起每次 0.5 g,3 次/d,饭前服,待血糖正常或尿糖少于每日 5 g 时,改为维持量,0.5 g/次,2 次/d。

氯磺丙脲 片剂:0.1 g、0.25 g。糖尿病:口服,0.1~0.3 g/次,1 次/d,待血糖降到正常时,剂量酌减至 0.1~0.2 g/d,早饭前一次服。尿崩症:0.125~0.25 g/d。

格列本脲 片剂:2.5 mg。口服,开始时每日早饭后服 2.5 mg,以后逐渐增量,但每日不得超过 15 mg,待增至每日 10 mg 时,应分早、晚二次服,至出现疗效后,逐渐减量至 2.5~5 mg/d。

格列齐特 片剂:80 mg。口服,80 mg/次。开始时每日 2 次连服 2~3 周,然后根据血糖和尿糖调整用量。一般剂量范围 80～240 mg/d。

二甲双胍　片剂:0.25 g。口服,0.25～0.5 g/次,3 次/d,饭后服。以后根据尿糖或血糖情况增减。

苯乙双胍　片剂:25 mg。口服,25 mg/次,2 次/d,饭前服。

阿卡波糖　片剂:50 mg、100 mg。口服剂量需个体化。开始时从小剂量 25 mg,3 次/d,6～8 周后加量至 50 mg,3 次/d。

罗格列酮　片剂:2 mg、4 mg、8 mg。初始剂量 4 mg/d,12 周后空腹血糖下降不满意,剂量可加至 8 mg/d,单次或分 2 次服。

瑞格列奈　片剂:0.5 mg、1 mg、2 mg。通常在餐前 15 min 服用,起始剂量为 0.5 mg,最大推荐剂量为 4 mg,进餐时服用。最大日剂量不宜超过 16 mg。

第三十四章
抗菌药物概论

学习目标

【掌握】抗菌药物的常用术语及主要作用机制。

【熟悉】细菌耐药性产生机制。

【了解】抗菌药物合理使用原则。

用于体内抗病原微生物、寄生虫感染及恶性肿瘤的药物统称为化学治疗药。对病原微生物具有抑制或杀灭作用的药物称为抗微生物药。抗菌药、抗真菌药和抗病毒药均属抗微生物药。用于抑制或杀灭体表和周围环境微生物的药物称为消毒防腐药。

化疗药物可以抑制或杀灭病原体，去除致病的外因，但是化疗药物对病原体入侵造成的宿主功能失调几乎无调整作用，甚至可对宿主造成不良反应。因此，在使用化学治疗药物时，应注意机体、病原体和药物三者之间的相互关系（图 34-1）。必须在恢复和提高机体防御功能的前提下，充分发挥药物的治疗作用，有效控制耐药性的产生，尽量避免和降低不良反应的发生和影响，并应注意纠正滥用及浪费现象。

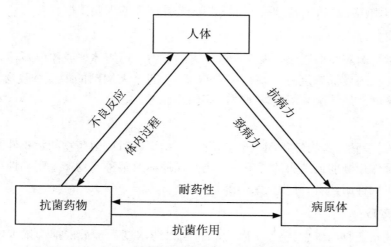

图 34-1　人体、病原体和抗菌药物三者之间的关系示意图

第一节 常用术语

1. 抗菌药

抗菌药指对病原菌具有抑制或杀灭作用的药物,包括抗生素和人工合成抗菌药(如喹诺酮类、磺胺类等)。

2. 抑菌药

抑菌药一般指只抑制病原菌生长繁殖而无杀灭作用的药物,如红霉素、四环素、氯霉素、磺胺类等。

3. 杀菌药

杀菌药指对病原菌具有杀灭作用的药物,如青霉素、头孢菌素、氨基糖苷类等。

4. 抗生素

抗生素指某些微生物(如真菌、细菌、放线菌等)在其代谢过程中产生的具有抗病原微生物作用和其他活性的化学物质,如青霉素等。也包括一些半合成衍生物及少数全合成的产物,如氯霉素等。

5. 抗菌谱

抗菌谱指每种抗菌药物的抗菌范围。仅作用于单一菌种或某一菌属的药物,称为窄谱抗菌药,如异烟肼对结核分枝杆菌有高度选择性;对多种病原微生物有抑制或杀灭作用的药物,称为广谱抗菌药,如四环素不仅对革兰阳性菌和革兰阴性菌有抗菌作用,而且对支原体、衣原体、立克次体等也有抑制作用。抗菌药的抗菌谱是临床选择用药的重要依据。

6. 抗菌活性

抗菌活性指抗菌药物抑制或杀灭病原微生物的能力。可用体外或体内两种方法进行测试。凡能抑制细菌生长的最低浓度称为最低抑菌浓度,凡能杀灭细菌的最低浓度称为最低杀菌浓度。最低抑菌浓度或最低杀菌浓度均可供临床用药参考。

7. 耐药性

耐药性又称抗药性,是指经长期或反复用药后,病原菌对抗菌药物的敏感性下降甚至消失,导致药物的抗菌作用减弱或消失的现象。而当某病原体对某种药物产生耐药性后,对其他同类或不同类药物也同样耐药者,称为交叉耐药性。

8. 抗菌后效应

抗菌后效应指药物与细菌接触一定时间后,当血药浓度低于最低抑菌浓度或被消除之后,细菌生长仍受到持续抑制的效应。如青霉素对革兰阳性菌的后效应为 $2\sim4$ h,即药物脱离细菌后,作用仍可维持 $2\sim4$ h。后效应长的药物,可延长给药间隔时间,适当减少给药次数,且疗效不减。

第二节　抗菌药物的主要作用机制

抗菌药物主要是通过干扰病原体的生化代谢过程而呈现抑菌或杀菌作用(图 34-2)。

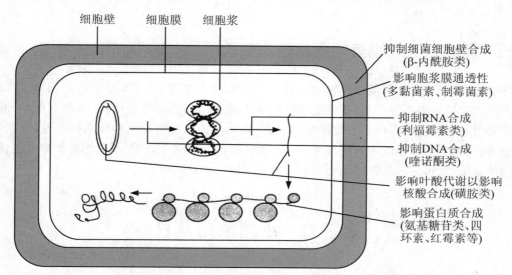

图 34-2　细菌结构与抗菌药物作用机制示意图

一、干扰细菌的物质代谢

1. 抑制细菌叶酸代谢

磺胺类、甲氧苄啶可分别抑制二氢叶酸合成酶与二氢叶酸还原酶,影响四氢叶酸形成,导致核酸合成障碍而产生抑菌作用。

2. 抑制细菌核酸合成

喹诺酮类通过抑制 DNA 回旋酶,抑制细菌 DNA 复制和 mRNA 的转录进而导致细菌死亡;利副平可抑制依赖 DNA 的 RNA 多聚酶,阻碍 mRNA 的合成,从而呈现抗菌作用。

3. 抑制菌体蛋白质合成

细菌的核糖体为 70S,由 30S 和 50S 亚基合成。某些抗生素对细菌核糖体具有高度选择性,通过抑制菌体蛋白质合成,产生抑菌或杀菌作用。如四环素类与核蛋白体 30S 亚基结合,阻止氨酰基 t-RNA 进入 30S 亚基 A 位,从而抑制细菌蛋白质合成;氨基糖苷类与细菌核蛋白体 30S 亚基结合,影响蛋白质合成全过程而呈杀菌作用。氯霉素、林可霉素类和大环内酯类抗生素作用于 50S 亚基,使肽链的形成和延伸受阻,从而抑制蛋白质合成;由于哺乳动物细胞的核糖体为 80S,由 40S 和 60S 亚基组成,故上述药物在常用剂量下对宿主细胞的蛋白质合成影响小。

二、抑制细菌细胞膜的功能

细菌细胞膜是由类脂质和蛋白质分子构成的一种半透膜,位于细菌细胞壁内侧,具有渗透屏障和物质运输等功能。多黏菌素、两性霉素 B 等药物可选择性地与病原菌细胞膜中的磷脂或固醇类物质结合,使细胞膜通透性增加,导致菌体内蛋白质、核苷酸、氨基酸等重要营养物质外漏,造成病原菌死亡。

三、抑制细菌细胞壁的合成

与哺乳类动物不同,细菌细胞膜的外层有厚而坚韧的细胞壁,其主要成分是黏肽。细菌细胞壁不但能维持细菌一定的外形,还能保护细菌不被菌体内的高渗透压破坏,具有保护和维持细菌正常形态和功能的作用。青霉素类、头孢菌素类等抗生素可抑制转肽酶的活性,干扰病原菌细胞壁黏肽的合成,造成细胞壁缺损。由于菌体内的高渗透压,水分不断由外界渗入菌体内,造成菌体膨胀、变形、破裂、溶解而死亡,而对宿主几乎无毒性。

第三节　细菌的耐药性

随着抗生素的广泛使用,必然导致微生物通过突变选择、代谢改变等方式对抗药物的作用,使细菌对抗生素的敏感性降低或消失,称为细菌的耐药性或抗药性。耐药性可分为固有耐药性和获得性耐药性。固有耐药性又称天然耐药性,是由细菌染色体决定、代代相传,如链球菌对氨基糖苷类抗生素天然耐药,肠道阴性杆菌对青霉素天然耐药,铜绿假单胞菌对多数抗生素均不敏感。获得性耐药性是由于细菌与抗生素接触后,由质粒介导,通过改变自身的代谢途径,使其不被抗生素杀灭,如金黄色葡萄球菌产生 β-内酰胺酶而耐药。

一、耐药性产生机制

1. 产生灭活酶

细菌产生各种灭活酶,使抗菌药物作用于细菌之前即被酶破坏而失去抗菌作用。这些灭活酶可由质粒和染色体基因表达。如 β-内酰胺酶、氨基苷类抗生素钝化酶、氯霉素乙酰转移酶及红霉素乙酰化酶等。

2. 抗菌药物作用靶位改变

由于改变了细胞内膜上与抗生素结合部位的靶蛋白,降低了与抗生素的亲和力,使抗生素不能与其结合,导致抗菌的失败。如肠球菌对 β-内酰胺类的耐药性的表现是既产生 β-内酰胺酶又增加青霉素结合蛋白的量,同时降低青霉素结合与抗生素的亲和力,形成多重耐药机制。

3. 改变细菌外膜通透性

细菌接触抗生素后,可以通过改变通道蛋白(porin)性质和数量来降低细菌的膜通透性而产生获得性耐药性。如细菌突变使外膜孔蛋白表达降低,可对 β-内酰胺类、喹诺酮类、氨基糖苷类、氯霉素及四环素类等药物产生耐药性。

4. 影响主动流出系统

某些细菌能将进入细胞内的多种抗菌药物泵出细胞外,使菌体内抗生素减少而产生耐药性,这种泵因为需要能量,故称主动流出系统。由于这种主动流出系统的存在及它对抗菌药物选择性的特点,使大肠埃希菌、金黄色葡萄球菌、表皮葡萄球菌、铜绿假单胞菌、空肠弯曲杆菌对四环素、氟喹诺酮类、大环内酯类、氯霉素、β-内酰胺类产生多重耐药。

二、避免细菌耐药性的措施

细菌耐药性的产生,已成为临床治疗常见的问题,也对临床合理应用抗菌药提出更高的要求。患者用药前应进行病原学检测,应用药敏试验,指导正确选药;严格掌握用药适应证和用法,选择合适疗程,足量用药;严格掌握抗菌药物的局部应用、预防应用和联合用药的原则,避免滥用。

第四节　抗菌药物的合理使用

抗菌药物的应用涉及临床各科,正确合理应用抗菌药物是提高疗效、降低不良反应发生率以及减少或减缓细菌耐药性发生的关键。抗菌药物临床应用是否正确、合理,基于以下两方面:① 有无指征应用抗菌药物;② 选用的品种及给药方案是否正确、合理。

一、抗菌药物合理应用的基本原则

1. 诊断为细菌性感染者,方有指征应用抗菌药物

根据患者的症状、体征及血、尿常规等实验室检查结果,初步诊断为细菌性感染者以及经病原检查确诊为细菌性感染者方有指征应用抗菌药物;由真菌、结核分枝杆菌、非结核分枝杆菌、支原体、衣原体、螺旋体、立克次体及部分原虫等病原微生物所致的感染亦有指征应用抗菌药物。缺乏细菌及上述病原微生物感染的证据,诊断不能成立者,以及病毒性感染者,均无指征应用抗菌药物。

2. 尽早查明感染病原,根据病原种类及细菌药物敏感试验结果选用抗菌药物

抗菌药物品种的选用原则上应根据病原菌种类及病原菌对抗菌药物敏感或耐药,即细菌药物敏感试验(以下简称药敏)的结果而定。因此有条件的医疗机构,住院病人必须在开始抗菌治疗前,先留取相应标本,立即送细菌培养,以尽早明确病原菌和药敏结果;门诊病人可以根据病情需要开展药敏工作。

危重患者在未获知病原菌及药敏结果前,可根据患者的发病情况、发病场所、原发病灶、基础疾病等推断最可能的病原菌,并结合当地细菌耐药状况先给予抗菌药物经验治疗,获知细菌培养及药敏结果后,对疗效不佳的患者调整给药方案。

3. 按照药物的抗菌作用特点及其体内过程特点选择用药

各种抗菌药物的药效学(抗菌谱和抗菌活性)和人体药代动力学(吸收、分布、代谢和排出过程)特点不同,因此各有不同的临床适应证。临床医师应根据各种抗菌药物的上述特点,按临床适应证正确选用抗菌药物。

4. 抗菌药物治疗方案应综合患者病情、病原菌种类及抗菌药物特点制定

根据病原菌、感染部位、感染严重程度和患者的生理、病理情况制定抗菌药物治疗方案,包括抗菌药物的选用品种、剂量、给药次数、给药途径、疗程及联合用药等。

二、抗菌药物的联合应用

1. 抗菌药联合应用的意义

联合用药的主要优点是:① 发挥药物的协同抗菌作用以提高疗效;② 延迟或减少耐药菌的出现;③ 对混合感染或不能作细菌学诊断的病例,联合用药可扩大抗菌范围;④ 联合用药可减少个别药剂量,从而减少毒副反应。

滥用抗菌药物的联合应用,可能产生不利后果,如增加不良反应发生率、容易出现二重感染、耐药菌株更加增多、浪费药物。

2. 联合用药的指征

联合用药的指征有:① 病原菌未明的严重感染;② 单一抗菌药物不能控制的严重混合感染,如肠穿孔后腹膜炎的致病菌常有多种需氧菌和厌氧菌等;③ 单一抗菌药物不能有效控制的感染性心内膜炎或败血症;④ 长期用药细菌有可能产生耐药者,如结核、慢性尿路感染、慢性骨髓炎等;⑤ 用以减少药物毒性反应,如两性霉素 B 和氟胞嘧啶合用治疗深部真菌,前者用量可减少,从而减少毒性反应;⑥ 临床感染一般用二药联用即可,常不必要三药联用或四药联用。

3. 联合用药可能产生结果

两种抗菌药联合应用在体外或动物实验中可获得无关、相加、协同(增强)和拮抗等四种效果。抗菌药物依其作用性质可分为四大类:一类为繁殖期杀菌剂,如青霉素类、头孢菌素类等;二类为静止期杀菌剂,如氨基糖苷类、多黏菌素等;三类为速效抑菌剂,如四环素类、氯霉素类与大环内酯类等;四类为慢效抑菌剂,如磺胺类等。第一类和第二类合用常可获得协同(增强)作用,例如青霉素与链霉素或庆大霉素合用治疗肠球菌心内膜炎;青霉素破坏细菌细胞壁的完整性,有利于氨基糖苷类抗生素进入细胞内发挥作用。第一类与第三类合用可能出现拮抗作用,例如青霉素类与氯霉素或四环素类合用,由于氯霉素和四环素使蛋白质合成迅速被抑制,细菌处于静止状态,致使繁殖期杀菌的青霉素干扰细胞壁合成的作用不能充分发挥,使其抗菌活性减弱。第二类和第三类合用可获得增强或相加作用。第四类与第一类可以合用,例如治疗流行性脑膜炎时,青霉素可以和磺胺嘧啶合用而提高疗效。

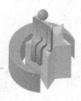

第三十五章
抗　生　素

 学习目标

【掌握】β-内酰胺类抗生素的抗菌作用机制,细菌耐药性及其产生机制;青霉素、头孢菌素及大环内酯类抗生素的药理作用、临床用途和主要不良反应;氨基糖苷类抗生素的共性及庆大霉素的临床用途和不良反应。

【熟悉】半合成青霉素的作用特点和用途,大环内酯类抗生素的抗菌作用机制,常用氨基糖苷类抗生素的抗菌特点及用途,四环素及氯霉素抗菌特点、临床用途、不良反应及防治。

【了解】其他 β-内酰胺类抗生素、林可霉素及万古霉素的作用特点和用途,卡那霉素和多黏菌素的抗菌特点。

第一节　β-内酰胺类抗生素

β-内酰胺类抗生素是指化学结构中含有内酰胺环的一类抗生素,包括青霉素类、头孢菌素类及其他非典型 β-内酰胺类。这类抗生素抗菌活性强、毒性低、抗菌范围广。在青霉素和头孢菌素的母核 6-氨基青霉烷酸和 7-氨基头孢烷酸上引入不同侧链,可获得大量在抗菌谱、抗菌活性等各方面各具特色的品种,临床使用时疗效高、适应证广,且品种多,故颇受重视。

β-内酰胺类抗生素作用机制是结构中的 β-内酰胺环与敏感菌胞浆膜上靶分子青霉素结合蛋白结合,抑制转肽酶的转肽作用,干扰细胞壁黏肽合成,造成细胞壁缺损,失去其保护性屏障作用。由于敏感菌菌体内渗透压高,使水分不断向胞浆内渗透,导致菌体膨胀、细菌裂解、死亡。繁殖期细菌需要合成大量的细胞壁,故青霉素对繁殖期细菌的作用强,而对细胞壁已合成、处于静止期细菌作用弱,属于繁殖期杀菌剂。哺乳类动物的细胞无细胞壁,故青霉素对人毒性小。

一、青霉素类

青霉素类包括天然青霉素和人工半合成青霉素两类。其基本化学结构是由 6-氨基青霉烷酸(6-APA)及侧链组成。6-APA 含有饱和的噻唑环(A)和 β-内酰胺环(B)(图 35-1),其中 β-内酰胺环为维持抗菌活性的最基本结构,β-内酰胺环破坏后抗菌活性消失。侧链则主要与抗菌谱、耐酸、耐酶等药理特性有关。

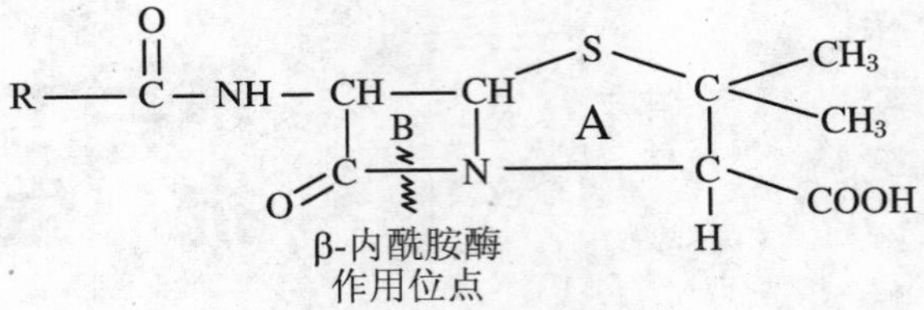

图 35-1　青霉素类的基本结构

1. 天然青霉素

青霉素 G(penicillin G,苄青霉素)

青霉素是用于临床的第一个抗生素,是从青霉菌培养液中提取获得的。青霉素为一有机酸,常用其钠盐或钾盐。其干燥粉末在室温下稳定,保存数年仍有抗菌活性。易溶于水,但水溶液性质极不稳定,易被酸、碱、醇、氧化剂、金属及青霉素酶(β-内酰胺酶)等分解破坏,使其抗菌作用减弱或消失。不耐热,在室温下放置可逐渐分解失效,且可生成具有抗原性的降解产物,易引起过敏反应,故应临用前配制。

【体内过程】口服易被胃酸及消化酶破坏,吸收量少且不规则,故不宜口服。肌注吸收迅速完全,约 0.5 h 达血药峰浓度,分布广泛,但在各部位组织中的浓度有较大差别。不易透过血脑屏障,但脑膜炎时,透入量增加,可达有效浓度。青霉素与血浆蛋白酶结合率为 $46\%\sim58\%$,主要以原形由肾小管分泌排出。$t_{1/2}$ 为 $0.5\sim1$ h,有效作用时间可维持 $4\sim6$ h。为了延长青霉素作用时间,可将其制成混悬剂和油制剂,肌注后,缓慢吸收,维持时间较久,称为青霉素长效制剂。

【抗菌作用】青霉素 G 的抗菌作用很强,对敏感菌有强大杀伤作用。其抗菌谱包括:① 革兰阳性球菌:如溶血性链球菌、肺炎球菌、草绿色链球菌、不产酶的葡萄球菌等;② 革兰阳性杆菌:如白喉棒状杆菌、破伤风杆菌、炭疽杆菌、产气荚膜羧菌等;③ 革兰阴性球菌:如脑膜炎奈瑟菌、淋病奈瑟菌;④ 螺旋体:如梅毒螺旋体、回归热螺旋体、钩端螺旋体;⑤ 放线菌等。青霉素对大多数革兰阴性杆菌作用较弱,对肠球菌不敏感,对真菌、原虫、立克次体、病毒等无作用。

多数细菌对青霉素不易产生耐药,但金黄色葡萄球菌可产生破坏 β-内酰胺环的青霉素酶(β-内酰胺酶),使青霉素的 β-内酰胺环裂解而失去抗菌活性,从而对青霉素产生耐药性。

【临床用途】由于其高效、低毒、价廉,目前仍为治疗敏感菌感染的首选药。

(1) 革兰阳性球菌感染。如溶血性链球菌感染引起的咽炎、扁桃体炎、猩红热、蜂窝组织炎、丹毒、中耳炎等;肺炎链球菌感染引起的大叶性肺炎、急性支气管炎、脓胸等;草绿色链球菌引起的心内膜炎;敏感的葡萄球菌引起的疖、痈、脓肿、骨髓炎、败血症等。

(2) 革兰阴性球菌感染。脑膜炎奈瑟菌感染引起的流行性脑脊髓膜炎;淋病奈瑟菌感染引起的淋病。

(3) 革兰阳性杆菌感染。如白喉、破伤风、气性坏疽等。但因青霉素对细菌产生的外毒素无作用,应合用相应的抗毒素以中和其外毒素。

(4) 螺旋体感染。如钩端螺旋体病、梅毒、回归热等。

(5) 放线菌感染。放线菌病需大剂量、长疗程用药。

【不良反应】(1) 过敏反应。过敏反应为青霉素最常见的不良反应。轻者表现为荨麻疹、皮疹、药热、血管神经性水肿等,停药和服用 H_1 受体阻断药可消失;最严重的是过敏性休克,表现为呼吸困难、胸闷、面色苍白、发绀、出冷汗、脉搏细弱、血压下降、昏迷、惊厥等。通常发生在注射后数秒钟,亦可发生在数分钟至半小时内或连续用药的过程中,其发生越早,后果越严重。如不及时抢救,可出现呼吸和循环衰竭而危及生命。过敏反应发生的原因一般认为是青霉素及其降解产物均为半抗原,可与蛋白质结合形成完全抗原,导致过敏反应。

(2) 赫氏反应。青霉素在治疗钩端螺旋体病、炭疽病或梅毒时,可有症状加剧现象,称为赫氏反应。症状表现为全身不适、发热、寒战、咽痛、肌痛、心跳加快等,病变加重可危及生命。此现象可能是大量螺旋体等被杀死后释放的物质所致。

(3) 其他。肌注时可出现局部红肿、疼痛、硬结,钾盐尤甚,宜深部肌注;如误注入神经可发生周围神经炎,鞘内注射可引起脑膜炎;大剂量静脉给予青霉素钾盐和钠盐时,尤其在肾功能或心功能不全时,可引起高钾、高钠血症。

【防治措施】(1) 应用青霉素时应采取如下措施:

① 详细询问病人有无药物过敏史,对青霉素有过敏史者禁用。有其他药物过敏史或有变态反应疾病者须十分谨慎。

② 凡初次注射或停用 3 天以上以及用药过程中更换不同批号或不同厂家生产的青霉素者均需作皮肤过敏试验(皮试)。皮试阳性者禁用。

③ 皮试阴性者注射青霉素后也偶可发生过敏性休克。故首次注射后须观察 30 分钟,无反应者方可离去。

④ 一旦发生过敏性休克,应就地及时抢救,立即皮下或肌内注射 0.1% 肾上腺素 0.5～1.0 ml,必要时每隔 15～30 min 重复一次,危重者可加入 25% 葡萄糖注射液 20 ml 中缓慢静脉注射,并酌情加用糖皮质激素、H_1 受体阻断药,以增强疗效;对支气管痉挛并出现呼吸困难者给予氨茶碱稀释后静注,沙丁胺醇喷雾吸入,并配合给氧或人工呼吸,必要时做气管切开;血压过低者可用间羟胺 20～100 mg 或去甲肾上腺素 1～2 mg 加入 5% 葡萄糖液 250～500 ml 中静滴。

(2) 用药注意事项:

① 青霉素水溶液放置后其效价降低,降解产物增加,过敏反应发生率明显增高。故青霉素注射液必须现配现用。

② 避免在饥饿状态下注射青霉素;避免滥用和局部应用青霉素。

③ 静脉快速静滴大剂量青霉素时,应注意控制用量和滴速,如发现青霉素脑病症状,应立即停药,并进行对症处理,同时可给予高渗葡萄糖和糖皮质激素以防治脑水肿。

④ 用药期间,须定期检测血清钾和钠,禁用青霉素钾盐静脉推注。

⑤ 用于注射青霉素的注射器,不得用于注射其他药物。

⑥ 青霉素最适 pH 为 5～7.5,pH 过高或过低都会加速其降解,故静滴时最好选用 0.9% 氯化钠注射液稀释(pH 为 4.5～7.0)。若选用 5% 葡萄糖液(pH 为 3.5～5.5)溶解时,应在 2 h 内滴完为宜。

(3) 注意药物相互作用的影响:

① 丙磺舒、阿司匹林、吲哚美辛、保泰松等可竞争性抑制青霉素从肾小管分泌,使其排泄减

慢,青霉素血药浓度增高,延长作用时间。

② 与氨基糖苷类抗生素有协同抗菌作用,抗菌谱扩大,但对氨基糖苷类有灭活作用,不能混合静注,以防相互作用导致药效降低。

③ 红霉素、四环素、氯霉素、磺胺类等抑菌药使细菌生长繁殖受抑制,而青霉素等繁殖期杀菌剂对静止期细菌无作用,因此与青霉素合用时可产生拮抗作用而降低青霉素疗效。

④ 氨基酸营养液可增强 β-内酰胺类抗生素的抗原性,属配伍禁忌。

2. 半合成青霉素

天然青霉素存在抗菌谱窄、不耐酸(胃酸)、不耐酶(β-内酰胺酶)等缺点,在青霉素主核 6-氨基青霉烷酸上引入不同侧链,即可得到具有耐酸、耐酶、广谱、抗铜绿假单胞菌、抗革兰阴性菌等特点的半合成青霉素。

半合成青霉素的抗菌机制、不良反应与青霉素 G 相同,并与青霉素 G 有交叉过敏反应,用药前需用青霉素做皮肤过敏试验。

(1) 耐酸青霉素。本类药物有青霉素 V(penicillin V,苯氧甲青霉素)和非奈西林(phenethicillin,苯氧乙青霉素)。抗菌谱与青霉素 G 相似,但抗菌活性不及青霉素 G;耐酸,口服吸收好,为广泛使用的口服青霉素类药。可用于轻度敏感菌感染、恢复期的巩固治疗和防止感染复发的预防用药。食物可减少该药的吸收,应在饭前 1 h 或饭后 2 h 给药。

(2) 耐酶、耐酸青霉素。本类药物主要有苯唑西林(oxacillin,新青霉素Ⅱ)、氯唑西林(cloxacillin,邻氯青霉素)、双氯西林(dicloxacillin,双氯青霉素)和氟氯西林(flucloxacillin)等。本类药物的共同特点是:① 抗菌谱与青霉素 G 相似,但抗菌作用不及青霉素 G。② 耐酶,对耐青霉素 G 的金黄色葡萄球菌有效。主要用于耐青霉素 G 的金黄色葡萄球菌感染,如肺炎、心内膜炎、败血症等。③ 耐酸,可口服。不易透过血脑屏障,对中枢感染无效;主要以原形由肾排泄,排泄速度较青霉素 G 慢,有效血药浓度维持时间较长。④ 不良反应较少,除与青霉素 G 有交叉过敏反应外,少数患者有嗳气、恶心、腹胀、腹痛、口干等胃肠道反应及皮疹和荨麻疹等。

(3) 广谱青霉素。常用的有氨苄西林(ampicillin,氨苄青霉素)、阿莫西林(amoxicillin,羟氨苄青霉素)、匹氨西林(pivampicillin,匹氨苄青霉素)等。本类药物的特点是:① 耐酸,可口服。② 不耐酶,对耐药金葡菌无效。③ 抗菌谱广,对多种革兰阳性菌作用比青霉素 G 弱,但对多种革兰阴性菌有较强的抗菌作用,如伤寒沙门菌、副伤寒沙门菌、百日咳鲍特菌、大肠埃希菌、痢疾志贺菌等,但对铜绿假单胞菌无效。临床主要用于治疗敏感菌所致的伤寒、副伤寒、呼吸道、泌尿道和胆道感染、胃肠道感染、软组织感染、脑膜炎、败血症、心内膜炎等,严重病例应与氨基苷类抗生素合用。④ 不良反应以恶心、呕吐、腹泻等胃肠道反应和皮疹为主,少数人可出现血清转氨酶升高。对青霉素过敏者禁用。

(4) 抗铜绿假单胞菌广谱青霉素。本类药物有羧基青霉素类:羧苄西林(carbenicillin,羧苄青霉素)、替卡西林(ticarcillin,羧噻吩青霉素);磺基青霉素类:磺苄西林(sulbenicillin,磺苄青霉素);脲基青霉素类:呋苄西林(furbenicillin,呋苄青霉素)、哌拉西林(piperacillin,氧哌嗪青霉素)等。其共同特点是:① 不耐酸,均需注射给药。② 不耐酶,对耐青霉素的金葡菌无效。③ 抗菌谱广,对革兰阳性菌和革兰阴性菌均有作用,对铜绿假单胞菌作用强,对厌氧菌也有作用,主要用于铜绿假单胞菌、变形杆菌、大肠埃希菌及其他肠杆菌引起的感染,如腹腔感染、泌尿道感染、肺部感染及败血症等。④ 不良反应可见皮疹、皮肤瘙痒及以腹泻为主的胃肠道反应。

对青霉素过敏者禁用。

（5）抗革兰阴性菌青霉素。本类药物包括美西林（mecillinam）、匹美西林（pivmecillinam）、替莫西林（temocillin）等。本类药物对革兰阴性杆菌作用强，但对铜绿假单胞菌无效，对革兰阳性菌作用弱，对革兰阴性菌产生的β-内酰胺酶稳定。主要用于革兰阴性菌所致的泌尿道、软组织感染。不良反应主要为胃肠道反应和一般过敏反应。

二、头孢菌素类

头孢菌素类是由头孢菌素的母核 7-氨基头孢烷酸（7-ACA）连接不同侧链而制成的半合成抗生素。其化学结构中含有与青霉素相同的 β-内酰胺环（图 35-2），故在理化特性、生物活性、作用机制及临床应用方面均相似。其特点是：① 耐酸：临床上可以口服给药。② 耐酶：对 β-内酰胺酶较青霉素稳定。③ 广谱：对革兰阳性菌和革兰阴性菌均有效。④ 高效：杀菌力强。⑤ 低毒：不良反应少，与青霉素仅有部分交叉过敏反应。

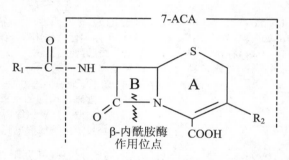

图 35-2 头孢菌素类基本结构

根据头孢菌素不同品种研制时间的先后和抗菌谱、抗菌强度及作用特点、临床应用、对 β-内酰胺酶稳定性不同、对肾的毒性及研制时间先后顺序，现分为四代（见表 35-1）。

【体内过程】凡能口服的头孢菌素类均耐酸，胃肠吸收好，因头孢噻吩肌注引起剧烈疼痛只宜静注，其他均可肌注或静脉注射给药。吸收后分布良好，能透入各种组织中，且易透过胎盘，在滑囊液、心包积液中均获得较高浓度。第三代头孢菌素多能分布至前列腺、眼房水和胆汁中，并可透过血脑屏障，在脑脊液中达到有效浓度，可用于脑膜炎的治疗。头孢菌素类一般经肾排泄，尿中浓度较高，凡能影响青霉素排泄的药物同样也能影响头孢菌素类的排泄。头孢哌酮、头孢曲松则主要经肝胆系统排泄。多数头孢菌素的半衰期较短（0.5～2.0 h），有的可达 3 h，头孢曲松的半衰期可达 8 h。

【抗菌作用和临床用途】头孢菌素类抗菌原理与青霉素相同，能通过与细菌细胞膜上的另一种青霉素结合蛋白结合，妨碍黏肽的形成，抑制细胞壁合成而呈现杀菌作用，为繁殖期杀菌剂。细菌对头孢菌素可产生耐药性，耐药机制同青霉素类，并与青霉素有部分交叉耐药。各代头孢菌素的作用特点及临床应用见表 35-1。

表 35-1　头孢菌素类作用特点及临床应用比较

分类	名称	作用特点及临床应用
第一代	头孢噻吩(cefalotin) 头孢噻啶(cefaloridine) 头孢氨苄(cefalexin) 头孢唑啉(cefazolin) 头孢拉定(cefradine) 头孢羟氨苄(cefadroxil)	(1) 主要作用于革兰阳性菌,对革兰阴性菌作用弱,对铜绿假单胞菌无效 (2) 对β-内酰胺酶较稳定,但仍可被革兰阴性菌产生的β-内酰胺酶破坏 (3) 有一定肾毒性,其中头孢唑啉、头孢噻啶损害较重 (4) 主要用于革兰阳性菌及耐药金葡菌引起的呼吸道、泌尿道及皮肤软组织感染
第二代	头孢孟多(cefamandole) 头孢呋辛(cefuroxime,西力欣) 头孢克洛(cefaclor,头孢氯氨苄)	(1) 对革兰阳性菌较第一代略差,对革兰阴性菌作用较一代强,但弱于第三代,对部分厌氧菌有效,对铜绿假单胞菌无效 (2) 对β-内酰胺酶较稳定,但不及第三、四代 (3) 肾毒性较第一代小 (4) 主要用于敏感菌所致的呼吸道、胆道、菌血症、泌尿道及其他组织器官感染
第三代	头孢噻肟(cefotaxime) 头孢曲松(ceftriaxone,头孢三嗪) 头孢他啶(ceftazidime,复达欣) 头孢哌酮(cefoperazone,先锋必素)	(1) 对厌氧菌及革兰阴性菌(包括铜绿假单胞菌)作用较强,对革兰阳性菌作用不及第一、二代 (2) 对β-内酰胺酶更稳定 (3) 对肾基本无毒性 (4) 体内分布广,组织穿透力强,易透过血脑屏障 (5) 主要用于敏感菌引起的严重感染如泌尿道感染、肺炎、脑膜炎、败血症及铜绿假单胞菌感染等。其中头孢他定是目前抗铜绿假单胞菌作用最强的抗生素
第四代	头孢匹罗(cefpirome) 头孢吡肟(cefepime,马斯平) 头孢利定(cefalidin)	(1) 广谱、高效、对某些革兰阳性菌和革兰阴性菌均有强大的抗菌作用。 (2) 对β-内酰胺酶高度稳定 (3) 无肾毒性 (4) 主要用于对第三代头孢菌素耐药的难治性感染

【不良反应】(1) 过敏反应。多为药物热、皮疹、荨麻疹、哮喘、血清病样反应、血管神经性水肿等,严重者可发生过敏性休克,但发生率较青霉素低,与青霉素有交叉过敏现象,对青霉素过敏者约有 5%～10% 对头孢菌素类发生过敏,故对青霉素过敏者慎用或禁用,必要时做皮试,并密切观察。

(2) 肾毒性。大剂量应用,或与氨基糖苷类抗生素合用时可出现肾毒性,表现为蛋白尿、血尿、血中尿素氮和肌酐升高。若使用第一代头孢菌素类药物,要注意蛋白尿、血尿及观察尿量、尿色。因多数头孢菌素需经肾排泄,故肾功能不全者可致蓄积,肾功能不全者禁用。

(3) 胃肠道反应。口服给药可引起恶心、呕吐、食欲缺乏等。饭后服可减轻。

(4) 菌群失调症。长期应用第三代头孢菌素可引起肠道菌群失调导致二重感染,如肠球菌、铜绿假单胞菌和念珠菌的增殖现象。临床应严格掌握其适应征。

【用药注意事项】(1) 第一、二代头孢菌素类与氨基糖苷类抗生素合用,可增加肾毒性。

(2) 长期大量应用头孢哌酮、头孢孟多可致低凝血酶原血症,与抗凝血药、水杨酸制剂等合用时,可致出血倾向,可用维生素 K 防治。

(3) 头孢噻肟与妥布霉素合用,可使血磷浓度升高。

（4）头孢菌素类与乙醇同时应用可产生"醉酒样"反应，故在应用本类药物期间或停药 3 天内应忌酒。

三、其他非典型 β-内酰胺类

1. 头孢霉素类

其作用与头孢菌素相似，故常归入头孢菌素类，且以头孢命名。常用药物为头孢西丁。

头孢西丁（cefoxitin）

本药需注射给药。抗菌谱广，对革兰阳性菌和革兰阴性菌均有较强的杀菌作用，对厌氧菌有高效。由于对 β-内酰胺酶高度稳定，故对耐青霉素的金葡菌及对头孢菌素耐药的菌株有较强活性。本药主要用于治疗由敏感的需氧菌和厌氧菌所引起的腹腔、泌尿生殖系、骨和关节、皮肤和软组织等部位感染。常见不良反应与头孢菌素相似。

2. 单环 β-内酰胺类

氨曲南（aztreonam）

氨曲南是人工合成的第一个应用于临床的单环 β-内酰胺类抗生素。该药口服不吸收，需注射给药。

该药抗菌谱窄，对包括铜绿假单胞菌在内需氧的革兰阴性菌具有强大的抗菌活性，对革兰阳性菌作用弱。本药具有耐酶、低毒、体内分布广、与青霉素和头孢菌素类无交叉过敏的特点。可用于青霉素过敏患者，或作为氨基苷类抗生素的替代品。不良反应主要为胃肠道反应、皮疹、注射部位疼痛及静脉炎等。

3. 碳青霉烯类

碳青霉烯类的化学结构与青霉素相似，是迄今为止抗菌谱最广、抗菌作用最强、最耐 β-内酰胺酶的一类抗菌药。常用药物为亚胺培南。由于亚胺培南在体内可被肾脱氢肽酶灭活而失效，故需与抑制肾脱氢肽酶的西拉司丁（1∶1）联合应用才能发挥作用。

亚胺培南/西拉司丁（imipenem/cilastatin）

本药又称泰能，口服不吸收，需注射给药。

临床主要用于各种革兰阳性和阴性需氧菌以及厌氧菌所致的腹膜炎、肝胆感染、腹腔内脓肿、阑尾炎、妇科感染、下呼吸道感染、皮肤和软组织感染、尿路感染、骨和关节感染以及败血症等。

不良反应有消化道反应、药物疹、静脉炎，偶可诱发癫痫发作。

4. 氧头孢烯类

拉氧头孢（latamoxef）和氟氧头孢（flomoxef）

两者均需注射给药，体内分布广泛，可透过血脑屏障。抗菌性能与第三代头孢菌素相似。对多种 β-内酰胺酶稳定。对革兰阳性球菌、革兰阴性杆菌和厌氧菌有强大的抗菌活性。临床用于敏感菌所致呼吸系统和泌尿系统感染、脑膜炎、肝胆系统感染、子宫附件炎等。

5. β-内酰胺酶抑制剂及其复方制剂

这类药本身没有或只有很弱的抗菌活性，但能与 β-内酰胺酶较紧密结合，使酶不与 β-内酰胺类抗生素作用,从而保持抗生素活性。这类药包括克拉维酸(clavulanic acid,棒酸)、舒巴坦(sulbactam,青霉烷砜)、他唑巴坦(tazobactam,三唑甲基青霉烷砜)等。对 β-内酰胺酶不稳定的青霉素类和头孢菌素类与该类药物联合应用或组成复方制剂(见表 35-2)使用,可扩大抗菌谱,对抗细菌耐药性的产生,增强其抗菌效力几倍乃至几十倍。

表 35-2　β-内酰胺类抗生素与酶抑制剂的复方制剂

复方制剂	抗菌药	β-内酰胺酶抑制剂	给药途径
舒他西林(优立新)	氨苄西林	舒巴坦	i. m.　i. v.
舒普深	头孢哌酮	舒巴坦	i. m.　i. v.
新治菌	头孢噻肟	舒巴坦	i. m.　i. v.
奥格门汀	阿莫西林	克拉维酸	p. o.
替门汀	替卡西林	克拉维酸	i. m.　i. v.
哌拉西林/三唑巴坦	哌拉西林	三唑巴坦	i. v.

第二节　大环内酯类、林可霉素类和万古霉素类

一、大环内酯类

大环内酯类抗生素是一类结构中含有一个 14～16 个碳的内酯大环的弱碱性抗生素。它通过抑制菌体蛋白质合成,迅速发挥抑菌作用。本类药物之间有不完全交叉耐药性。临床应用的包括天然大环内酯类和半合成大环内酯类。

1. 天然大环内酯类

天然大环内酯类是一些难溶于水的碱性药物。其特点有:① 抗菌谱窄,主要作用于革兰阳性菌、某些厌氧菌、军团菌、衣原体和支原体等;② 对胃酸很不稳定,口服生物利用度低,pH<4 时几乎无抗菌活性;③ 血药浓度较低,组织(如肺、皮下组织、前列腺等)中浓度相对较高;④ 主要经胆汁排泄,对胆道感染效果好,但不易透过血-脑脊液屏障。

红霉素(erythromycin)

红霉素是从链丝菌培养液中提取的 14 环大环内酯类抗生素,在酸性条件下易被破坏,碱性条件下抗菌作用增强。为避免被胃酸破坏,常制成硬脂酸红霉素、琥乙红霉素(erythromycin ethylsuccinate)、依托红霉素(erythromycin estolate,无味红霉素)等制剂。

【体内过程】口服易吸收,体内分布广,胆汁中浓度为血药浓度的 30 倍,可透过胎盘屏障,进入胎儿体内;也可进入乳汁,不易透过血脑屏障,但当患者有脑膜炎时,可透过血脑屏障。大部分经肝代谢,经胆汁排泄,胆汁中浓度可达血药浓度的数百倍。可形成肝肠循环,少量以原形由肾排出,$t_{1/2}$约为 2 h,肾功能不全者可延长到 6 h。

【抗菌作用】红霉素的抗菌谱与青霉素 G 相似,但强度不及青霉素 G。对革兰阳性菌如金

黄色葡萄球菌、链球菌、肺炎球菌、白喉棒状杆菌等有较强的抗菌活性；对部分革兰阴性菌如脑膜炎奈瑟菌、淋病奈瑟菌、百日咳鲍特菌、流感嗜血杆菌、布鲁菌、弯曲菌及军团菌等也有抑制作用；对衣原体、肺炎支原体、螺旋体、螺杆菌等也有效。

本药可与细菌核糖体的50S亚基结合，抑制肽链的延长，阻碍细菌蛋白质合成，属快效抑菌剂，与β-内酰胺类繁殖期杀菌剂合用可产生拮抗作用而降低疗效。

【临床用途】主要用于对青霉素过敏患者和对青霉素耐药的革兰阳性菌如金葡菌、肺炎球菌和其他链球菌引起的感染。作用不及青霉素，且易产生耐药性，但停药数月后可逐渐恢复敏感性。对军团菌肺炎、白喉带菌者、支原体肺炎、沙眼衣原体所致的婴儿肺炎和结膜炎、弯曲菌所致的肠炎或败血症，本药可作为首选药；也可用于百日咳、厌氧菌和需氧菌引起的口腔感染；还可代替青霉素治疗炭疽、气性坏疽、放线菌病、梅毒等。

【不良反应及注意事项】（1）胃肠道反应。可引起厌食、恶心、呕吐、腹痛、腹泻等，口服或注射均易发生，宜饭后服用或缓慢静滴。许多病人因无法耐受而停药。

（2）肝损害。服用依托红霉素和琥乙红霉素可致肝损害，表现为转氨酶升高、肝肿大和胆汁淤积性黄疸等。一般停药后可自行恢复。不宜与四环素类合用，以防加重肝损害。肝功能不全者应慎用或禁用。

（3）其他。口服红霉素也可引起假膜性肠炎，个别病人可能出现药热、皮疹等。大剂量给药偶可致耳鸣及暂时性耳聋。

（4）红霉素宜整片服用，不可破碎，服药期间不宜服酸性饮料，以免降低疗效。

（5）乳糖酸红霉素粉针剂不宜用0.9%氯化钠注射液稀释，否则易析出结晶，临用前可先用注射用水溶解为50 mg/ml，然后加入5%葡萄糖注射液500 ml中缓慢静滴。静滴时可引起血栓性静脉炎，应予注意。

2. 半合成大环内酯类

本类药物具有对胃酸稳定、口服生物利用度高、血药浓度高、组织渗透性好、半衰期较长、抗菌谱广、对革兰阴性菌抗菌活性增强、不良反应较天然品少而轻等优点。

罗红霉素（roxithromycin）

罗红霉素是半合成的14元环大环内酯类抗生素。本品空腹服用吸收良好，血液与组织浓度均高于红霉素，半衰期长达12~14 h。

本药抗菌谱和抗菌作用与红霉素相近，与红霉素之间存在交叉耐药性，主要用于敏感菌所致的呼吸道、泌尿生殖系统、皮肤软组织及耳鼻咽喉部位的感染。

不良反应多见胃肠道反应，偶见皮疹、皮肤瘙痒、头痛、头昏等。

阿奇霉素（azithromycin）

本药是唯一一个用于临床的15元环半合成的大环内酯类抗生素。口服吸收迅速，含钙、镁、铝的制剂可与阿奇霉素结合，影响其吸收。组织内分布浓度高于血药浓度达数十倍，半衰期长达35~48 h，每日仅需给药一次。

本药抗菌谱比红霉素广，除对革兰阳性菌有较强的抗菌作用外，对革兰阴性菌如流感嗜血杆菌、淋病奈瑟菌、军团菌及卡他莫拉菌作用较强。对支原体、衣原体、螺旋体及非结核性分枝杆菌有较强抗菌作用。与红霉素有交叉耐药性。主要用于敏感菌所致的中耳炎、鼻窦炎、支气管炎、肺炎、扁桃体炎、咽炎，也可用于泌尿生殖道感染、性传播疾病和皮肤软组织感染。

不良反应主要为轻、中度胃肠道反应，偶见肝功能异常及白细胞减少。肝功能不全、孕妇及哺乳期妇女慎用,对大环内酯类过敏者禁用。

克拉霉素(clarithromycin,甲红霉素)

克拉霉素是 14 元环半合成大环内酯类抗生素。口服吸收迅速而完全,且不受进食影响,分布广泛且组织中浓度明显高于血中浓度,在扁桃体、肺、鼻黏膜及皮肤等组织中浓度高。在肝脏代谢,主要经肾排泄,$t_{1/2}$ 约 3.5~4.9 h。

本药抗菌谱与红霉素相似,抗菌活性强于红霉素。对革兰阳性菌、嗜肺军团菌的作用强大,对沙眼衣原体、肺炎支原体、流感嗜血杆菌及厌氧菌的作用也较红霉素强。适用于化脓性链球菌所致的咽炎和扁桃体炎,肺炎链球菌所致的急性中耳炎、肺炎和支气管炎,流感嗜血杆菌、卡他球菌所致支气管炎,支原体肺炎以及葡萄球菌、链球菌所致皮肤及软组织感染。

主要不良反应为胃肠道反应,偶见头痛、皮疹及皮肤瘙痒等。孕妇禁用,哺乳期妇女慎用(宜暂停哺乳)。

乙酰螺旋霉素(acetylspiramycin)

乙酰螺旋霉素是 16 元环半合成大环内酯类抗生素,耐酸,口服吸收好,经胃肠道吸收后脱乙酰基转变为螺旋霉素而起抗菌作用。在体内分布广泛,在胆汁、尿液、脓液、支气管分泌物、肺组织及前列腺中的浓度一般较血浓度高。

对金黄色葡萄球菌、肺炎链球菌、化脓性链球菌、粪肠球菌等革兰阳性球菌具良好抗菌作用,对李斯特菌属、淋病奈瑟菌、流感嗜血杆菌、嗜肺军团菌、百日咳杆菌、拟杆菌属、产气荚膜杆菌以及衣原体属、支原体属、弓形体、隐孢子虫等亦具抑制作用。肠道革兰阴性杆菌通常耐药。适用于敏感葡萄球菌、链球菌属和肺炎链球菌所致的轻、中度感染,如咽炎、扁桃体炎、鼻窦炎、中耳炎、牙周炎、急性支气管炎、慢性支气管炎急性发作、肺炎、非淋菌性尿道炎、皮肤软组织感染,亦可用于隐孢子虫病,或作为治疗妊娠期妇女弓形体病的选用药物。

二、林可霉素和克林霉素

林可霉素(lincomycin,洁霉素)和克林霉素(clindamycin,氯林可霉素、氯洁霉素)具有相同的抗菌谱和抗菌机制,但由于克林霉素口服吸收、抗菌活性、毒性和临床疗效均优于林可霉素,故临床常用。

【体内过程】克林霉素口服吸收完全且迅速,且吸收不受进食影响,生物利用度为 87%;林可霉素口服生物利用度为 20%~35%。两药吸收后分布广泛,在大多数组织中可达有效浓度,尤其骨组织中药物浓度高,能透过胎盘,但不能透过正常血脑屏障,脑膜炎时在脑脊液的浓度约为血药浓度的 40%。药物主要在肝脏代谢,代谢物经胆汁和粪便排泄,小部分原型药经尿液和粪便排泄。

【抗菌机制】林可霉素类抗菌机制与红霉素相似,是与细菌核糖体 50S 亚基结合,抑制细菌蛋白质的合成而呈现抑菌作用。因林可霉素类与大环内酯类在 50S 亚基上的结合部位很接近,因此一个药物与结合部位的结合会干扰另一个药物与 50S 亚基的结合,而产生竞争性拮抗作用,故不宜合用。

【抗菌作用与临床用途】两药均为窄谱抗菌药,抗菌谱与红霉素相似,克林霉素的抗菌活性是林可霉素的 4~8 倍。两者对葡萄球菌、各型链球菌、肺炎球菌等革兰阳性菌和各类厌氧菌有强大抗菌作用。对白喉棒状杆菌、产气荚膜杆菌、支原体和沙眼衣原体也有抑制作用。大多数细菌对林可霉素和克林霉素存在完全交叉耐药性,也与大环内酯类存在交叉耐药性。

临床主要用于敏感菌所致的呼吸道感染、骨髓炎、关节和软组织感染、胆道感染及败血症。因本类药物在骨组织中分布可达较高浓度,为治疗金黄色葡萄球菌引起的骨髓炎的首选药物。

【不良反应及注意事项】(1)胃肠道反应。表现为恶心、呕吐、腹痛、腹泻,严重时可致伪膜性肠炎,甚至致死。如出现严重腹泻、水样或血样大便时,应立即停药,用万古霉素和甲硝唑治疗有效。

(2)过敏反应。偶见皮疹、荨麻疹、一过性中性粒细胞减少和血小板减少等。

(3)亦可致转氨酶升高、黄疸等,肝功能不全者慎用,长期应用应定期检查血象和肝功能。

(4)大剂量静注或静滴过快可引起血压下降,甚至心跳、呼吸暂停,故不宜大量快速静脉给药。孕妇及哺乳期妇女慎用。

三、万古霉素及去甲万古霉素

万古霉素(vancomycin)是由东方链霉菌产生的糖肽类抗生素,去甲万古霉素(norvancomycin)是从诺卡菌属培养液中分离得到。两者结构和特性相似。

【体内过程】本类药物口服难吸收,肌内注射可致局部剧痛和组织坏死,只能静脉给药。可分布到各组织和体液中,但在胆汁中浓度甚低,可透过胎盘,难透过正常的血脑屏障,但脑膜有炎症时,透入增多,可达有效水平,90%以上由肾排泄,$t_{1/2}$约为6 h,无尿患者可延长到8~10 d。少量药物经胆汁排泄。

【抗菌作用与临床用途】万古霉素和去甲万古霉素对革兰阳性菌呈现强大的杀菌作用,尤其对耐青霉素的金葡菌作用显著,对厌氧的难辨梭菌、炭疽杆菌、破伤风杆菌也有较好的抗菌作用。其抗菌机制是与细胞壁前体肽聚糖结合,阻断细胞壁合成,造成细胞壁缺陷而杀死细菌,尤其对正在分裂增殖的细菌呈现快速杀菌作用。由于结构特殊,与其他抗生素无交叉耐药。临床主要用于耐药革兰阳性菌引起的严重感染,如败血症、肺炎、心内膜炎、结膜炎、脑膜炎、骨髓炎等。口服给药用于某些抗生素如克林霉素引起的伪膜性肠炎和消化道感染。

【不良反应及注意事项】(1)耳毒性。较大剂量应用可出现耳鸣、听力减退,甚至耳聋,及早停药可恢复正常,少数病人停药后仍有致聋危险。用药期间应注意检测听觉功能,一旦出现耳鸣应及时停药。

(2)肾毒性。主要损伤肾小管,表现为蛋白尿、管型尿、少尿、血尿、氮质血症,甚至肾功能衰竭。肾功能不全者禁用。并避免与氨基苷类抗生素合用,以免增加耳毒性、肾毒性。

(3)过敏反应。偶可引起斑块皮疹和过敏性休克。快速静注万古霉素时,出现极度皮肤潮红、红斑、荨麻疹、心动过速和低血压等特征性症状,称为"红人综合征"。

(4)其他。口服时可引起恶心、呕吐、金属异味感和眩晕,静注时偶发疼痛和血栓性静脉炎。老年人、孕妇、哺乳期妇女和听力障碍者慎用。

第三节　氨基糖苷类抗生素及多黏菌素

一、氨基糖苷类抗生素

氨基糖苷类抗生素是从链丝菌培养液中提取的碱性抗生素,化学结构相似,均由氨基糖分子与氨基环醇以苷键连接而成。本类药物包括两大类:一类为天然来源,如链霉素、庆大霉素、新霉素、妥布霉素、西索米星、卡那霉素、大观霉素、巴龙霉素等,由链霉菌或小单胞菌产生;另一类为半合成品,如阿米卡星、奈替米星、依替米星、卡那霉素 B 等。因巴龙霉素毒性大,仅用于阿米巴痢疾。这类抗生素有以下共同特点:

(1)抗菌机制主要是氨基糖苷类能不可逆地结合到细菌体内的核糖体上,抑制细菌蛋白质合成,属于静止期杀菌剂。抗菌谱较广,对革兰阴性杆菌作用强于革兰阳性菌,在碱性环境中抗菌活性增强,部分药物对结核分枝杆菌有作用。

(2)本类药物口服不易吸收,仅用于肠道感染,全身感染必须注射给药。血浆蛋白结合率多数低于 10%。穿透力较弱,主要分布在细胞外液,在肾皮质和内耳内、外淋巴液高浓度聚积,且在内耳外淋巴液中浓度下降很慢。在体内不被代谢,约 90% 以原形经肾排泄,适用于治疗泌尿系统感染。

(3)本类药物之间有部分或完全交叉耐药性。

(4)不良反应:

① 肾毒性。氨基糖苷类是诱发药源性肾衰竭的最常见因素。通常表现为蛋白尿、管型尿、血尿等,严重时可导致无尿、氮质血症和肾衰竭。为减少肾毒性的发生,用药期间应定期进行肾功能检查,一旦出现肾功能损害,应调整用量或停药。老年人及肾功能不全者禁用。

② 耳毒性。包括前庭神经和耳蜗神经损害。前者出现较早,多见于链霉素和庆大霉素,表现为眩晕、恶心、呕吐、共济失调、眼球震颤等。后者出现较迟,多见于阿米卡星和卡那霉素,表现为耳鸣、听力减退、严重者可致耳聋。为防止和减少耳毒性的发生,应用本类药物期间,应注意询问病人有无眩晕、耳鸣等早期症状,并进行听力监测。一旦出现早期症状,应立即停药。

③ 过敏反应。可引起嗜酸性粒细胞增多、皮疹、发热等症状,也可发生过敏性休克,尤其是链霉素引起过敏性休克的发生率仅次于青霉素,故注射前应询问用药史,并做皮试,注射时备好抢救药物。其抢救措施与青霉素相同,并静注钙剂。

④ 神经肌肉接头的阻滞。大剂量静脉滴注或腹腔给药时出现心肌抑制,可引起四肢无力、呼吸困难、甚至呼吸停止。一旦发生,可用葡萄糖酸钙和新斯的明抢救。

本类药物不宜联用,以免毒性相加;应避免与有耳毒性、肾毒性的药物合用;也应避免合用肌肉松弛药、全麻药等。孕妇注射本类药物可致新生儿听觉受损,应禁用;哺乳期妇女禁用。不宜与其他药物在注射器内混合注射,以免药效降低。

链霉素(streptomycin)

链霉素是 1944 年由链霉菌培养液中分离获得并用于临床的第一个氨基糖苷类抗生素,其硫酸盐性质稳定,水溶液在室温下可保持一周,但颜色变棕色时不可再用。

【体内过程】口服吸收极少,肌肉注射吸收快,30～45 min 达到血浆峰浓度,血浆蛋白结合率约为 35%,$t_{1/2}$ 为 5～6 h。易渗入胸腔、腹腔、结核性脓腔和干酪化脓腔。

【抗菌作用和临床用途】链霉素对结核分枝杆菌有较强的杀灭作用,对多数革兰阴性菌也有强大的抗菌作用。但由于耐药菌株增多,毒性较大,应用范围日渐缩小。临床主要用于:① 结核病。本药是治疗结核病的一线药物,常与利福平、异烟肼等合用,以增强疗效,并延缓耐药性的产生。② 鼠疫和兔热病,与四环素联合使用效果好,为首选药。③ 心内膜炎,与青霉素合用是治疗草绿色链球菌及肠球菌等所致的心内膜炎的首选药。对链霉素耐药者,可改用庆大霉素等。

【不良反应】常见急性毒性反应为口唇周围、面部及四肢麻木感,可用钙剂对抗。

庆大霉素(gentamicin)

庆大霉素是目前临床最为常用的氨基糖苷类抗生素。

【体内过程】口服吸收少,主要用作静脉注射或肌肉注射。不易透过血脑屏障,主要以原形经肾排泄。

【抗菌作用与临床用途】抗菌谱广,对多数革兰阴性杆菌有杀灭作用,尤其是对铜绿假单胞菌作用较强;对革兰阳性菌如耐青霉素的金葡菌和肺炎支原体也有效。

临床可用于:① 革兰阴性杆菌感染,如败血症、肺炎、泌尿道、腹腔感染及骨髓炎、腹膜炎、脑膜炎等。② 铜绿假单胞菌感染,庆大霉素可与羧苄西林等广谱半合成青霉素或头孢菌素联合应用,以提高疗效。③ 心内膜炎,应针对不同的病原菌与青霉素、羧苄西林、头孢菌素等联合应用以增强疗效。④ 肠道感染,口服用于菌痢、伤寒及婴儿致病性大肠埃希菌肠炎等肠道感染或做结肠手术前准备;与克林霉素、甲硝唑合用可减少结肠手术后的感染。⑤ 还可局部用于皮肤、黏膜表面感染和眼、耳、鼻部感染。

耐药性产生较慢,多系暂时性,停药一段时间后敏感性可逐渐恢复。

【不良反应】肾毒性较多见且严重,偶见过敏反应,甚至过敏性休克。

阿米卡星(amikacin)

阿米卡星又名丁胺卡那霉素,是氨基苷类抗生素中抗菌谱最广的一种,对革兰阴性杆菌和金黄色葡萄球菌均有较强的抗菌活性,但作用较庆大霉素弱,其突出优点是对多种氨基糖苷类抗生素灭活酶稳定,故对一些氨基苷类耐药菌株感染仍能有效控制。临床主要用于对庆大霉素及其他氨基糖苷类耐药菌株所致的泌尿道感染、肺部感染,尤其是铜绿假单胞菌、变形杆菌的感染。

耳毒性强于庆大霉素,主要损坏耳蜗功能;肾毒性低于庆大霉素,偶见过敏反应。

妥布霉素(tobramycin)

抗菌作用和药理特性与庆大霉素相似,突出的特点是对肺炎杆菌、肠杆菌属、变形杆菌属的抑菌或杀菌作用分别较庆大霉素强 4 倍和 2 倍;对铜绿假单胞菌的作用比庆大霉素强 2～4 倍,且对庆大霉素耐药的菌株仍有效。主要用于铜绿假单胞菌及其他革兰阴性杆菌所致的严重感染。但一般不作首选药。耳毒性和肾毒性较庆大霉素低。

大观霉素(spectinomycin)

大观霉素又名淋必治,是链霉菌产生的氨基环醇类抗生素,因作用机制与氨基糖苷类相似而列入本类。对淋病奈瑟菌有强大的杀灭作用,对青霉素耐药的淋病奈瑟菌亦有良效,对大多数革兰阳性菌与革兰阴性杆菌只有较低抗菌活性,对梅毒螺旋体无效。由于易产生耐药性,目前主要用于耐青霉素或对青霉素过敏的淋病患者。

二、多黏菌素类

多黏菌素类是从多黏杆菌培养液中提取的碱性多肽类化合物,有 A、B、C、D、E 五种,临床应用的是多黏菌素 E(polymyxin E,抗敌素)和多黏菌素 B(polymyxin B),两者具有相似的药理作用。

【抗菌作用和临床用途】本类药物能与革兰阴性菌细胞膜的磷脂相结合,使细菌细胞膜通透性增加,菌体内营养物质外漏而呈现杀菌作用。对繁殖期和静止期细菌均有作用,抗菌谱窄,对多数革兰阴性杆菌如铜绿假单胞菌、大肠埃希菌、流感嗜血杆菌、沙门菌属等有强大的杀灭作用,但对革兰阴性球菌、革兰阳性菌和真菌无作用。因毒性较大,临床仅用于对其他抗生素耐药又难以控制,但对本品仍敏感的铜绿假单胞菌感染以及大肠埃希菌所致的各种感染。本类药物口服不易吸收,目前临床多口服用于治疗肠炎和肠道手术前准备,以及局部用于敏感菌所致皮肤、黏膜感染及烧伤后铜绿假单胞菌感染。

【不良反应及注意事项】(1)肾损害,表现为蛋白尿、血尿等,故肾功能不全者应减量或禁用。

(2)神经系统毒性,表现为眩晕、手足麻木、共济失调等,停药后可消失。

(3)其他。可出现瘙痒、皮疹、药热等;偶可诱发粒细胞减少和肝毒性;大剂量快速静滴,可阻断神经肌肉接头处,导致呼吸抑制。不可与其他有肾毒性或神经肌肉阻滞作用的药物联合应用,以免发生意外。

禁用于对本药过敏者,慎用于妊娠期妇女及重症肌无力者。

第四节 四环素类及氯霉素类

一、四环素类抗生素

四环素类抗生素为一类具有共同多环并四苯羧基酰胺母核的衍生物,可分为天然品和部分合成品两类。天然品有四环素、土霉素和金霉素;部分合成品有多西环素、美他环素和米诺环素等。目前临床常用的有四环素、多西环素和米诺环素。本类药物在酸性环境中性质稳定,临床多用盐酸盐。

1. 天然四环素类

四环素(tetracycline)和土霉素(oxytetracycline)

【体内过程】口服易吸收,但不完全,2~4 h 达血药峰浓度,$t_{1/2}$ 为 6~9 h。服药量每次超过 0.5 g,血药浓度不随剂量增加而增高。食物如牛奶、奶制品会影响吸收,易与 Mg^{2+}、Ca^{2+}、Fe^{3+}、Al^{3+} 等多价阳离子形成络合物,使吸收减少。必须合用时,应间隔 3 h 以上。血浆蛋白结合率较低,吸收后广泛分布于各组织和体液中,易沉积于骨及牙组织内,也可进入乳汁及胎儿循环,不易透过血脑屏障。约 60% 以原形经肾排泄,可用于治疗泌尿系统感染。口服及注射给药均可形成肝肠循环,使作用时间延长。胆汁中浓度为血药浓度的 10～20 倍,有益于治疗胆道感染。

【抗菌作用】本类药物的抗菌谱、作用机制均相似。抗菌谱广,对革兰阳性菌、革兰阴性菌、立克次体、支原体、衣原体、螺旋体、放线菌及阿米巴原虫等均有抑制作用。但对革兰阳性菌作用不如青霉素类及头孢菌素类,对革兰阴性菌作用不如氨基苷类和氯霉素。

其抗菌作用机制是药物特异性地与敏感菌核糖体 30S 亚基结合,抑制蛋白质合成;还可改变细菌细胞膜的通透性,使胞内核苷酸及其他重要成分外漏,从而抑制 DNA 的复制,产生快速抑菌作用。高浓度时也有杀菌作用。细菌对本类药物耐药性的形成为渐进型,近年来耐药菌株日渐增多,临床应用受到限制。本类药物之间存在交叉耐药性,但在天然品和部分合成品之间无完全交叉耐药性。

【临床用途】临床应用已明显减少,主要用于:① 支原体感染(支原体肺炎和泌尿生殖系统感染等),首选四环素类;② 衣原体感染(鹦鹉热、沙眼和性病淋巴肉芽肿)及某些螺旋体感染(回归热),可选四环素类;③ 立克次体感染(斑疹伤寒、恙虫病等),首选四环素;④ 敏感的革兰阳性球菌或革兰阴性杆菌引起的轻症感染;⑤ 土霉素可用于治疗急性肠内阿米巴病。由于其他高效抗菌药的不断出现,以及四环素耐药菌株的日益增加和特殊的不良反应,四环素已不再作为治疗细菌性感染的首选药。

【不良反应及注意事项】(1) 影响骨、牙生长。四环素类药物能与新形成的骨骼和牙齿中的钙离子结合,造成恒齿永久性棕色色素沉着(俗称牙齿黄染)、牙釉质发育不全,还可抑制婴儿骨骼发育。孕妇、哺乳期妇女及 8 岁以下儿童禁用四环素和其他四环素类药物。

(2) 胃肠道刺激。可引起恶心、呕吐、上腹部不适、食管烧灼感及腹泻等胃肠道症状。饭后服或减少用量可减轻,但可影响药物吸收;与抗酸药同服,应至少间隔 2～3 h。肌内注射刺激性大,可致局部红肿、硬结,甚至坏死,禁用。静脉滴注易引起静脉炎。

(3) 二重感染。长期应用四环素类广谱抗生素时,敏感菌被抑制,不敏感菌乘机大量繁殖,破坏了菌群共生的平衡状态,形成新的感染,称为"二重感染"或"菌群交替症"。婴儿、老年人、体弱者、合用糖皮质激素或抗肿瘤药的病人,使用四环素时易发生。常见的有两种:① 真菌感染:多为白色念珠菌引起,表现为鹅口疮、肠炎,一旦出现,应立即停药,并同时用抗真菌药物治疗。② 假膜性肠炎:此与肠道难辨梭菌产生的毒素有关,表现为肠壁坏死、体液渗出、剧烈腹泻甚至脱水或休克等。一旦发生,应立即停药,并选用万古霉素或甲硝唑治疗。为避免二重感染,年老、体弱、免疫功能低下、合用糖皮质激素者慎用。

(4) 其他。长期大量使用四环素可引起严重肝损害或加重原有的肾损害,肝、肾功能不全者禁用;偶见皮疹、药热、血管神经性水肿等过敏反应。

(5) 本类药物为速效抑菌剂,不宜与青霉素类及头孢菌素类合用,以免发生拮抗作用。

2. 半合成四环素类

多西环素(doxycycline,脱氧土霉素,强力霉素)

【体内过程】口服吸收迅速而完全,2 h 达血药峰浓度,吸收受食物影响较小,但仍受金属离子的干扰,需分开服用。血浆蛋白结合率高,分布广泛,脑脊液中浓度也较高,易进入细胞内。大部分随胆汁进入肠腔排泄,少量药物经肾排泄,肾功能减退时粪便中药物的排泄量增多,故肾衰竭时也可使用。经胆汁排入胆道时有肝肠循环,经肾排泄时又可被再吸收,故 $t_{1/2}$ 长达 20 h,有效血药浓度可维持 24 h,一般细菌感染每日服药一次即可。

【抗菌作用与临床用途】抗菌谱和四环素基本相同,但抗菌作用强 2~10 倍,具有强效、速效、长效的特点,对耐土霉素或四环素的金葡菌仍有效,但与其他同类药物有交叉耐药。临床应用同四环素,现已取代天然四环素类作为各种适应征的首选药或次选药。此外,适合用于需要用四环素而又合并肾功能不全的感染及胆道系统感染。

【不良反应及注意事项】不良反应常见胃肠道刺激症状,除恶心、呕吐、腹泻外,尚有舌炎、口腔炎和肛门炎,应饭后服用。口服药物时,应以大量水送服,并保持直立体位 30 min 以上,以避免引起食管炎。也可引起皮疹,但二重感染较少见。

米诺环素(minocycline,二甲胺四环素)

米诺环素脂溶性高于四环素,口服吸收迅速完全,2~3 h 达血药峰浓度,吸收率几乎达100%,不受牛奶和食物的影响,但抗酸药或金属离子仍可影响吸收。组织穿透力强,分布广泛,能进入乳汁、羊水和脊髓,在脑脊液中的浓度高于其他四环素类。抗菌谱与四环素相似,抗菌活性比四环素强 2~4 倍,在本类中最强。主要用于敏感菌、衣原体、支原体、螺旋体、立克次体等引起的泌尿道、呼吸道、胆道、乳腺及皮肤软组织感染。

除四环素类共有的不良反应外,米诺环素易引起光感性皮炎,还可产生独特的前庭功能改变,表现为恶心、呕吐、眩晕、共济失调等症状,用药期间不宜从事高空作业、驾驶和机器操作。

二、氯霉素类

氯霉素(chloramphenicol)

【体内过程】口服吸收快而完全,2~3 h 可达血药峰浓度,血浆蛋白结合率为 50%~60%,可广泛分布至各组织和体液中,脑脊液中可很快达到治疗浓度,主要在肝内与葡萄糖醛酸结合,代谢产物和 10% 的原形药物由尿中排出。$t_{1/2}$ 约为 3 h,肾功能受损、严重肝功能不全时 $t_{1/2}$ 延长。

【抗菌作用与临床用途】氯霉素属广谱抗生素,对革兰阳性和革兰阴性菌均有抑制作用,对后者作用较强,尤其对伤寒沙门菌、流感嗜血杆菌作用最强,在高浓度时有杀菌作用;对厌氧菌(脆弱类杆菌)、百日咳杆菌、布鲁杆菌也有较强作用;对立克次体、沙眼衣原体、肺炎支原体等也有较好的作用。其抗菌机制是与敏感菌核糖体 50S 亚基结合,抑制菌体蛋白质合成而呈现抗菌作用,为速效抑菌剂。因毒性反应严重,一般不作为首选药物使用。

临床主要用于:① 沙门菌所致伤寒、副伤寒;② 无法使用青霉素类药物或对其他药物耐药而疗效不佳的脑膜炎;③ 对多西环素过敏、肾功能不全、妊娠期妇女和 8 岁以下儿童或须注射用药的立克次体感染;④ 对多药耐药的流感嗜血杆菌感染;⑤ 厌氧菌感染;⑥ 局部滴眼可用于沙眼和结膜炎。

【不良反应及注意事项】(1)抑制骨髓造血功能。这是最严重、导致本品应用受限的严重不良反应,有两种表现形式:① 可逆性骨髓抑制:与剂量和疗程有关,表现为白细胞和血小板减少,并可伴贫血,一旦发生及时停药,可逐渐恢复。② 不可逆性再生障碍性贫血:与剂量和疗程无直接关系,可有数周至数月潜伏期,不易早期发现;表现有瘀点、瘀斑、鼻出血等出血倾向及高热、咽痛等感染症状。发生率低,但一旦发生常难逆转,病死率高。可能是药物变态反应所致或药物抑制骨髓细胞线粒体内蛋白质的合成所致。因此,用药时应注意:① 严格掌握适应证;② 用药期间定期检查血象,发生异常随即停药;③ 剂量每日不超过 1 g,疗程一般不超过 5～7 d;④ 避免反复用药。

（2）灰婴综合征。这是指早产儿、肝脏功能发育不完善的新生儿日用量超过 25 mg/kg 体重时,因肝葡萄糖醛酸转移酶活性不足及肾排泄能力低下所致的蓄积中毒,表现为腹胀、呕吐、呼吸抑制、面色灰紫,甚至循环衰竭而死亡,称为"灰婴综合征"。大龄儿童、肝肾功能不全的成人、尤其是老年人应用过量(每日超过 100 mg/kg 体重)时,也可发生类似症状。应予以注意。

（3）其他。可有胃肠道反应,表现为舌炎、口腔炎及恶心、呕吐等;长期或大量用药可致二重感染、视神经炎、周围神经炎和幻觉、狂躁、抑郁等精神症状;少数人可见皮疹、药热和血管神经性水肿等过敏反应,停药后多可消失。

有精神病史者、早产儿、二周内新生儿、产后一个月的哺乳期妇女及肝功能不全者禁用,分娩期的孕妇及老年人慎用。

氯霉素为肝药酶抑制剂,与抗癫痫药苯妥英钠、降血糖药甲磺丁脲和氯磺丙脲等合用可增强这些药物的作用,甚至产生毒性反应,需注意调整用量。

※ 常用制剂与用法 ※

青霉素钠盐或钾盐　注射剂:40 万 U、80 万 U、100 万 U。临用前配成溶液,一般 40 万～80 万 U/次,2 次/d,肌注;小儿 2.5 万～5 万 U/(kg·d),分 2～4 次,肌注。严重感染一日 4 次肌注或静脉给药,静滴时,160 万～400 万 U/d,小儿 5 万～20 万 U/(kg·d)。

普鲁卡因青霉素　注射剂:40 万 U、80 万 U(每 40 万 U 含普鲁卡因青霉素 30 万 U 及青霉素钠或青霉素钾 10 万 U)。40 万～80 万 U/次,1～2 次/d,肌注,可产生长效作用。

苄星青霉素　注射剂:60 万 U、120 万 U、300 万 U。60 万～120 万 U/次,肌注,每月一次。

青霉素 V　片剂:0.25 g(相当于 40 万 U)。0.5 g/次,小儿 0.25 g/次,3～4 次/d。

苯唑西林　胶囊剂:0.25 g。0.5～1 g/次,4～6 次/d;小儿 50～100 mg/(kg·d),分 4～6 次服。宜在饭前 1 h 或饭后 2 h 服用,以免食物影响其吸收。注射剂:0.5 g、1 g。1 g/次,3～4 次/d,肌注,或 1～2 g/次溶于 100 ml 输液内静滴(持续时间 0.5～1 h),3～4 次/d;小儿 50～100 mg/(kg·d),分 3～4 次静滴。

氯唑西林　胶囊剂:0.25 g。0.25～0.5 g/次,2～3 次/d;小儿 30～60 mg/(kg·d),分 2～4 次服。注射剂:0.25 g、0.5 g。0.5～1 g/次,3～4 次/d,肌注或静滴。

双氯西林　片剂:0.25 g。0.25～0.5 g/次,4 次/d;小儿 30～50 mg/(kg·d),分 4～6 次服。

氟氯西林　胶囊剂:0.125 g、0.25 g。0.125 g/次,4 次/d;或 0.5～1 g/次,3 次/d。

氨苄西林　片剂:0.25 g。0.25～0.5 g/次,4 次/d,小儿 50～80 mg/(kg·d),分 4 次服。注射剂:0.5 g、1 g。0.5～1 g/次,4 次/d,肌注;或 1～2 g/次溶于 100 ml 输液中滴注,3～4 次/d,必要时每 4 h 1 次。小儿 100～150 mg/(kg·d),分次给予。

阿莫西林　胶囊剂:0.25 g。0.5～1 g/次,3～4 次/d;小儿 50～100 mg/(kg·d),分 3～4 次服。片剂的剂量用法同胶囊剂。

匹氨西林　胶囊剂:0.25 g。轻度感染1.5~2 g/d,严重感染3~4 g/d;小儿40~80 mg/(kg·d),分3~4次服。

羧苄西林　注射剂:0.5 g、1 g。1 g/次,4次/d,肌注。严重铜绿假单胞菌感染时,10~20 g/d,静注。小儿100 mg/(kg·d),分4次肌注或100~400 mg/(kg·d)静注。

替卡西林　注射剂:0.5 g、1 g。肌注或静注,剂量同羧苄西林。

磺苄西林　注射剂:1 g、2 g。4~8 g/d,分4次肌注或静注,亦可静滴。肌注时需加利多卡因3 ml以减轻疼痛。小儿40~160 mg/(kg·d),分4次注射。

呋苄西林　注射剂:0.5 g。4~8 g/d,小儿50~150 mg/(kg·d),分4次静注或静滴。

哌拉西林　注射剂:1 g、2 g。4~5 g/d,小儿80~100 mg/(kg·d),分3~4次肌注。8~16 g/d,小儿100~300 mg/(kg·d),分3~4次静注或静滴。

美西林　注射剂:0.5 g、1 g。1.6~2.4 g/d,小儿30~50 mg/(kg·d),分4次静注或肌注。

匹美西林　片剂或胶囊剂:0.25 g。轻症:0.25 g/次,2次/d,必要时可用4次,重症用量加倍。

替莫西林　注射剂:0.5 g、1 g。0.5~2 g/次,2次/d,肌注。为减轻疼痛,可用0.25%~5%利多卡因注射液作溶剂。

头孢噻吩　注射剂:0.5 g、1 g。0.5~1 g/次,4次/d,肌注或静注。严重感染时,2~6 g/d,分2~3次稀释后静滴。

头孢噻啶　注射剂:0.5 g、1 g。1~3 g/d,分2~3次肌注。2~4 g/d静脉缓慢注射或静滴。

头孢氨苄　片剂或胶囊剂:0.125 g、0.25 g。1~2 g/d,分3~4次服;小儿25~50 mg/(kg·d),分3~4次服。

头孢唑啉　注射剂:0.5 g、1 g。0.5~1 g/次,3~4次/d,肌注或静注。小儿20~40 mg/(kg·d),分3~4次给药。

头孢拉定　胶囊剂:0.25 g、0.5 g。1~2 g/d,分4次服。小儿25~50 mg/(kg·d),分3~4次服。注射剂:0.5 g、1 g。2~4 g/d,分4次肌注、静注或静滴;小儿50~100 mg/(kg·d),分4次注射。

头孢羟氨苄　胶囊剂:0.125 g、0.25 g。1 g/次,2次/d;小儿30~60 mg/(kg·d),分2~3次服。

头孢孟多　注射剂:0.5 g、1 g、2 g。2~6 g/d,小儿50~100 mg/(kg·d),分3~4次肌注。严重感染时8~12 g/d,小儿100~200 mg/(kg·d),分2~4次静注或静滴。

头孢呋辛　注射剂:0.25 g、0.5 g、0.75 g、1.5 g。0.75 g/次,3次/d,肌注。小儿30~60 mg/(kg·d),分3~4次肌注。严重感染时4.5~6 g/d,小儿50~100 mg/(kg·d),分2~4次,静注。

头孢克洛　胶囊剂:0.25 g。2~4 g/d,分4次服;小儿20 mg/(kg·d),分3次服。

头孢噻肟　注射剂:0.5 g、1 g。2~6 g/d,小儿50~100 mg/(kg·d),分3~4次,肌注。2~8 g/d,小儿50~150 mg/(kg·d),分2~4次静注。

头孢曲松　注射剂:0.5 g、1 g。1 g/次,1次/d,溶于1%利多卡因3.5 ml中深部肌注,或0.5~2 g/d溶于0.9%氯化钠注射液或5%葡萄糖注射液中静滴,30分钟内滴完。

头孢他定　注射剂:0.5 g、1 g、2 g。一次0.5~2 g,2~3次/d,小儿一次25~50 mg/kg,2/d,静注或肌注。静滴时以0.9%氯化钠注射液500 ml稀释后30分钟滴完,肌注一般溶于

1%利多卡因 0.5 ml,深部注射。

　　头孢哌酮　注射剂:0.5 g、1 g、2 g。2～4 g/d,小儿 50～150 mg/(kg·d),肌注、静注或静滴。严重感染时,6～8 g/d,分 2～3 次肌注或静注。

　　头孢吡肟　注射剂:0.5 g、1 g、2 g。1～2 g/次,2 次/d,肌注或静滴。

　　头孢匹罗　注射剂:0.5 g、1 g、2 g。1～2 g/次,1～2 次/d,肌注或静滴。

　　头孢利定　注射剂:0.5 g、1 g。1 g/次,2 次/d,静脉滴注。

　　头孢西丁　注射剂:1 g。1～2 g/次,3～4 次/d,肌注或静注。

　　亚胺培南-西拉司丁　注射剂:0.25 g、0.5 g、1 g(以亚胺培南计量,其中含有等量的西拉司丁)。0.25～1 g/次,2～4 次/d,肌注或静滴。

　　拉氧头孢　注射剂:0.25 g、0.5 g、1 g。0.5～1 g/次,2 次/d,肌注、静注或静滴,重症加倍。小儿 40～80 mg/(kg·d),分 2～4 次,静注或静滴。

　　氟氧头孢　注射剂:0.5 g、1 g、2 g。1～2 g/d,小儿 60～80 mg/(kg·d),分 2 次静注或静滴;重症 4 g/d,小儿 150 mg/(kg·d),分 2～4 次静注或静滴。

　　氨曲南　注射剂:0.5 g、1 g。1.5～6 g/d,分 3 次肌注、静注或静滴,静滴时加入 0.9%氯化钠注射液 100 ml 中,于 30 分钟内滴完。

　　舒他西林　片剂:0.375 g/次。0.375 g,2～4 次/d,饭前 1 h 或饭后 2 h 服。注射剂:0.75 g、1.5 g。0.75 g/次,2～4 次/d,肌注。1.5 g/次,2～4 次/d,静注或静滴。

　　奥格门汀　片剂:0.375 g、0.625 g。0.375～0.625 g/次,3～4 次/d。

　　哌拉西林/三唑巴坦　粉针剂:2.25 g(含哌拉西林 2 g,三唑巴坦 0.25 g)、4.5 g(含哌拉西林 4 g,三唑巴坦 0.5 g)。成人和 12 岁以上儿童 4.5 g/次,3 次/d,静脉滴注(滴注 30 分钟),也可静脉注射。

　　红霉素　肠溶片剂:0.125 g、0.25 g。0.25～0.5 g/次,3～4 次/d,小儿 30～50 mg/(kg·d),分 3～4 次服。注射剂(乳糖酸盐):0.25 g、0.3 g。1～2 g/d,小儿 30～50 mg/(kg·d),分 3～4 次静滴。

　　依托红霉素　片剂:0.125 g(按红霉素计)、胶囊剂:0.05 g、0.125 g(按红霉素计)、颗粒剂:0.075 g。1～2 g/d,小儿 30～50 mg/(kg·d),分 3～4 次服。

　　琥乙红霉素　片剂:0.1 g、0.125 g(按红霉素计)。0.25～0.5 g/次,4 次/d。小儿 30～40 mg/(kg·d),分 3～4 次服。

　　乙酰螺旋霉素　片剂或胶囊剂:0.1 g/片或胶囊、0.2 g/片或胶囊。0.2～0.3 g/次,4 次/d;小儿 20～30 mg/(kg·d),分 4 次服。

　　麦迪霉素　胶囊剂或肠溶片:0.1 g、0.2 g。0.2～0.3 g/次,3～4 次/d。小儿 30 mg/(kg·d),分 3～4 次服。

　　麦白霉素　片剂:0.1 g。0.8～1.2 g/d,分 3～4 次服。小儿 30 mg/(kg·d),分 3～4 次服。

　　罗红霉素　片剂:0.15 g。0.15 g/次,2 次/d,餐前服。颗粒剂、悬浮剂:0.05 g。0.15 g/次,2 次/d;小儿 2.5～5 mg/(kg·次),2 次/d。

　　阿奇霉素　片剂:0.125 g、0.25 g。0.5 g/次,1 次/d,小儿 10 mg/(kg·次),1 次/d。

　　克拉霉素　片剂:0.2 g。0.25～0.5 g/d,小儿 7.5 mg/(kg·d),分 2 次服。

　　林可霉素　片剂或胶囊剂:0.25 g、0.5 g。0.5 g/次,3～4 次/d,饭后服;小儿 30～

50 mg/(kg・d),分 3～4 次服。注射剂:0.2 g/1 ml、0.6 g/2 ml。0.6 g/次,2～3 次/d,肌注,或 0.6 g/次溶于 100～200 ml 输液中缓慢静滴,2～3 次/d;小儿 10～20 mg/(kg・d),分 2～3 次肌注或静滴。

克林霉素　胶囊剂:0.075 g、0.15 g。0.15～0.3 g/次,3～4 次/d,小儿 10～20 mg/(kg・d),分 3～4 次服。注射剂:0.15 g。0.6～1.2 g/d,分 2～4 次肌注或静滴。

万古霉素　片剂:0.25 g。0.25～1 g/次,2 次/d。小儿 20～30 mg/(kg・d),分 2～4 次服。粉针剂:0.5 g。1～2 g/d,分 2 次静滴,静滴时先用注射用水溶解,再加入 5%葡萄糖注射液或 0.9%氯化钠注射液 250～500 ml。每日量不超过 4g。小儿 20～40 mg/(kg・d),分 2 次稀释后静滴。滴注速度应慢,持续时间不少于 1 h。

去甲万古霉素　粉针剂:0.4 g。0.8～1.6 g/d,一次或多次静脉滴注。小儿 16～24 mg/(kg・d),一次或分次静脉滴注。滴注速度应慢。

链霉素　片剂:0.1 g、0.5 g。0.25～0.5 g/次,3～4 次/d。小儿 60～80 mg/(kg・d),分 3～4 次服。注射剂:0.5 g、0.75 g。0.5 g/次,2 次/d;或 0.75 g/次,1 次/d。小儿 15～25 mg/(kg・d),分 2 次肌注。

庆大霉素　片剂:2 万 U、4 万 U。8 万～16 万 U/次,3～4 次/d。注射剂:2 万 U、4 万 U、8 万 U。16 万～24 万 U/d,小儿 3 000～5 000 U/(kg・d),分 2～3 次肌注。静滴剂量同上。滴眼剂:4 万 U/8 ml,1～2 滴/次,3～4 次/d 滴眼。

阿米卡星　注射剂:0.1 g、0.2 g。0.2～0.4 g/d,小儿 4～8 mg/(kg・d),分 1～2 次肌注。静滴剂量同肌注,不可静注。

奈替米星　注射剂:150 mg。3～6.5 mg/(kg・d),分 2 次肌注。小儿 5～8 mg/(kg・d),分 2～3 次肌注。

妥布霉素　注射剂:40 mg、80 mg。成人或小儿一次 1.5 mg/kg,每 8 h 一次,肌注或静滴,疗程一般不超过 7～10 d。

西索米星　注射剂:75 mg、100 mg。3 mg/(kg・d),分 3 次肌注,疗程不超过 7～10 d。

新霉素　片剂:0.1 g、0.25 g。0.25～0.5 g/次,3～4 次/d;小儿 25～50 mg/(kg・d),分 3～4 次服。滴眼液:4 万 U/8 ml。1～2 滴/次,3～5 次/d。

大观霉素　注射剂:2 g。一次 2 g,溶于 0.9%苯甲醇溶液 3.2 ml 中,深部肌注,一般一次即可,必要时 2/d,即总量 4 g。

黏菌素　片剂:50 万 U、100 万 U、300 万 U。150 万～300 万 U/d,分 3～4 次服。儿童 25 万～50 万 U/次,3～4 次/d。重症时上述剂量可加倍。

多黏菌素 B　注射剂:50 万 U、100 万 U(含丁卡因者供肌注,不含丁卡因者供静滴用)。100 万～150 万 U/d,小儿 1.5 万～2.5 万 U/(kg・d),分 2～3 次肌注。静滴时,50 万～100 万 U/d,分 2 次;小儿 1.5 万～2.5 万 U/(kg・d),分 1～2 次静滴。

四环素　片剂或胶囊剂:0.25 g。0.5 g/次,3～4 次/d。粉针剂:0.125 g、0.25 g、0.5 g。1 g/d,分 1～2 次,加入到 5%～10%葡萄糖注射液中,浓度约 0.1%,静滴。现已少用。软膏剂:5 g。眼膏剂:2.5 g、10 g。外用。

土霉素　片剂:0.125 g、0.25 g。0.5 g/次,3～4/d。

金霉素　眼膏剂:0.5%。软膏剂:1%。外用。

多西环素　片剂或胶囊剂:0.1 g。首次 0.2 g,以后 0.1～0.2 g/d,分 1～2 次服。8 岁以上儿童,首剂 4 mg/kg,以后 2~4 mg/(kg•次),1~2/d。

米诺环素　片剂:0.1 g。0.1 g 次,2 次/d,首剂加倍。

氯霉素　片剂或胶囊剂:0.25 g。0.25~0.5 g/次,3~4 次/d。小儿 25~50 mg/(kg•d),分 3~4 次服;新生儿一天不超过 25 mg/kg。注射剂:0.125 g、0.25 g、0.5 g。1~2 g/d,分 2 次,静脉滴注;儿童 25~50 mg/(kg•d),分 2 次静脉滴注。眼膏剂:1%、3%。滴眼液:8 ml(20 mg)。滴耳液:10 ml(0.25 g)。局部外用。

第三十六章
人工合成抗菌药

学习目标

【掌握】喹诺酮类药物的作用机制、共同特性,第三代氟喹诺酮类药物的抗菌谱、作用特点及适应证;掌握磺胺类药物的抗菌机制、特性和临床用途。

【熟悉】第一、二代喹诺酮类药物特点、用途和不良反应;SMZ 与 TMP 合用的优点;磺胺类药物的抗菌特点。

【了解】常用喹诺酮类药物作用特点。

第一节　喹诺酮类药物

一、喹诺酮类药物概述

喹诺酮类是含 4-喹诺酮基本结构的人工合成抗菌药物。该类药具有抗菌谱广、抗菌力强、口服吸收好、组织浓度高、与其他抗菌药无交叉耐药性、不良反应少等特点,目前已成为临床治疗细菌感染性疾病的重要药物。

根据药物合成先后、化学结构、体内过程及抗菌作用的不同分为三代:第一代以萘啶酸为代表,1962 年合成,抗菌谱窄,口服吸收差,毒副作用大,目前临床已淘汰;第二代以吡哌酸为代表,1974 年合成,抗菌谱有所扩大,口服易吸收,不良反应较萘啶酸少,但只对革兰阴性杆菌有抗菌作用,临床用于治疗敏感菌所致肠道和尿路感染;第三代以诺氟沙星为代表,1979 年合成,是在喹诺酮基本结构上引入氟原子的衍生物,即氟喹诺酮类,抗菌谱扩大,抗菌作用增强,且毒副作用少。

【体内过程】大多数药物口服吸收良好,血药浓度相对较高,部分品种可静脉给药,与富含 Fe^{2+}、Ca^{2+}、Mg^{2+} 的食物同服可降低药物生物利用度。血浆蛋白结合率为 14%～30%,体内分布广,在肺、扁桃体、肾、肝、胆囊、前列腺、骨组织、子宫、唾液、皮肤软组织、齿和齿龈、牙髓中均可达有效浓度。可经肝代谢,部分以原形经肾排泄,尿中浓度高;血浆半衰期相对较长,大多为 3～7 h以上,服药次数少,使用方便。

【作用机制】喹诺酮类药能抑制细菌 DNA 回旋酶,干扰 DNA 复制,使细菌的 DNA 无法保持正常形态和功能而起到杀菌作用。

【抗菌作用】抗菌谱广,尤其对革兰阴性菌具有强大的杀菌作用。其敏感菌有淋病奈瑟菌、大肠埃希菌、克雷伯菌属、沙门菌属、变形杆菌、流感杆菌、志贺菌属等;对革兰阳性菌如金黄色葡萄球菌、肺炎链球菌、溶血性链球菌等也有良好抗菌作用;某些药物对铜绿假单胞菌、军团菌、结核分枝杆菌、支原体、衣原体及厌氧菌也有作用。

本类药物与其他类抗菌药物之间无明显交叉耐药性,但同类药物之间存在明显的交叉耐药性。

【临床用途】用于治疗各种敏感菌引起的呼吸道感染、胃肠及胆道感染、泌尿生殖系统感染、前列腺炎、淋病、骨、盆腔和关节感染;对皮肤和软组织、外科及耳鼻喉感染也有效;可替代氯霉素作为治疗伤寒的首选药;也可作为青霉素和头孢菌素等治疗全身感染的替代药。

【不良反应及注意事项】不良反应轻微,发生率较低,多数病人可耐受。

(1) 胃肠道反应。常见食欲减退、恶心、呕吐、腹痛、腹泻等。

(2) 神经系统反应。表现为烦躁、失眠、头痛、眩晕,甚至抽搐、惊厥、精神错乱等,精神病、癫痫病人禁用。

(3) 肝损害。大剂量或长期应用可导致。

(4) 过敏反应。可出现药疹、皮肤瘙痒和血管神经性水肿等。少数病人服用洛美沙星、氟罗沙星等药时,可诱发光敏性皮炎,表现为光照部位出现瘙痒性红斑,严重者皮肤糜烂、脱落。用药期间应避免日晒。

(5) 骨、关节损伤。对多种幼年动物负重关节的软骨有损伤作用,极少数青春期病例出现可逆性关节痛。孕妇与 14 岁以下儿童不宜使用。药物可分泌于乳汁,乳妇应用时应停止哺乳。

二、常用喹诺酮类药物

诺氟沙星(norfloxacin)

又名氟哌酸,是第一个用于临床的氟喹诺酮类药。口服约吸收 35%~45%,易受食物影响,空腹比饭后服药的血浓度高 2~3 倍,粪便排出量高,体内几乎不被代谢,尿药浓度极高,$t_{1/2}$ 为 3~4 h。抗菌谱广,抗菌作用强,对革兰阳性菌和阴性菌均有杀灭作用,对淋球菌、铜绿假单胞菌作用强。主要用于敏感菌所致尿道、肠道、妇科感染和淋病。

环丙沙星(ciprofloxacin)

口服吸收快但不完全,生物利用度为 38%~60%,静脉滴注可弥补此缺点。体内分布广,穿透性强,易渗入各组织,肺、扁桃体、前列腺等组织中的药物浓度高于血药浓度,$t_{1/2}$ 为 3~4 h。

抗菌谱广,体外抗菌活性为目前在临床应用喹诺酮类中最强者。尤其对肠球菌、铜绿假单胞菌、流感杆菌、肺炎链球菌、金葡菌、军团菌等抗菌活性较强,一些对氨基糖苷类、第三代头孢菌素类耐药的菌株,对本药仍然敏感。适用于敏感菌引起的呼吸道、胃肠道、泌尿生殖道、骨关节、皮肤软组织、盆腔以及眼、耳、鼻咽喉等部位的感染。

氧氟沙星(ofloxacin)

氧氟沙星的药代动力学性质明显优于诺氟沙星,口服吸收快而完全,体内分布广,痰、尿液中药物浓度高,$t_{1/2}$ 为 5~7 h。抗菌活性强。适用于敏感菌引起的呼吸道、泌尿生殖道、胆道、耳鼻喉及皮肤软组织等部位的感染,对伤寒、副伤寒(包括多重耐药株的感染)疗效肯定,也可与异烟肼、利福平合用治疗结核病。

左氧氟沙星(levofloxacin)

左氧氟沙星是氧氟沙星的左旋体,同等剂量下,其抗菌活性是氧氟沙星的 2 倍。其突出的特点是口服具有极好的生物利用度,接近 100%。左氧氟沙星除对革兰阳性、革兰阴性临床常见致病菌具有较强抗菌活性外,对厌氧菌、支原体、衣原体、肺炎军团菌及结核杆菌也有较强杀灭作用。适用于敏感菌引起的各种呼吸道、泌尿道、外科及妇科感染及难治性感染。

洛美沙星(lomefloxacin)

口服吸收好,生物利用度高,血药浓度高而持久,体内分布广,主要以原形经肾排泄,$t_{1/2}$ 达 7 h 以上。抗菌谱广,体内抗菌活性高于诺氟沙星与氧氟沙星,但不及氟罗沙星。光敏反应最常见,用药期间应避免日晒。

氟罗沙星(fleroxacin)

口服吸收好,生物利用度可达 100%,血中、尿中原形药物浓度高而持久,$t_{1/2}$ 为 10～12 h,一日仅需服药 1～2 次。适用于敏感菌引起的呼吸道、泌尿生殖系统、妇科感染等。不良反应多见,主要是胃肠道反应和神经系统反应。

司氟沙星(sparfloxacin)

为新开发的长效品种,口服吸收良好,有肝肠循环,$t_{1/2}$ 达 16～20 h,可每日给药一次。抗菌谱广,抗菌活性强,对葡萄球菌、肺炎链球菌、支原体、衣原体、结核分枝杆菌的作用是已有喹诺酮类中最强者,且对多种耐药菌株有效。适用于敏感菌引起的呼吸道、泌尿生殖道、耳鼻喉、皮肤软组织及骨关节等感染。可发生严重光敏反应,应慎用。

第二节 磺胺类抗菌药

一、磺胺类药物概述

磺胺类药属广谱抑菌药,因具有对氨基苯磺酰胺的基本结构而得名。由于磺胺类药对某些感染性疾病(如流脑、鼠疫)具有疗效好、可以口服、性质稳定、价格低廉等优点,在抗感染的药物中占一定地位。磺胺类药与磺胺增效剂甲氧苄啶合用,可使疗效明显增强,抗菌范围增大。

【药物分类】磺胺类药根据其肠道吸收的程度和临床用途可分为全身感染用药(肠道易吸收类)、肠道感染用药(肠道难吸收类)和局部外用药三类。其中全身感染用药类又可根据其血浆半衰期长短进一步分为短效类($t_{1/2} < 10$ h)、中效类($t_{1/2}$ 为 10～24 h)和长效类($t_{1/2} > 24$ h)。

【体内过程】用于全身感染的磺胺类药口服易吸收,2～3 h 血药浓度达到高峰,广泛分布于全身组织及细胞外液,但不能进入细胞内液。也可通过胎盘进入胎儿体内。血浆蛋白结合率为

$25\%\sim95\%$,血浆蛋白结合率低的药物较易透过血脑屏障,如磺胺嘧啶(SD)。主要在肝内乙酰化而失活,药物原形及代谢产物经肾小球滤过排出,脂溶性较高者易被肾小管重吸收,故排出较慢。由于尿药浓度高、溶解度低,可损害肾脏。

【作用机制】磺胺类药是抑菌药,它通过干扰细菌的叶酸代谢而抑制细菌的生长繁殖(图36-1)。

PABA + 二氢蝶啶 $\xrightarrow[\text{磺胺类药(一)}]{\text{二氢叶酸合成酶}}$ 二氢叶酸 $\xrightarrow[\text{甲氧苄啶(一)}]{\text{二氢叶酸还原酶}}$ 四氢叶酸 $\xrightarrow{\text{提供一碳基团}}$ 嘌呤、嘧啶

图 36-1 磺胺类药和甲氧苄啶抗菌机制示意图

【抗菌作用】抗菌谱广,对大多数革兰阳性菌、革兰阴性菌都有较强的抑制作用。最敏感的是溶血性链球菌、肺炎链球菌、脑膜炎奈瑟菌、淋病奈瑟菌、流感嗜血杆菌、鼠疫杆菌;其次是大肠埃希菌、志贺菌属、变形杆菌属和伤寒沙门菌等;对沙眼衣原体、疟原虫、放线菌、弓形虫滋养体也有效;磺胺嘧啶银、磺胺米隆对铜绿假单胞菌有效,但立克次体、支原体、螺旋体无效,甚至可促进立克次体生长。

单用时细菌对磺胺类药容易产生耐药性,各磺胺类药间有交叉耐药性,与甲氧苄啶合用可延缓耐药性的产生。

【不良反应及注意事项】(1)泌尿系统损害。这是由于磺胺及其乙酰化产物在酸性尿液中溶解度低,容易析出结晶,阻塞肾小管所致,引起结晶尿、管型尿、血尿、尿痛、尿闭等,以磺胺嘧啶较常见,大量久用磺胺甲恶唑也有发生。防治措施:① 服药期间多饮水,使每日尿量不少于 1 200 ml,以降低尿中药物浓度;② 同服等量碳酸氢钠,碱化尿液,以增加磺胺及其乙酰化产物的溶解度;③ 定期检查尿液,发现结晶尿应及时停药;④ 老年人、肾功能不良者少尿及休克患者禁用。

(2)过敏反应。可见皮疹、药热,偶见剥脱性皮炎等。一旦发现应停药,严重者宜用糖皮质激素治疗。磺胺类药之间有交叉过敏现象。有过敏史者禁用。

(3)血液系统反应。可见粒细胞减少、血小板减少,甚至再生障碍性贫血。先天性葡萄糖-6 磷酸脱氢酶缺乏症病人,可致急性溶血性贫血;用药期间应定期检查血常规。

(4)神经系统反应。有眩晕、头痛、精神不振、全身乏力等。服药期间应避免高空作业和驾驶。

(5)其他。有恶心、呕吐等胃肠道反应,餐后服用可减轻反应。新生儿、早产儿可致黄疸,故新生儿、早产儿及孕妇禁用。可致肝损害,肝功能不全者禁用。

(6)用药注意:① 由于 PABA 与二氢叶酸合成酶的亲和力较磺胺类强万倍,使用磺胺类,常采用首剂加倍,以保证足够的剂量抑制细菌生长繁殖;② 脓液和坏死组织中含大量的PABA,可减弱药磺胺类药的抑菌作用,应注意排脓和伤口的清洗;③ 普鲁卡因水解后可产生PABA,会减弱磺胺类药的疗效,应避免合用。

二、常用磺胺类药

表 36-1　常用磺胺类药物

类别	药物	作用及特点	临床应用	不良反应及用药监护
全身感染用药	磺胺嘧啶 （sulfadiazine，SD）	$t_{1/2}$ 为 10～13 h，属中效磺胺，口服易吸收，此类药中血浆蛋白结合率最低、血脑屏障透过率最高的药物	防治流行性脑脊髓膜炎，SD 常作为首选药	在尿中易析出结晶，宜同服等量碳酸氢钠，并嘱咐病人多饮水
	磺胺甲恶唑 （sulfamethoxazole，SMZ，新诺明）	$t_{1/2}$ 为 10～12 h，属中效磺胺，口服易吸收，常与 TMP 合用，产生协同作用	适用于敏感菌所致的泌尿道感染、流行性脑脊髓膜炎的预防	易在尿中析出结晶，宜同服等量碳酸氢钠，并嘱咐病人多饮水
肠道感染用药	柳氮磺吡啶 （sulfasalazine，SASP）	口服吸收少，在肠内水解出磺胺吡啶和 5-氨基水杨酸，前者可发挥较弱的抗菌作用，后者有抗炎、抗免疫作用	适用于治疗溃疡性结肠炎、节段性回肠炎	易发生恶心、呕吐、皮疹及药热、白细胞减少等反应
局部外用药	磺胺米隆 （sulfamylon，SML，甲磺灭脓）	抗菌谱广，对铜绿假单胞菌、金黄色葡萄球菌作用较强，抗菌作用不受脓液和坏死组织的影响，能迅速渗入创面及焦痂中，并能促进创面上皮生长愈合，且不受脓液和坏死组织中 PABA 的影响	适用于烧伤或大面积创伤后的创面感染，能提高植皮的成功率	用药局部有疼痛及烧灼感，有时有过敏反应
	磺胺嘧啶银 （sulfadiazine silver，SD-Ag，烧伤宁）	兼有 SD 的抗菌作用和银盐的收敛作用，抗菌谱广，对铜绿假单胞菌作用强于磺胺米隆，抗菌作用不受脓液 PABA 影响	适用于Ⅱ度和Ⅲ度烧伤、烫伤创面感染，可促进创面干燥、结痂、愈合	有局部一过性刺激性疼痛
	磺胺醋酰 （sulfacetamide，SA）	对引起眼部感染的细菌和沙眼衣原体有较强的抗菌活性，钠盐水溶液接近中性，无刺激性，且穿透力强	适用于沙眼、结膜炎和角膜炎等	

第三节 其他合成抗菌药

一、硝基咪唑类

甲硝唑(metronidazole,灭滴灵)

【体内过程】甲硝唑为人工合成的硝基咪唑类化合物,口服吸收良好,能迅速分布于全身,包括脑脊液。药物在肝内代谢,代谢产物及原形药主要由肾排泄,小部分经阴道、乳汁、唾液及粪便排泄。

【药理作用和临床用途】(1) 抗阿米巴原虫作用。对肠内、肠外阿米巴大、小滋养体均有强大的杀灭作用,是治疗肠内、肠外阿米巴病高效、低毒的首选药。因甲硝唑在肠腔内浓度偏低,单用治疗阿米巴痢疾时,复发率高,须在甲硝唑控制症状后,用抗肠内阿米巴病药继续治疗,以减少复发。甲硝唑对无症状排包囊者治疗无效。

(2) 抗滴虫作用。对阴道毛滴虫有强大的杀灭作用,是治疗阴道毛滴虫病的首选药。已婚夫妇应同时服药,以达到根治目的。

(3) 抗厌氧菌作用。对革兰阴性和革兰阳性厌氧杆菌和所有厌氧球菌均有较强的抗菌作用,对脆弱类杆菌感染尤为敏感。具有疗效高、毒性小、应用方便的特点。临床用于厌氧菌引起的败血症、菌血症、坏死性肠炎、产后脓毒症、中耳炎、盆腔炎、腹膜炎、骨髓炎、牙周炎及口腔感染等;用于阑尾、结肠和妇产科手术的病人,可降低或避免手术感染。

(4) 抗贾第鞭毛虫作用。甲硝唑对贾第鞭毛虫滋养体有强大杀灭作用,是目前治疗贾第虫病的最有效药物。

【不良反应】(1) 胃肠道反应。可出现食欲缺乏、恶心、呕吐、腹痛、腹泻、舌炎、口腔金属味等,一般不影响治疗。

(2) 神经系统反应。表现为头痛、头晕、肢体麻木及感觉异常等。

(3) 过敏反应。少数人可发生皮疹、白细胞轻度减少等,停药后可自行恢复。

(4) 醉酒反应。可干扰乙醛代谢,如服药期间饮酒,可致乙醛中毒,出现面红、头痛、恶心、嗜睡、血压下降等现象。

二、甲氧苄啶

甲氧苄啶(trimethoprim,TMP)

【体内过程】甲氧苄啶口服吸收迅速而完全,广泛分布于全身组织及体液,也可透过血脑屏障,$t_{1/2}$约为 11 h。

【药理作用与临床用途】属广谱抗菌药,抗菌谱与磺胺类药相近。其作用机制是抑制二氢叶酸还原酶,而磺胺类药则是抑制二氢叶酸合成酶,两者合用,双重阻断细菌的叶酸代谢,可使抗菌活性提高数倍至数十倍,甚至呈现杀菌作用。并能减少耐药菌株出现,故甲氧苄啶又称磺胺增效剂。但本品单独使用细菌易对其产生耐药性。

通常将 SMZ 与 TMP 按 5∶1 或 SD 与 TMP 按 8∶1 组成复方制剂,分别称为复方新诺明和复方磺胺嘧啶片(双嘧啶片)。因两药的 $t_{1/2}$ 相近,体内药物浓度保持稳定的比例,有利于发挥协同作用。复方新诺明或复方磺胺嘧啶片可用于治疗敏感菌引起的呼吸道、消化道和泌尿生殖道感染,也可用于伤寒、副伤寒。

【不良反应及注意事项】 可引起恶心、呕吐等胃肠反应。长期大量用药可影响人体的叶酸代谢,少数患者可出现巨幼红细胞贫血、白细胞和血小板减少,应及时停药,并给予甲酰四氢叶酸钙治疗。可能致畸,孕妇禁用,老年人、婴幼儿慎用。

三、硝基呋喃类药物

呋喃妥因(nitrofurantoin,呋喃坦啶)

口服吸收迅速而完全,但大部分在组织内破坏,其余部分随尿液排出,$t_{1/2}$ 仅 20 min 左右,因血药浓度低,不能用于全身性感染。但尿中药物浓度高,特别在酸性尿液中抗菌作用增强。抗菌谱广,对大多数革兰阳性菌、革兰阴性菌都有较强的抗菌作用,低浓度抑菌,高浓度杀菌。主要用于治疗敏感菌所致的泌尿系统感染。

主要不良反应有恶心、呕吐等消化道反应。偶见皮疹、药物热等过敏反应。剂量过大或肾功能不全者可引起肢体麻木、感觉异常等周围神经炎。

呋喃唑酮(furazolidone,痢特灵)

口服很少吸收,肠内浓度高,对肠道内多数细菌有抑制作用。主要用于肠炎、菌痢。也可用于治疗幽门螺杆菌引起的胃窦炎和溃疡病。不良反应同呋喃妥因,但轻而少见。

※ 常用制剂与用法 ※

诺氟沙星 片剂:100 mg。口服,100～200 mg/次,3～4 次/d。

环丙沙星 片剂:250 mg、500 mg。口服,250～500 mg/次,2 次/d,1 d 最高量不可超过1 500 mg。注射剂:100 mg/50 ml,200 mg/100 ml。静脉滴注,100～200 mg/次,2 次/d。

氧氟沙星 片剂:100 mg。口服,100～300 mg/次,2 次/d。注射剂:400 mg/100 ml。静脉滴注,400 mg/次,2 次/d。

左氧氟沙星 片剂:100 mg、200 mg。口服,200～300 mg/次,2 次/d。

洛美沙星 薄膜衣片:400 mg。口服,400 mg/次,1 次/d。注射剂:200 mg/100 ml,400 mg/250 ml。静脉滴注,200 mg 次,2 次/d 或 400 mg/次,1 次/d。

氟罗沙星 胶囊剂:200 mg、400 mg。口服,400 mg/次,1 次/d。

司氟沙星 胶囊剂:100 mg。口服,100～300 mg/次,1 次/d。

磺胺嘧啶 片剂:0.5 g。口服,1 g/次,2 次/d,首剂加倍。治疗流脑时,1 g/次,4 g/d。

复方磺胺甲恶唑片 片剂:每片含 TMP 0.08 g、SMZ 0.4 g。口服,2 片/次,2 次/d,首剂加倍。

柳氮磺吡啶　片剂:0.25 g。口服,1.0~1.5 g/次,3~4 次/d,症状好转后减为 0.5 g/次。

磺胺米隆　以 5%~10%溶液湿敷,或 5%~10%软膏涂敷,或用其散剂撒布。

磺胺嘧啶银　霜剂或膏剂:5%~10%涂敷创面,或用乳膏油纱布包扎创面。

磺胺醋酰　滴眼液:15%。滴入眼睑内,1~2 滴/次,3~5 次/d。

甲氧苄啶　片剂:0.1 g。口服,0.1~0.2 g/次,2 次/d。

呋喃妥因　肠溶片:0.05 g、0.1 g。口服,0.1 g/次,0.2~0.4 g/d,症状消失后再服 2 d。

呋喃唑酮　片剂:0.1 g。口服,0.1 g/次,3~4 次/d,症状消失后再服 2 d。

第三十七章
抗真菌药及抗病毒药

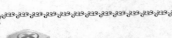

学习目标

【掌握】抗真菌药特比萘芬、两性霉素 B、唑类的抗真菌作用、临床用途和不良反应；抗艾滋病毒药、抗肝炎病毒药的特点。

【熟悉】其他抗真菌药、抗病毒药的作用特点。

【了解】抗病毒药的概况。

第一节 抗 真 菌 药

真菌感染可分为浅部真菌感染和深部真菌感染两类。浅部感染常由各种癣菌引起，主要侵犯皮肤、毛发、指（趾）甲和黏膜等部位，引起体癣、头癣、手足癣、甲癣等，发病率高。深部感染多由白色念珠菌和新型隐球菌引起，主要侵犯内脏器官和深部组织，发病率低，但病变严重，危害性大。

依据化学结构常用抗真菌药分为：① 丙烯胺类，如特比萘芬；② 多烯类，如两性霉素 B、制霉菌素等；③ 唑类，如咪唑类（如酮康唑）、三唑类（如伊曲康唑）等；④ 嘧啶类，如氟胞嘧啶；⑤ 其他，如灰黄霉素。

一、抗浅部真菌药

特比萘芬（terbinafine）

【体内过程】口服吸收良好，血浆蛋白结合率高达 99%，广泛分布于全身组织，并很快弥散和聚集在皮肤、毛发、指（趾）甲等处，浓度高且维持时间长，连续用药皮肤中药物浓度比血药浓度高 75%。本药在肝脏代谢，代谢物从肾排出。

【抗菌作用】属丙烯胺类广谱抗真菌药，对各种浅部真菌如表皮癣菌属、小孢子菌属和毛癣菌属均有明显的抗菌活性，对白色念珠菌也有抑制作用。其作用机制是抑制真菌合成麦角固醇的关键酶——角鲨烯环氧化酶，从而发挥抑菌或杀菌作用。

【临床用途】主要适用于治疗由皮肤癣菌引起的体癣、股癣、手足癣、甲癣。可外用也可口服。本药对酵母菌和白色念珠菌引起的癣病无效。不良反应发生率低且较轻微，主要是胃肠道反应,其次为皮肤瘙痒、皮疹等,偶见一过性转氨酶升高。

克霉唑(clotrimazole)

属咪唑类广谱抗真菌药,口服吸收少,不良反应多,临床主要供局部外用,治疗皮肤癣菌引起的体癣、手足癣和耳道真菌病。口含片用于治疗鹅口疮,栓剂用于治疗念珠菌引起的阴道炎。

二、抗深部真菌药

两性霉素 B(amphotericin B,庐山霉素)

【体内过程】口服、肌内注射均难吸收,且局部刺激性大,临床多采用缓慢静脉滴注给药,血浆蛋白结合率大于 90%。不易通过血脑屏障,脑脊液内药物浓度仅为血药浓度的 2%~3%。主要在肝内代谢,代谢产物和原形药物缓慢经肾脏排泄,$t_{1/2}$ 约为 24 h。

【抗菌作用】系属多烯类广谱抗真菌药,从链丝菌培养液中提取。对多种深部真菌如新型隐球菌、白色念珠菌、皮炎芽生菌、荚膜组织胞浆菌等具有良好的抗菌作用。高浓度有杀菌作用,其作用机制是选择性地与真菌细胞膜上麦角固醇结合,在细胞膜上形成微孔,增加细胞膜通透性,引起细胞内重要物质(如氨基酸、K^+ 等)外漏,导致真菌死亡。细菌细胞膜不含固醇,所以两性霉素 B 对细菌无效。

【临床用途】两性霉素 B 静脉滴注是目前治疗深部真菌感染的首选药。治疗真菌性脑膜炎时,还需加用小剂量鞘内注射。口服仅用于胃肠道真菌感染。局部应用可治疗皮肤、指甲及黏膜等浅部真菌感染。

【不良反应及注意事项】不良反应较多,毒性大。

(1)寒战、高热。寒战和高热最为常见,并伴有头痛、恶心、呕吐等反应。静脉给药可引起血栓性静脉炎,鞘内注射还可引发背部及下肢疼痛。

(2)肾脏损害。两性霉素 B 可与肾小管上皮细胞胞浆膜上的固醇结合,造成肾损害,表现为蛋白尿、管型尿、血尿素氮增高。

(3)心血管系统反应。可见血压上升或下降、心动过速甚至室颤,多与用量过大、浓度过高、滴速过快及低血钾有关。

(4)其他。偶见血小板减少或轻度白细胞减少、肝损害等。

(5)为减少不良反应,静脉滴注浓度应稀释为 0.1 mg/ml 以下,滴速小于 30 滴/min。也可事先给予解热镇痛药、H_1 受体阻断药及糖皮质激素。应定期进行血尿常规、肝肾功能、心电图等检查,及时调整剂量。

氟胞嘧啶(flucytosine)

口服吸收快而完全。血浆蛋白结合率低,体内分布广泛,脑脊液中浓度高,也可进入感染的腹腔、关节腔和房水中,以原形经尿排泄。$t_{1/2}$ 为 3~6 h。

抗菌谱窄,仅对隐球菌属、白色念珠菌属和球拟酵母菌有较高的抗菌活性,疗效不如两性霉素 B。其作用机制是阻断真菌 DNA 和 RNA 合成。本品单用易产生耐药性,主要与两性霉素 B 合用治疗白色念珠菌、新型隐球菌和芽生菌等敏感菌株所致的深部真菌感染。

不良反应主要有胃肠反应及过敏反应,也可引起白细胞减少、血小板减少等骨髓抑制作用及肝肾功能损害等。用药期间应注意检查血常规及肝肾功能。孕妇禁用。

制霉菌素（nystatin）

抗真菌作用及机制同两性霉素 B,对白色念珠菌活性最强。因毒性大,不作注射给药,口服不吸收,可用于胃肠道真菌感染,局部给药适用于皮肤、口腔及阴道念珠菌感染。

口服有恶心、呕吐、腹泻等胃肠道反应,皮肤黏膜用药刺激性小,阴道用药可见白带增多。

三、抗浅部及深部真菌药

酮康唑（ketoconazole）

【体内过程】本品是咪唑类广谱抗真菌药。口服易吸收,广泛分布于各主要脏器和体表黏膜,并可被转运至皮肤、头发及指甲的角质层,但不易透过血脑屏障,经肝脏代谢,主要由胆汁排泄。$t_{1/2}$约为 8 h。

【抗菌作用与临床用途】对全身及浅表真菌病的致病菌均有抗菌活性。其作用机制是增加细胞膜通透性,抑制真菌生长而致真菌死亡。主要用于白色念珠菌感染,也可治疗皮肤癣菌感染。

【不良反应及注意事项】(1) 胃肠道反应。口服常见恶心、呕吐、厌食等。

(2) 肝损害。常见血清转氨酶升高,偶见肝炎甚至肝坏死,故用药期间应监测肝功能,有肝病者禁用。

(3) 内分泌紊乱。表现为女性月经紊乱、男性乳房发育等。孕妇禁用。

(4) 因酸性环境有助于酮康唑溶解吸收,宜餐后服用,且不能与抗酸药、抑制胃酸分泌药同服。

氟康唑（fluconazole）

为三唑类广谱抗真菌药。抗菌谱、作用机制与酮康唑相似,体内抗真菌作用比酮康唑强 10～20 倍。对白色念珠菌、新型隐球菌及多种皮肤癣菌均有抑制作用。适用于敏感菌所致的各种真菌感染,如隐球菌性脑膜炎、复发性口咽念珠菌病等。

毒性较低,患者一般都能耐受,最常见有恶心、腹痛、腹泻等胃肠道反应,肝毒性较咪唑类抗真菌药小,哺乳期妇女及儿童禁用,孕妇慎用。

伊曲康唑（itraconazole）

系三唑类广谱抗真菌药。脂溶性高,餐后服有利于吸收。组织中浓度高于血浆中浓度,可分布到皮肤、指甲部位,但在脑脊液中浓度低。抗真菌谱广,对深部真菌及多种皮肤真菌有强大的抗菌活性。用于治疗多种浅部真菌感染,尤适用于指(趾)甲真菌病,对深部真菌感染如孢子菌病、芽生菌病、组织胞浆菌病和隐球菌病等疗效好。

不良反应主要为胃肠道反应及过敏反应,偶见短暂性肝功能异常、白细胞减少等。

第二节　抗 病 毒 药

病毒是结构非常简单的微生物,其核心是核酸(核糖核酸 RNA 或脱氧核糖核酸 DNA),外壳是蛋白质,不具有细胞结构,寄生在宿主细胞内,利用宿主的各种生化机制进行复制、增殖。

增殖过程可分为吸附、穿入与脱壳、生物合成及组装、成熟与释放几个阶段。

凡能阻止病毒增殖过程中任一环节的药物,均可起到防治病毒性疾病的作用。有效的抗病毒药应能深入宿主细胞,抑制病毒复制的同时不损害宿主细胞的功能。但由于病毒严格的胞内寄生特性及病毒复制时依赖于宿主细胞的许多功能,并且在不断的复制过程中产生错误而形成变异,导致药物在抗病毒的同时也可能杀伤宿主的正常细胞。故现有抗病毒药的选择性不高,多有较大的毒性,临床疗效也不能令人十分满意。目前较常用的药物有阿昔洛韦、金刚烷胺、碘苷、阿糖腺苷、利巴韦林等。

抗病毒药的分类有多种:① 按病毒种类分,有广谱抗病毒药、抗 DNA 病毒药和抗 RNA 病毒药;② 按药物来源和化学结构与性质分类,有化学合成药物、生物制剂;③ 按病毒所致疾病分类,有抗疱疹病毒药、抗艾滋病毒药、抗流感病毒药等;④ 按作用机制或靶点分,有阻止吸附穿透药、干扰脱壳药、抑制核酸合成药、抑制蛋白质合成药、干扰组装药、抑制病毒释放药等。

一、广谱抗病毒药

利巴韦林(ribavirin;virazole,病毒唑)

【体内过程】不同剂型、不同给药途径、不同给药间隔、不同剂量,其动力学参数有很大差异。利巴韦林颗粒口服后吸收迅速在 $60\sim90$ min 内血药浓度可达到峰值。气雾剂吸入和静脉注射的血药浓度分别可达 0.2 $\mu g/ml$ 和 17.6 $\mu g/ml$。脑脊液浓度为血药浓度的 2/3。$t_{1/2}$ 为 9 ~23 h,生物利用度为 97%。本品在体内少量被代谢,大部分以原形从尿中排出体外,少量从粪便排出。

【药理作用】本品体外抗 RNA 病毒作用强,对单磷酸次黄嘌呤核苷(IMP)脱氢酶有强大抑制作用,阻断肌苷-单磷酸向次黄嘌呤单磷酸转化,阻断鸟苷单磷酸的合成,从而阻碍病毒 DNA 合成,阻止病毒复制,具有广谱抗病毒作用,对 DNA 及 RNA 病毒,如流感病毒、副流感病毒、单纯疱疹病毒、腺病毒、麻疹、肝炎病毒及带状疱疹病毒均有较强抑制作用。

【临床用途】临床主要用于防治流感、疱疹、麻疹、甲型肝炎及小儿腺病毒肺炎等。对流行性出血热病人,早期使用可明显降低病死率。

【不良反应】有头痛、腹泻、乏力等,大剂量使用可致心脏损害,长期应用可致贫血和白细胞减少。有较强的致畸胎作用,孕妇禁用。

干扰素(interferon,IFN)

干扰素是机体细胞在病毒感染或其他诱导剂刺激下产生的一类具有多种生物活性的糖蛋白,具有抗病毒、抗肿瘤、免疫调节作用。目前已被证实有抗病毒作用的 IFNs 有 α、β 和 γ 三种,目前临床常用的是利用基因重组技术生产的 α-干扰素,口服无效,须注射给药。

干扰素为广谱抗病毒药,对病毒吸附、脱壳、蛋白合成、转录、装配和释放都可产生抑制作用,对 DNA 和 RNA 病毒均有效。临床主要用于防治流感、病毒性心肌炎、流行性腮腺炎、乙型脑炎及慢性活动性肝炎等。

常见不良反应有发热、恶心、呕吐、乏力、流感症状等,停药后即消失,偶有骨髓抑制、肝功能障碍等。

二、抗艾滋病病毒药

齐多夫定（zidovudine,AZT）

【体内过程】口服吸收迅速,口服后 1 h 血浆中药物浓度即可达到高峰。可迅速而广泛地分布于全身各组织,包括脑和脑脊液,给药后 4 h 脑脊液中的药物浓度可达血浆药物浓度的 50%～60%。主要在肝脏内形成葡萄糖醛酸结合物(GAZT),以原药和代谢物的方式经肾脏排出。

【药理作用】与病毒的 DNA 聚合酶结合,中止 DNA 链的增长,从而阻抑病毒的复制。对人的 α-DNA 聚合酶的影响小而不抑制人体细胞增殖。为胸腺嘧啶脱氧核苷类似物,具有对抗 HIV-Ⅰ、HIV-Ⅱ、HTLV-Ⅰ和其他逆转录病毒的活性,也是一种 HBV 和 EBV 抑制剂。但对无症状的 HIV 感染早期治疗无效。本品进入宿主细胞后,经细胞的胸苷激酶催化转变成单磷酸齐多夫定,再经胸苷酸激酶作用转变成双磷酸和三磷酸齐多夫定,后者可竞争性抑制人类免疫缺陷病毒(HIV)的逆转录酶,阻碍病毒 DNA 的合成。因单磷酸齐多夫定也是胸苷酸激酶抑制剂,因此在细胞内单磷酸齐多夫定的浓度要比双、三磷酸齐多夫定高。

【临床用途】于 1987 年获 FDA 批准,为第一个临床使用的艾滋病治疗药物,临床用于治疗艾滋病及重症艾滋病相关症候群。联合用药可降低艾滋病感染者的发病率,延长其存活期,减少母婴传播率。

【不良反应】主要不良反应为骨髓抑制,表现为贫血、中性粒细胞和血小板减少等,治疗初期常出现头痛、恶心、呕吐、味觉改变、肌痛等,继续用药可自行消退。用药期间应定期检查血常规。

三、抗流感病毒药

金刚烷胺（amantadine）

【体内过程】口服吸收迅速且完全,吸收后分布广泛。本品可通过胎盘及血脑屏障。肾功能正常者 $t_{1/2}$ 为 11～15 h,肾功能衰竭者为 24 h。口服后 2～4 h 血药浓度达峰值。90%以上以原形经肾小球滤过随尿排出,部分可被动再吸收,在酸性尿中排泄率可迅速进加,也有少量由乳汁排泄。

【临床用途】能阻止甲型流感病毒进入宿主细胞,并能抑制病毒的复制。主要用于防治甲型流感病毒的感染。对已发病者可改善症状。也可用于治疗帕金森病。

【不良反应】有恶心、呕吐、厌食、腹痛、失眠、头晕等。大剂量可致共济失调、惊厥等反应。有致畸报道。妊娠期妇女、幼儿、脑血管硬化与癫痫患者禁用。

四、抗疱疹病毒药

阿昔洛韦（aciclovir,无环鸟苷）

【体内过程】阿昔洛韦是人工合成的鸟嘌呤核苷类化合物。口服生物利用度仅为 15%～20%,体内分布广泛,易透过生物膜,在脑脊液、水疱液、生殖道分泌物和组织中均可达有效浓度，大部分以原形经肾排泄，$t_{1/2}$ 约为 2.5 h。

【药理作用】高效抗病毒药，其活性比碘苷强 10 倍，比阿糖腺苷强 160 倍，其中对单纯疱疹病毒的作用最强，对水痘病毒有效，对乙型肝炎病毒也有一定作用。其作用机制是选择性抑制 DNA 聚合酶，抑制病毒 DNA 复制，为抗 DNA 病毒药，对 RNA 病毒无效。

【临床用途】为治疗单纯疱疹病毒感染的首选药。局部应用治疗疱疹性角膜炎、单纯疱疹和带状疱疹。口服或静注可有效治疗单纯疱疹病毒性脑炎、生殖器疱疹等。与免疫调节剂（α-干扰素）联合治疗乙型肝炎有效。

【不良反应】不良反应较少，滴眼及外用可有局部轻微疼痛。口服有胃肠道反应，偶见发热、头痛、皮疹等。静脉滴注可致静脉炎，偶见血尿素氮、肌苷水平升高。

碘苷（idoxuridine）

又名疱疹净，是一种脱氧碘化尿嘧啶核苷，可抑制单纯疱疹病毒、水痘带状疱疹病毒，其作用机制是竞争性抑制胸苷酸合成酶，干扰病毒 DNA 复制，对 RNA 病毒无效。全身应用毒性大，临床仅限于局部短期用药，治疗疱疹性角膜炎及其他疱疹性眼病。

长期应用可出现角膜浑浊或染色小点。局部反应有刺痛、痒，轻微水肿等。偶见过敏反应。

阿糖腺苷（vidarabine，Ara-A）

属广谱抗病毒药，对单纯疱疹病毒、水痘病毒、乙型肝炎病毒等均有抑制作用。其作用机制是抑制 DNA 聚合酶，干扰病毒 DNA 复制。用于治疗单纯疱疹病毒性脑炎、急性角膜炎、带状疱疹、乙型病毒性肝炎等感染。

不良反应主要表现为神经毒性，发生率可达 10%。也常见恶心、呕吐腹泻等胃肠道反应。偶见骨髓抑制，孕妇禁用。

五、抗乙型肝炎病毒药

拉米夫定（lamivudine）

【体内过程】口服吸收良好。食物可使达峰时间延迟、峰浓度下降，但生物利用度不变。血浆蛋白结合率低，可以通过血脑屏障进入脑脊液。主要在肝脏代谢，以代谢物的形式经肾脏排泄。

【药理作用】拉米夫定是核苷类抗病毒药，可在 HBV 感染细胞和正常细胞内代谢生成拉米夫定三磷酸盐，渗入到病毒 DNA 链中，阻断病毒 DNA 的合成。拉米夫定三磷酸盐不干扰正常细胞脱氧核苷的代谢，它对哺乳动物 DNA 聚合酶 α 和 β 的抑制作用微弱，对哺乳动物细胞 DNA 含量几乎无影响。拉米夫定对线粒体的结构、DNA 含量及功能无明显的毒性。

【临床用途】用于乙型肝炎病毒（HBV）感染：① 治疗慢性乙型病毒性肝炎；② 治疗肝硬化伴活动性 HBV 复制；③ 防治肝移植时 HBV 的复发。与齐多夫定联合口服可用于获得性免疫缺陷综合征（艾滋病）的辅助治疗。

【不良反应】不良反应轻而少，常见为头痛、疲劳、恶心、失眠和腹泻。

※ 常用制剂与用法 ※

特比萘芬　片剂：125 mg、250 mg。口服，250 mg/次，1 次/d，或 125 mg/次，2 次/d，疗程

1～12 周不等。霜剂:1‰。涂抹 1～2 次/d,疗程 1～2 周。

克霉唑　软膏、霜剂(3% 或 5%)。供外用。

两性霉素 B　粉针剂:5 mg、25 mg、50 mg。用 10 ml 注射用水溶解,再用 5‰ 葡萄糖注射液稀释为 0.1 mg/ml,静脉滴注,必要时可加入地塞米松,从 0.1 mg/(kg·d)开始,逐渐增至 1 mg/(kg·d)。疗程总量:白色念珠菌感染约为 1 g,隐球菌脑膜炎约为 3 g。鞘内注射:首次 0.05～0.1 mg,渐增至每次 0.5～1 mg,浓度为 0.1～0.25 mg/ml,共约 30 次,应与地塞米松合用。

氟胞嘧啶片剂:250 mg、500 mg。口服,4～6 g/d,分 4 次服,疗程数周至数月。注射剂:2.5 g/250 ml。静脉滴注,总量 50～150 mg/(kg·d),分 2～3 次给药。

制霉菌素　片剂:50 万 U。口服,50 万～100 万 U/次,3～4 次/d,连用 7～10 天。另有软膏、阴道栓剂、混悬剂供局部使用。

酮康唑　片(胶囊)剂:200 mg。口服,200～400 mg/d,进餐时顿服。另有霜剂、混悬液供局部使用。

氟康唑　片剂:100 mg、200 mg。念珠菌性口腔、咽部感染:首日 200 mg,顿服,以后 100 mg/d,疗程 2～3 周,症状消失仍需用药,以免复发。念珠菌系统感染:首日 400 mg,顿服,以后 200 mg/d,疗程 4 周或症状消失后再用 2 周。注射剂:200 mg/100 ml。静脉滴注,剂量与口服相同。

伊曲康唑　片剂:100 mg、200 mg。一般为 100～200 mg/d,顿服,疗程 3 个月,个别可延长至 6 个月。短期间歇疗法:200 mg/次,2 次/d,连服 7 日为一疗程,停药 21 日,开始第 2 疗程。指甲癣服 2 个疗程,趾甲癣服 3 个疗程。

金刚烷胺　片(胶囊)剂:0.1 g。口服,0.1 g/次,2 次/d。

碘苷　眼膏:0.5%。滴眼液:0.1%。滴眼,白天 1 h 1 次,夜间 2 h 1 次。症状显著改善后,滴眼次数减半。

阿糖腺苷　注射剂(混悬液):200 mg/ml、1 000 mg/5 ml。10～15 mg/(kg·d),按 200 mg 药物、500 ml 输液(预热至 35～40 ℃)的比率配液,恒速静滴,疗程 5～10 d。

阿昔洛韦　胶囊剂:200 mg。口服,每次 200 mg,每 4 h 1 次,或 1 g/d,分次给予。注射剂:500 mg。静脉滴注,5 mg/(kg·次),加入输液中,1 h 内滴完,3 次/d,疗程 7 d。另有滴眼液、眼膏、霜膏剂可供外用。

利巴韦林　片剂:20 mg。0.8～1 g/d,分 3～4 次服。注射剂:1 g/ml。10～15 mg/(kg·d),分 2 次肌内注射或缓慢静脉滴注。另有滴鼻液、滴眼液可供外用。

干扰素　注射液及冻干粉针剂:100 万 U、300 万 U、500 万 U。成人 100 万～300 万 U/次,2～4 次/周,皮下或肌内注射。

齐多夫定　胶囊剂:100 mg。口服,每次 200 mg,每 4 h 1 次。有贫血的病人,可按每次 100 mg 给药。

拉米夫定　片剂:100 mg、150 mg。空腹时服用,100～150 mg/次,2 次/d。

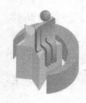

第三十八章
抗结核病药与抗麻风病药

学习目标

【掌握】一线、二线抗结核病药的抗菌作用、作用机制、耐药性及临床用途。
【熟悉】抗结核病药的用药原则。
【了解】其他抗结核病药的作用特点及用途。

第一节 抗结核病药

结核病是由结核分枝杆菌感染引起的一种慢性传染性疾病。在全世界,结核病仍占感染性疾病致死的首位。结核杆菌属于分枝杆菌属,其典型特点有:① 生长缓慢,甚至可处于对药物不敏感的休眠状态;② 常生长在药物不易达到的环境中;③ 细胞壁富含脂质,很多药物不易穿过。

抗结核病药能抑制或杀灭结核分枝杆菌。根据临床疗效、毒副作用和作用特点,抗结核病药分为两类。一线抗结核病药:包括异烟肼、利福平、乙胺丁醇、吡嗪酰胺和链霉素等,其特点是疗效好、不良反应少、病人较易接受。二线抗结核病药:包括对氨水杨酸、丙硫异烟胺、氧氟沙星、环丙沙星、阿米卡星、卡那霉素等,多作为对一线抗结核病药产生耐药性时的替换治疗药。

一、常用抗结核病药

异烟肼(isoniazid,INH,雷米封)

【体内过程】口服吸收快而完全,吸收率为90%,1～2 h后血药浓度达高峰,吸收后广泛分布于全身各组织和体液中,易透过血脑屏障,可透入到细胞内、骨组织、关节腔、胸腹水及纤维化或干酪化的结核病灶中。异烟肼大部分在肝脏内乙酰化,代谢产物及少量原形药物经肾脏排出。遗传因素是影响异烟肼乙酰化速度的主要原因,表现为明显的种族和个体差异,有快、慢两种代谢型。我国人群中快代谢型约占50%,慢代谢型约占26%,中间型约占24%。快乙酰化者,药物代谢快,$t_{1/2}$为70 min左右,易造成肝损害;慢乙酰化者,$t_{1/2}$为2～5 h,血中药物浓度较高,显效快,但易发生毒性反应。

【抗菌作用】异烟肼对结核分枝杆菌抗菌作用强大、选择性高。对繁殖期细菌有强大的杀灭作用,但对静止期细菌仅有抑制作用,未被杀灭的静止期细菌在药物消除后可恢复活性。单独使用易产生耐药性,临床常与其他抗结核病药联合应用,以增强疗效、缩短疗程,延缓耐药性的产生。

其作用机制是通过抑制细胞壁分枝菌酸的合成,细胞壁通透性增加,细菌失去抗酸性而死亡。因分枝菌酸是结核分枝杆菌细胞壁所特有的重要成分,故而异烟肼对其他微生物几乎无作用。

【临床用途】异烟肼是目前治疗各种类型结核病的首选药。除作为预防用药可单独使用外,其余均应与其他一线抗结核病药联合应用。

【不良反应及注意事项】治疗量时不良反应较少,大剂量时或慢代谢型病人较易出现不良反应。

(1) 神经毒性:① 外周神经炎,表现为四肢麻木、烧灼感、针刺样疼痛、肌肉震颤等。② 中枢神经系统反应,过量用药所致,表现为头痛、失眠、惊厥、精神失常等,故有癫痫及精神病史者慎用。多见于长期服用大剂量及慢代谢型患者。其发生的机制因异烟肼与维生素 B_6 结构相似,可促进维生素 B_6 排泄或(和)竞争性抑制维生素 B_6 参与的有关神经的物质代谢,导致维生素 B_6 缺乏。同服维生素 B_6 可予以防治。

(2) 肝损害。一般剂量可有暂时性转氨酶升高、黄疸,较大剂量或长期用药可致肝损害。快代谢型病人多见。与利福平合用时更易发生。用药期间应定期检查肝功能,肝功能不良者慎用。

(3) 其他。可有胃肠反应,偶见过敏反应,如皮疹、药热和粒细胞减少、血小板减少等。

利福平(rifampicin,RFP,甲哌利福霉素)

【体内过程】利福平为利福霉素的人工半合成衍生物,口服吸收迅速而完全,吸收率可达 90% 以上,1～2 h 血药浓度达高峰,但个体差异很大。因食物可减少其吸收,故应空腹服用。对氨基水杨酸可延缓其吸收,两者合用时,应间隔 8～12 h。吸收后分布于全身各组织,穿透力强,能进入细胞、结核空洞、痰液及胎儿体内,体内大部分组织和体液内均可达到有效抗菌浓度。脑膜炎时,脑脊液中浓度可达血浓度的 20%。大部分在肝内代谢,主要从胆汁排泄,有肝肠循环。故抗菌作用维持时间较长。$t_{1/2}$ 约为 4 h,有效血药浓度可维持 8～12 h。原形药物及代谢产物呈橘红色,服药期间尿、粪、唾液、泪液、汗液和痰均可染成橘红色或棕红色,应预先告诉病人。

【抗菌作用】利福平具有广谱抗菌作用。对结核分枝杆菌、麻风分枝杆菌和革兰阳性球菌(特别是耐药金葡菌)都有很强的抗菌作用,对革兰氏阴性菌如大肠埃希菌、变形杆菌、流感杆菌等也有一定抗菌活性,高浓度时对某些病毒和沙眼衣原体也有抑制作用。抗菌强度与其浓度相关,低浓度时抑菌,高浓度时杀菌。单独使用时结核杆菌易产生耐药性,如与其他抗结核药合用可产生协同作用,并能延缓抗药性的产生。作用机制是特异性地抑制细菌的依赖 DNA 的 RNA 多聚酶,阻碍细菌 mRNA 合成。对动物及人细胞的 RNA 多聚酶则无影响。

【临床用途】① 治疗各种类型的结核病,常与其他抗结核病药合用以增强疗效,防止耐药性的产生;② 可与氨苯砜合用治疗麻风病,是目前治疗麻风病的最重要药物之一;③ 耐药金葡菌及其他敏感菌感染;④ 局部给药可用于沙眼、病毒性角膜炎的治疗。

【不良反应及注意事项】不良反应发生率低,主要有:

(1) 胃肠道反应。常见恶心、呕吐、腹痛和腹泻等症状,一般不严重。

(2) 过敏反应。少数病人可有药热、皮疹等反应。偶见白细胞和血小板减少。出现过敏反应时应停药。

（3）肝损害。大剂量长期使用时可出现黄疸、肝肿大、转氨酶升高等，慢性肝病患者、嗜酒者及老年人服用或与异烟肼合用时更易发生。用药期间应定期检查肝功能。严重肝病患者禁用。

（4）本药属肝药酶诱导剂，能加速很多经肝代谢药物的消除，如地高辛、皮质激素、酮康唑、双香豆素、甲苯磺丁脲等，降低这些药物的疗效。动物实验有致畸作用，孕妇禁用。

乙胺丁醇（ethambutol）

乙胺丁醇是人工合成的抗结核病药。口服吸收良好，不受食物干扰，广泛分布于全身体液及各组织中，主要以原形经肾排泄。

本药抗结核分枝杆菌活性低于异烟肼、利福平和链霉素，对其他微生物几乎无作用，对耐异烟肼、链霉素或其他抗结核病药的结核杆菌仍有效。抗菌机制可能是干扰菌体 RNA 的合成而导致细菌死亡。单用可产生耐药性，但较缓慢，与其他抗结核病药无交叉耐药性。

本药主要与异烟肼或利福平合用治疗各种类型的结核病。

本药治疗量时不良反应少，较严重的不良反应是球后视神经炎，表现为弱视、视野缩小、视力减退或红绿色盲，应及早发现、及时停药并加服维生素 B_6，一般可恢复正常。长期用药应注意眼科检查。此外，偶见胃肠道反应、过敏反应及肝功能损害等。

链霉素（streptomycin）

链霉素是最早的抗结核病药，对结核分枝杆菌有较强的抗菌作用，$0.4\ \mu g/ml$ 即可抑制结核杆菌，高浓度可杀菌。穿透力弱，不易渗入细胞、纤维化、干酪化及厚壁空洞病灶，也不易透过血脑屏障，故对细胞内和上述病灶内的结核杆菌不易发挥抗菌作用，对结核性脑膜炎效果较差。但可促进渗出成分吸收，促进病灶局限化。结核杆菌对链霉素易产生耐药性。长期用药耳毒性发生率高。为了延缓耐药性的产生及降低耳毒性，常与其他抗结核病药联合应用，治疗浸润性肺结核、粟粒性结核等。

吡嗪酰胺（pyrazinamide，PZA）

本药口服易吸收，分布广，细胞内、脑脊液中浓度较高，主要经肝脏代谢，肾脏排泄。抗结核分枝杆菌活性低于异烟肼、利福平和链霉素，在酸性环境中抗菌作用较强。其机制是阻断结核分枝杆菌叶酸的合成。单用易产生耐药性，与其他抗结核病药无交叉耐药性。与异烟肼、利福平有协同作用，是目前低剂量、短疗程的三联或四联强化治疗方案中的基本药物之一，治疗其他抗结核病药疗效不佳的患者。

较重且发生率较高的不良反应为肝损害，还可见高尿酸血症、关节痛、胃肠道反应等。肝病、妊娠初期、痛风病患者禁用。

对氨水杨酸（para-aminosalicylic acid，PAS）

本药口服易吸收，分布广，但不易透入细胞内及脑脊液。抗菌谱窄，仅对结核分枝杆菌有抑制作用，抗结核杆菌作用远弱于异烟肼、利福平和链霉素，单用价值不大。耐药性产生较慢，常作为治疗结核病的辅助用药，但不宜与利福平合用。

本药毒性低，但不良反应发生率较高，常见恶心、呕吐等胃肠道反应，饭后服用或同服抗酸药可减轻。长期大量使用可引起肝功能损害，其他还可见过敏反应。由于现已有疗效好、病人耐受性好的抗结核病药，对氨水杨酸已成为二线药物。

丙硫异烟胺（protionamide）

为异烟酸的衍生物，仅对结核分枝杆菌有作用，对组织的穿透力较强，可透入全身各组织和体液中,易达到结合病灶内,呈现杀菌作用,对其他抗结核药耐药的菌株仍有效。临床常作第二线药物和其他抗结核病药合用于复治患者。

常见胃肠道反应,偶致外周神经炎及肝毒性,使用期间应定期检查肝功能。

二、结核病化学治疗的原则

1. 早期用药

结核病变早期主要是渗出性炎症反应,病灶局部血液循环无明显障碍,药物容易渗入而发挥抗菌作用,而晚期常有纤维化、干酪化及厚壁空洞形成,病灶及其周围血流量减少,药物不易接近结核杆菌;加之病变早期的结核分枝杆菌正处在代谢旺盛繁殖最快的时期,对药物敏感;同时,患者的抗病能力和恢复功能较强,故早期用药疗效显著。

2. 联合用药

单用一种抗结核病药时,结核分枝杆菌极易产生耐药性,联合用药可延缓耐药性的产生,提高疗效,降低毒性。一般以异烟肼为基础与其他抗结核病药联用,根据病情、结核分枝杆菌对药物的敏感性等,采用二联、三联甚至四联治疗方案。对重症结核病如结核性脑膜炎、结核空洞、肾结核开始就应采用四个或更多抗结核病药合用。

3. 全程规律适量用药

结核杆菌可处于对药物不敏感的静止状态,也可处于药物不易接近的环境,所以治疗结核病需要长期全程规律用药。患者时用时停或随意变换用量常是结核病治疗失败的主要原因,而且易产生耐药或复发。目前多采用短期联合应用作用强的药物,如以异烟肼、利福平和吡嗪酰胺配伍应用的 6 个月治疗方案。开始治疗阶段为前两个月选用强药联合(三联),如病情严重,必要时采用四联(加用乙胺丁醇或链霉素)控制症状,待病情好转后,再继续应用两种抗结核病药巩固治疗。对患者体质弱或复发同时伴有并发症者,仍需坚持一年甚至一年以上的疗程。

第二节　抗麻风病药

麻风病是由麻风杆菌引起的慢性传染病,临床表现为麻木性皮肤损害、神经粗大等,严重者可出现肢端残废。目前临床用于治疗麻风病的药物主要由氨苯砜、利福平等。

氨苯砜(dapsone,DDS)

【体内过程】本药口服后吸收迅速而完全。蛋白结合率为 50%~90%。吸收后广泛分布于全身组织和体液中,以肝、肾的浓度为高,病损皮肤的浓度比正常皮肤高 10 倍。本品在肝内经 N-乙酰转移酶代谢。约 70%~85% 的给药量以原型和代谢产物自尿中排出,少量经粪便、汗液、唾液、痰液和乳汁排泄。

【抗菌作用】本药为砜类抑菌剂,对麻风杆菌有较强的抑菌作用,大剂量时显示杀菌作用。其作用机制与磺胺类药物相似,作用于细菌的二氢叶酸合成酶,干扰叶酸的合成。两者的抗菌谱相似,均可为氨基苯甲酸所拮抗。本品亦可作为二氢叶酸还原酶抑制剂。此外,本品尚具免疫抑制作用,可能与抑制疱疹样皮炎的作用有关。如长期单用,麻风杆菌易对本品产生耐药。

【临床用途】本药与其他抑制麻风药联合用于由麻风分枝杆菌引起的各种类型麻风和疱疹样皮炎的治疗,也用于脓疱性皮肤病、类天疱疮、坏死性脓皮病、复发性多软骨炎、环形肉芽肿、系统性红斑狼疮的某些皮肤病变、放线菌性足分支菌病、聚会性痤疮、银屑病、带状疱疹的治疗。

【不良反应】(1) 一般反应:本品治疗初期,部分患者可产生轻度不适,如恶心、上腹不适、纳差、头痛、头晕、失眠、无力等,但不久均可自行消失。

(2) 贫血。可由于溶血、缺铁或营养不良所致,一般见于治疗初期,且能自行纠正。亦可有粒细胞缺乏、白细胞减少等血液系统反应。

(3) 药疹。严重者表现为剥脱性皮炎,如有发热、淋巴结肿大、肝、肾功能损害和单核细胞增多,称为"氨苯砜综合征"。

(4) 急性中毒。一次服用大剂量本品可使血红蛋白转为高铁血红蛋白,造成组织缺氧、紫绀、中毒性肝炎、肾炎和神经精神等损害,如未及时治疗可致死亡。对本品及磺胺类药物过敏者、严重肝功能损害和精神障碍者禁用。

※ 常用制剂和用法 ※

异烟肼　片剂:0.1 g、0.3 g。口服,0.3 g/次,顿服。急性粟粒性肺结核或结核性脑膜炎,0.2~0.3 g/次,3 次/d。注射剂:0.1 g/2 ml。0.3~0.6 g/次,稀释后缓慢推注或静滴。

利福平　片剂或胶囊剂:0.15 g、0.3 g、0.45 g、0.6 g。0.45~0.6 g/d,清晨空腹顿服。儿童 20 mg/(kg·d),分 2 次给予。

乙胺丁醇　片剂:0.25 g。结核初治:口服,15 mg/(kg·次),顿服或 25~30 mg/(kg·次)(不超过 2.5 g),3 次/周或 50 mg/(kg·次)(不超过 2.5 g),2 次/周。结核复治:每次 25 mg/kg,顿服,2 个月后减量为 15 mg/kg。

链霉素　注射剂:0.75 g、1.0 g。肌内注射,0.75~1.0 g/d,1 次/d 或分 2 次给予。

吡嗪酰胺　片剂:0.25 g、0.5 g。口服,35 mg/(kg·d),分 3~4 次服用。

对氨基水杨酸钠　片剂:0.5 g。2~3 g/次,4 次/d,饭后服。注射剂:2 g、4 g、6 g。稀释后静脉滴注,4~12 g/d。注射液应新鲜配制,避光条件下 2 h 内滴完,若变色,则不能继续使用。

丙硫异烟胺　片剂:0.1 g。口服,10 mg/(kg·d),分 3 次服用。

氨苯砜　片剂:50 mg。口服,50~100 mg/次,1 次/d。

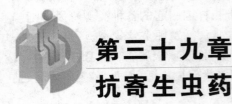

第三十九章
抗寄生虫药

学习目标

【掌握】氯喹、伯氨喹、乙胺嘧啶、吡喹酮的作用特点和临床用途；掌握甲硝唑的作用、临床用途及不良反应。

【熟悉】其他抗疟药的作用特点、其他抗肠道寄生虫药的用途。

【了解】疟原虫生活史、抗滴虫病药应用、其他抗寄生虫病药的临床用途。

第一节 抗 疟 药

抗疟药是指预防和治疗疟疾的药物。疟疾是由按蚊传播使人感染疟原虫而引起的一种传染病，流行于热带、亚热带。疟疾共有四种：间日疟、三日疟、恶性疟和卵形疟，我国流行的主要是间日疟和恶性疟。临床特点是周期性的寒战、高热，继以大汗而缓解，可有脾肿大、贫血等症状。现有抗疟药中尚无一种药物能对疟原虫生活史的各个环节都有杀灭作用，因此，必须了解疟原虫生活史和抗疟药的作用环节，才能根据不同目的正确选择药物。

一、疟原虫生活史及疟疾的发病机制

疟原虫的生活史可分为雌按蚊体内的有性生殖阶段和人体内的无性生殖阶段，见图39-1。

1. 人体内的无性生殖阶段

可分为以下各期：

（1）红细胞外期：受感染按蚊叮咬人体时，子孢子随蚊子唾液进入人体，经血液潜入肝细胞，进行裂殖体增殖，形成大量裂殖子。间日疟原虫的子孢子有两种遗传类型，即速发型子孢子和迟发型子孢子。它们同时进入肝细胞，速发型子孢子完成原发性红细胞外期后，即全部由肝细胞释放，进入红细胞内期。而迟发型子孢子则在相当长的时间内处于休眠状态（称休眠子），然后才开始并完成其红细胞外期裂体增殖，并向血液释放裂殖子，引起间日疟复发。此期无症状，为疟疾的潜伏期。乙胺嘧啶对此期疟原虫有效，可发挥病因预防作用；而伯氨喹能杀灭继发性红细胞外期迟发型子孢子，对间日疟有根治（阻止复发）作用。恶性疟和三日疟原虫无继发性红细胞外期，故无需用药进行根治。

（2）红细胞内期：红细胞外期形成的大量裂殖子进入血液，侵入红细胞，经滋养体发育成裂殖体，并破坏红细胞，释放出大量裂殖子及其代谢产物，再加上红细胞破坏产生大量变性蛋白，刺激机体，引起寒战、高热、大汗及贫血、脾肿大等症状，即疟疾发作。从红细胞内逸出的裂殖子又重复侵犯其他红细胞进行发育。如此周而复始，每完成一个无性生殖周期，引起一次症状发作。对此期疟原虫有杀灭作用的药物，如氯喹、奎宁、青蒿素等，能控制临床症状发作。

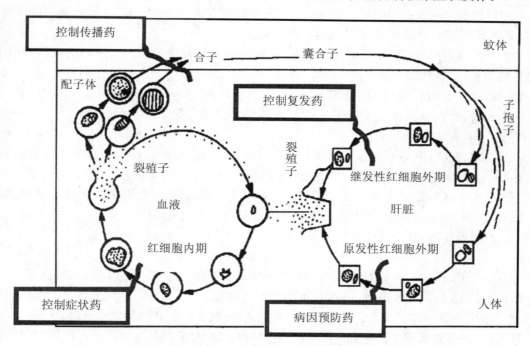

图 39-1 疟原虫的生活史及抗疟药的作用环节

2. 雌按蚊体内的有性生殖阶段

红细胞内期疟原虫不断进行裂体增殖，经多个周期后，部分发育成雌、雄配子体。按蚊在吸入血时，雌、雄配子体随血液进入蚊体。两者结合成合子，进一步发育产生子孢子，移行至唾液腺内，成为感染人的直接传染源。能抑制雌、雄配子体在蚊体内发育的药物，如乙胺嘧啶，有控制疟疾传播的作用。

二、常用抗疟药

1. 主要用于控制症状的抗疟药

氯喹（chloroquine）

氯喹是人工合成的 4-氨喹啉类衍生物。

【体内过程】氯喹口服吸收快而完全，1～2 h 血药浓度达高峰。该药广泛分布于全身组织，在肝、脾、肺、肾组织中的浓度是血浆浓度的 200～700 倍，在红细胞内的浓度是血浆浓度的 10～25 倍，而在被疟原虫入侵的红细胞内的浓度又是正常红细胞内浓度的 25 倍，为杀灭红细胞内期裂殖体而迅速控制症状创造了良好条件。主要在肝中代谢，部分（10%～25%）以原型从肾脏排泄,因其代谢和排泄较慢,所以维持作用时间长。

【药理作用和临床用途】(1) 抗疟原虫作用。氯喹对间日疟原虫、三日疟原虫以及敏感的恶性疟原虫的红细胞内期的裂殖体有杀灭作用,其特点是显效快、疗效高、作用持久,是控制疟疾症状的首选药。多数病例在用药后 24～48 h 内停止发作,48～72 h 内血中疟原虫消失。对红细胞外期无效,既不能作病因性预防,也不能根治间日疟。

(2) 抗肠道外阿米巴病作用。氯喹能杀灭阿米巴滋养体,在肝组织内浓度比血药浓度高数百倍,对阿米巴肝脓肿有效,但对肠内阿米巴病无效。

(3) 免疫抑制作用。大剂量氯喹具有免疫抑制作用,对自身免疫性疾病如类风湿关节炎、系统性红斑狼疮、肾病综合征等有一定疗效。

【不良反应及注意事项】(1) 治疗疟疾时,不良反应较少,一般可能出现的反应有:轻度头晕、头痛、眼花、食欲减退、恶心、呕吐、腹痛、腹泻、皮肤瘙痒、皮疹、耳鸣、烦躁等。反应大多较轻,停药后可自行消失。

(2) 长期大剂量用药可引起视力和听力障碍、粒细胞减少、肝肾功能损害等。故长期大量用药时,应定期检查视力、听力、肝肾功能和血常规等,发现异常立即停药。

(3) 大剂量或与某些药物合用时可出现严重不良反应,心脏毒性常见过缓型心律失常,甚至心跳停止,故禁止静脉推注或与奎尼丁等具有心脏抑制作用的药物合用。

(4) 有致畸作用,孕妇禁用。

奎宁(quinine)

奎宁是奎尼丁的左旋体,是从金鸡纳树皮中提取的一种生物碱,是最早应用的抗疟药。

【体内过程】口服吸收迅速,1～3 h 血药浓度达高峰。体内分布广泛,脑脊液中含量较低,红细胞中浓度较高。大多数药物在肝脏中氧化而失效,代谢产物和少量原型药经肾排出。

【药理作用和临床用途】奎宁对各种疟原虫的红细胞内期裂殖体均有杀灭作用,能控制临床症状。但疗效不及氯喹而且毒性较大,作用时间短,但极少产生耐药性,且与氯喹之间无交叉耐药性。对红细胞外期疟原虫无明显作用。对间日疟原虫和三日疟原虫的配子体有效,但对恶性疟原虫的配子体无效。主要用于治疗耐氯喹或耐其他药的恶性疟,尤其是严重的脑型疟,可用奎宁静脉滴注,作用快,疗效显著,有利于昏迷病人的抢救。

【不良反应及注意事项】毒性大,不良反应重,一次剂量超过 3 g 即可中毒,致死量约为 8 g。

(1) 金鸡纳反应。表现为耳鸣、头痛、恶心、呕吐、腹痛、腹泻、视力和听力减退等症状,严重者可产生暂时性耳聋,一般停药后可恢复。

(2) 过敏反应。可引起皮疹、哮喘、血管神经性水肿等。少数先天性葡萄糖-6-磷酸脱氢酶缺乏的病人可导致急性溶血,发生寒战、高热、血红蛋白尿(黑尿)和急性肾功能衰竭。有药物溶血史者禁用。用药期间发现酱油尿、严重贫血时立即停药。

(3) 心血管反应。能降低心肌收缩力,延长不应期,减慢传导,故心脏疾患者慎用。静脉滴注时须密切观察病人的血压和呼吸,禁止静脉推注。

(4) 其他。可兴奋子宫平滑肌,诱发早产、流产,故孕妇禁用。能刺激胰岛 B 细胞,引起高胰岛素血症和低血糖。

青蒿素(artemisinin)

青蒿素是一种高效、速效、低毒的新型抗疟药。

【体内过程】口服吸收迅速,易透过血脑屏障。在体内代谢与排泄均快,有效血药浓度维持时间短,不易彻底杀灭疟原虫,故复发率较高,应反复给药。

【药理作用和临床用途】能快速、有效杀灭各种红细胞内期疟原虫,48 h内疟原虫从血中消失,对红细胞外期疟原虫无效。临床用于治疗间日疟和恶性疟,特别对耐氯喹虫株感染及抢救脑型疟疗效较好。与奎宁合用,抗疟作用相加。复发率高是其最大的缺点,口服给药时近期复发率可达30%,与伯氨喹合用,可使复发率降至10%左右。近来发现疟原虫对青蒿素也可产生耐药性,与乙胺嘧啶合用可延缓耐药性的产生。

【不良反应及注意事项】不良反应少,偶见四肢麻木、心动过速、腹痛、腹泻等。大剂量可使动物致畸,故孕妇慎用。

2. 主要用于控制复发和传播的药物

伯氨喹(primaquine)

伯氨喹是人工合成的8-氨基喹啉类衍生物。

【体内过程】口服吸收快而完全,1~2 h内血药浓度达高峰。体内代谢迅速,肾排泄快。

【药理作用和临床用途】伯氨喹对间日疟红细胞外期迟发型子孢子和各种疟原虫的配子体均有较强的杀灭作用,是目前用于预防复发、根治良性疟和控制疟疾传播的首选药物。对红细胞内期疟原虫无效,不能单独用于控制疟疾临床症状,与氯喹等合用,能根治良性疟,减少耐药性产生。

【不良反应及注意事项】(1) 一般反应。治疗量不良反应较少,可出现头晕、恶心、呕吐、腹痛等,停药后可逐渐恢复。

(2) 特异质反应。少数先天性葡萄糖-6-磷酸脱氢酶(G-6-PD)缺乏的特异质患者服用后,可发生急性溶血性贫血及高铁血红蛋白血症,表现为紫绀、胸闷、缺氧等症状。服本品后应注意观察尿液颜色,如变黑色,为溶血的表现,应及时处理。G-6-PD缺乏者禁用。

3. 主要用于病因性预防的抗疟药

乙胺嘧啶(pyrimethamine)

乙胺嘧啶属人工合成的非喹啉类抗疟药。

【体内过程】口服吸收慢而完全,4~6 h血药浓度达峰值,主要分布于肺、肝、肾、脾等组织。肾排泄缓慢,$t_{1/2}$约为4~6 d。

【药理作用和临床用途】乙胺嘧啶对各型疟原虫的原发性红细胞外期子孢子均有抑制作用,对红细胞内期的未成熟的裂殖体也有抑制作用,对已发育成熟的裂殖体则无效;不能直接杀灭配子体,但含药血液随配子体被按蚊吸入后,能阻止疟原虫在蚊体内的有性增殖,起阻断传播的作用。

乙胺嘧啶是目前用于病因性预防的首选药。作用持久,服药一次,可维持一周以上。但对疟疾的急性发作无效。

作用机制为抑制疟原虫的二氢叶酸还原酶,阻止二氢叶酸转变为四氢叶酸,影响核酸的合成,导致疟原虫失去繁殖能力。

【不良反应及注意事项】常规用药不良反应轻微。长期较大剂量服药可干扰人体叶酸代谢,引起巨幼红细胞性贫血或白细胞减少,停药或应用甲酰四氢叶酸可逐渐恢复。此药带有甜味易被儿童误服而中毒,表现为恶心、呕吐、发热、紫绀、惊厥,甚至死亡。故应妥善保管。

第二节　抗阿米巴病药及抗滴虫病药

一、抗阿米巴病药

阿米巴病是由溶组织内阿米巴原虫所引起,包括肠内阿米巴病和肠外阿米巴病。溶组织内阿米巴有两个发育时期:包囊和滋养体。包囊无致病性,是传播疾病的根源。当包囊被人吞食后,在肠内发育成小滋养体,小滋养体侵入肠壁,形成大滋养体,损害肠壁组织,引起急、慢性阿米巴痢疾,即肠内阿米巴病。当肠壁的大滋养体侵入血管时,随血液循环进入肝、肺、脑、心包等组织形成脓肿或溃疡,称肠外阿米巴病,如阿米巴肝脓肿、肺脓肿等。当机体免疫力增强时,肠内的大滋养体又变成小滋养体,进而变成包囊,随粪便排出体外。现有的抗阿米巴病药物主要杀灭大、小滋养体,对包囊无效。在临床治疗过程中,要合理选择药物,彻底消灭大、小滋养体,杜绝包囊,达到根治和防止传播的目的。

甲硝唑(metronidazole,灭滴灵)

甲硝唑为人工合成的硝基咪唑类化合物。

【体内过程】口服吸收良好,血药浓度达峰时间为 $1\sim3$ h,能迅速分布于全身,可通过胎盘屏障和血脑屏障,脑脊液中药物浓度可达有效浓度。药物在肝内代谢,代谢产物及原形药主要由肾排泄,小部分可经阴道、乳汁、唾液及粪便排泄。

【药理作用和临床用途】(1)抗阿米巴原虫作用。对肠内、肠外阿米巴大、小滋养体均有强大的杀灭作用,是治疗肠内、肠外阿米巴病高效、低毒的首选药。因甲硝唑在肠腔内浓度偏低,单用治疗阿米巴痢疾时,复发率高,须在甲硝唑控制症状后,用抗肠内阿米巴病药继续治疗,以减少复发。甲硝唑对无症状排包囊者治疗无效。

(2)抗滴虫作用。对阴道毛滴虫有强大的杀灭作用,是治疗阴道毛滴虫病的首选药。口服剂量即可杀死精液及尿液中阴道毛滴虫。已婚夫妇应同时服药,以达到根治目的。

(3)抗厌氧菌作用。对革兰阴性和革兰阳性厌氧杆菌和所有厌氧球菌均有较强的抗菌作用,对脆弱类杆菌感染尤为敏感。具有疗效高、毒性小、应用方便的特点。临床用于厌氧菌引起的败血症、坏死性肠炎、产后脓毒症、中耳炎、盆腔炎、腹膜炎、骨髓炎、牙周炎及口腔感染等;用于阑尾、结肠和妇产科手术的病人,可降低或避免手术感染。

(4)抗贾第鞭毛虫作用。甲硝唑对贾第鞭毛虫滋养体有强大杀灭作用,是目前治疗贾第虫病的最有效药物,治愈率达 90%。

【不良反应及注意事项】(1)胃肠道反应。可出现食欲缺乏、恶心、呕吐、腹痛、腹泻、舌炎、口腔金属味等,一般不影响治疗。

(2)神经系统反应。表现为头痛、头晕、肢体麻木及感觉异常等。急性中枢神经系统疾病者禁用。

(3)过敏反应。少数人可发生皮疹、白细胞轻度减少等,停药后可自行恢复。

(4)醉酒反应。可干扰乙醛代谢,如服药期间饮酒,可致乙醛中毒,出现面红、头痛、恶心、嗜睡、血压下降等现象。用药期间和停药一周内禁饮酒和含酒精饮料。

（5）动物实验证明，长期大剂量使用有致癌作用，对细菌有致突变作用，孕妇、哺乳期妇女禁用。

替硝唑（tinidazole）

替硝唑与甲硝唑相似，但 $t_{1/2}$ 较长（12～14 h），口服一次，有效血药浓度可维持 72 h，对阿米巴痢疾和肠外阿米巴病的疗效与甲硝唑相似而毒性略低。临床也可用于治疗阴道滴虫病和厌氧菌感染等。

卤化喹啉类

卤化喹啉类药物包括喹碘仿（chiniofon）、双碘喹啉（diiodohydroxyquinoline）、氯碘羟喹（clioquinol）等。为含碘的喹啉类衍生物。

本类药物口服吸收少，肠腔内浓度高，能直接杀灭肠腔内阿米巴滋养体，组织内达不到有效治疗浓度，故仅用于肠内阿米巴感染的治疗。临床用于轻症、慢性阿米巴痢疾及无症状包囊携带者，可起到根治和切断传染源的效果。对急性阿米巴痢疾疗效差，须与甲硝唑合用。

治疗剂量时，不良反应较少，主要是恶心、腹泻。长期大剂量使用可致肝功能减退。对碘过敏者、甲状腺肿大、严重肝肾功能不全者禁用。

二氯尼特（diloxanide）

二氯尼特是目前最有效的杀阿米巴包囊药。口服后主要靠其未吸收部分杀灭阿米巴原虫的囊前期，对于无症状或仅有轻微症状的排包囊者有良好疗效。对于急性阿米巴痢疾，单用二氯尼特疗效不佳；但在甲硝唑控制症状后再用二氯尼特肃清肠腔内的小滋养体，可有效地预防复发。对肠外阿米巴病无效。

不良反应轻微，偶见呕吐和皮疹等。

巴龙霉素（paromomycin）

属于氨基糖苷类抗生素，口服不易吸收，肠腔内浓度高，通过抑制蛋白质合成，直接杀灭阿米巴滋养体，也可间接通过抑制肠道内阿米巴共生菌代谢发挥抗肠内阿米巴病作用。临床用于急性阿米巴痢疾的治疗，对慢性者无效。不良反应轻，仅有胃肠不适和腹泻。

氯喹（chloroquine）

氯喹为抗疟药，也具有杀灭阿米巴大滋养体作用。口服吸收完全，在肝中浓度高，可超过血浆浓度 200～700 倍，但肠道内浓度很低。临床可用于甲硝唑无效或禁忌的阿米巴肝脓肿病人，对阿米巴肺脓肿亦有效。对阿米巴痢疾无效，应同时与抗肠内阿米巴病药合用，以防复发。

二、抗滴虫病药

抗滴虫病药是指用于治疗阴道毛滴虫所引起的阴道炎、尿道炎和前列腺炎等。抗滴虫病药有甲硝唑、乙酰胂胺、曲古霉素等。

甲硝唑（metronidazole，灭滴灵）

甲硝唑为治疗滴虫病的首选药。耐甲硝唑虫株感染时，可改用乙酰胂胺局部给药。详见本节。

乙酰胂胺（acetarsol,滴维净）

为五价胂化物，因毒性较大，仅外用治疗阴道滴虫病。将其片剂置于阴道穹隆部有直接杀滴虫作用。此药有轻度局部刺激作用，使阴道分泌物增多。

曲古霉素（trichomycin）

具有抗滴虫、抗真菌、抗念珠菌及抗阿米巴滋养体的作用。对阴道滴虫病合并阴道念珠菌感染疗效较好，与甲硝唑合用可提高疗效，防止复发。

第三节　抗血吸虫病药及抗丝虫病药

一、抗血吸虫病药

血吸虫有日本血吸虫、曼氏血吸虫、埃及血吸虫等，流行于我国的血吸虫病主要是由日本血吸虫所致。酒石酸锑钾是最早用于治疗血吸虫病的主要药物，但因需静脉给药，且对心脏、肝脏毒性大，现已被疗效高、疗程短、毒性低、可口服的广谱抗血吸虫药吡喹酮所取代。

吡喹酮（pyquiton,praziquantel）

【体内过程】口服吸收快而完全，1～2 h 达血药浓度高峰，经肝脏代谢，原药及代谢物主要由肾排泄，体内无蓄积作用。$t_{1/2}$ 为 1～1.5 h。

【药理作用和临床用途】为广谱抗寄生虫药。对血吸虫成虫有迅速而强效的杀灭作用，对童虫也有较弱作用，为目前抗血吸虫病的首选药。对肺吸虫、华支睾吸虫、姜片虫及绦虫均有显著杀灭作用，适用于治疗急性、慢性、晚期及有并发症的各型血吸虫病，能迅速退热和改善全身症状，也可用于肝脏华支睾吸虫病、肠吸虫病、肺吸虫病及绦虫病的治疗。

其作用机制可能是吡喹酮增加虫体表膜对 Ca^{2+} 的通透性，干扰虫体内的 Ca^{2+} 平衡，提高肌肉活动，致使虫体发生痉挛性麻痹，不能附着于血管壁，随血流进入肝脏而被消灭。

【不良反应及注意事项】不良反应轻微而短暂，主要有胃肠道反应（如腹痛、恶心等）和神经肌肉反应（如头痛、眩晕、乏力、肌肉酸痛、肌束颤动）；个别病人可出现步态不稳，共济失调。驾驶员、高空作业者禁用。少数患者有心电图异常，偶见低血钾及过敏反应。

二、抗丝虫病药

丝虫病是由丝状线虫所引起的一种流行性寄生虫病，我国流行的丝虫有斑氏丝虫和马来丝虫。丝虫的发育分为两阶段：幼虫在中间宿主蚊体内发育为丝状蚴，丝状蚴进入人体后在淋巴管或淋巴结内寄生发育为成虫。雌、雄虫交配后，雌虫产微丝蚴存在于周围末梢血液和淋巴液中，是传播的根源。蚊子为传播媒介。主要症状有淋巴管炎、乳糜尿、橡皮肿等。

乙胺嗪（diethylcarbamazine,海群生 hetrazan）

【体内过程】口服吸收迅速，1～2 h 血药浓度达峰值，能广泛分布于全身组织与体液。除脂肪组织外,药物在体内分布均匀。体内代谢迅速,$t_{1/2}$为 8 h。

【药理作用和临床用途】乙胺嗪对斑氏丝虫、马来丝虫的微丝蚴及成虫均有杀灭作用,是临床抗丝虫病的首选药。用药后能使微丝蚴虫体肌肉痉挛而脱离寄生部位,从周围血液迅速聚集到肝微血管中,使其被吞噬细胞所消灭。对成虫作用较弱,需连续数年反复治疗才能彻底消灭成虫。

【不良反应】乙胺嗪本身无明显毒性,可引起厌食、恶心、呕吐、头痛、无力等。但因丝虫成虫和微丝蚴死亡释放出大量异体蛋白引起的过敏反应则较明显。表现为畏寒、发热、皮疹、淋巴结肿大、血管神经性水肿、哮喘等。需用抗过敏药物治疗。

第四节　抗肠蠕虫药

用于驱除或杀灭寄生于肠道寄生虫的药物称为抗肠蠕虫药。肠道蠕虫包括绦虫、蛔虫、钩虫、蛲虫、鞭虫、姜片虫等。不同蠕虫对不同药物的敏感性不同,因此,必须针对不同的蠕虫感染正确选药,详见表 39-1、表 39-2。

表 39-1　抗肠蠕虫药作用及用药监护

药物名称	作用							用药监护
	蛔虫	蛲虫	钩虫	鞭虫	绦虫	姜片虫	华支睾吸虫	
阿苯达唑 (albendazole)	√	√	√	√	√		√	孕妇、哺乳妇女及 2 岁以下儿童禁用
甲苯达唑 (mebendazole)	√	√	√	√	√			孕妇、2 岁以下儿童及有过敏史者禁用
左旋咪唑 (levamisole)	√	√	√					孕妇和活动性肝炎病人禁用
噻嘧啶 (pyrantel)	√	√	√					肝功能不良者及孕妇禁用
哌嗪 (piperazine)	√	√						有癫痫病史者禁用
氯硝柳胺 (niclosamide)					√	√		服药前加服止吐药,少喝水,服药后 2 h 服硫酸镁导泻
吡喹酮 (pyquiton)					√	√	√	见本章第三节

表 39-2　抗肠蠕虫药的选用

疾病	首选药	次选药
蛔虫感染	甲苯达唑、阿苯达唑	噻嘧啶、哌嗪、左旋咪唑
蛲虫感染	甲苯达唑、阿苯达唑	噻嘧啶、哌嗪
钩虫感染	甲苯达唑、阿苯达唑	噻嘧啶
鞭虫感染	甲苯达唑	
绦虫感染	吡喹酮	氯硝柳胺
姜片虫症	吡喹酮	
华支睾吸虫症	吡喹酮	阿苯达唑
囊虫症	吡喹酮、阿苯达唑	
包虫症	阿苯达唑	吡喹酮、甲苯达唑

※ 常用制剂和用法 ※

　　氯喹　片剂:0.25 g。口服,治疗疟疾:第 1 日先服 1 g,8 h 后再服 0.5 g,第 2、3 日各服 0.5 g。预防:0.5 g/次,1 次/周。治疗阿米巴病:0.25 g/次,3～4 次/d,3～4 周为一疗程。极量 1 g/次,2 g/d。

　　奎宁　片剂:0.3 g。口服,0.3～0.6 g/次,3 次/d,连服 5～7 日。注射剂:0.25 g、0.5 g。0.25～0.5/次,用葡萄糖注射液稀释成每毫升含 0.5～1 mg 后静脉缓慢滴注。

　　青蒿素　片剂:50 mg、100 mg。口服:先服 1 g,6～8 h 后再服 0.5 g,第二、三日各服 0.5 g。疗程 3 日,总量为 2.5 g。直肠给药:0.4～0.6 g/次,0.8～1.2 g/d。

　　伯氨喹　片剂:13.2 mg。口服,4 日疗法:4 片/d,连服 4 日。8 日疗法:3 片/d,连服 8 日。14 日疗法:2 片/d,连服 14 日。

　　乙胺嘧啶　片剂:6.25 mg、25 mg。口服,预防疟疾:25 mg/次,1 次/周。50 mg/次,两周一次。抗复发治疗:每次 50 mg,连服 2 日。

　　甲硝唑　片剂:0.2 g。治疗阿米巴病:0.4～0.8 g/次,3 次/d,5～7 日为一疗程。滴虫病:0.2 g/次,3 次/d,7 日为一疗程。厌氧菌感染:0.2～0.4 g/次,3 次/d。注射剂:50 mg/10 ml、100 mg/20 ml、500 mg/100 ml、1.25 g/250 ml、500 mg/250 ml。治疗厌氧菌感染:500 mg/次,静滴,于 20～30 min 滴完,8 h 一次,7 日为一疗程。小儿 7.5 mg/(kg·次)。

　　替硝唑　片剂:0.5 g。治疗阿米巴病:2 g/d,服 2～3 日;小儿 50～60 mg/(kg·d),连服 5 日。滴虫病:2 g/次,必要时重复一次;或 0.15 g/次,3 次/d,连用 5 日,须男女同治以防再次感染;儿童每次 50～70 mg/kg,必要时重复一次。厌氧菌感染:2 g/d,1 次/d。重症厌氧菌感染:1.6 g/d,分 1～2 次静滴,于 20～30 min 滴完。

　　喹碘仿　片剂:0.25 g。口服,0.25～0.5 g/次,3 次/d,连续服用 10 日为一疗程。

　　双碘喹啉　片剂:0.2 g、0.6 g。口服,0.6 g/次,3 次/d,共 14～21 日。

　　氯碘羟喹　片剂:0.25 g。口服,0.25～0.5 g/次,3 次/d,共 10 日。

二氯尼特　片剂:0.25 g、0.5 g。口服,0.5 g/次,3 次/d,共 10 日。

巴龙霉素　片剂:0.1 g、0.25 g。口服,0.5 g/次,4 次/d,共 5～10 日。

复方乙酰胂胺　片剂:每片含乙酰胂胺 0.25 g,硼酸 0.03 g。1～2 片/次,塞入阴道穹隆部,1～3 次/d,10～14 日为一疗程。

吡喹酮　片剂:0.25 g。口服,治疗血吸虫病:每次 10 mg/kg,3 次/d。急性血吸虫病连服 4 日,慢性血吸虫病连服 2 日。肺吸虫、华支睾吸虫或其他肝吸虫病:总量 120 mg/kg,4 天疗法。脑型囊虫症:总量 180 mg/kg,9 天疗法;间隔 3～4 月进行下一疗程,共 3 个疗程。姜片虫:5～15 mg/kg,顿服。包虫的术前准备:25～30 mg/kg,共 6～10 日。

乙胺嗪　片剂:50 mg、100 mg。口服,治疗血丝虫病,1 日疗法:1.5 g,1 次或分 2 次服;7 日疗法:每次 0.2 g,3/d,连服 7 日。

阿苯达唑　片剂:0.1 g、0.2 g。口服,蛔虫、钩虫、蛲虫感染:0.4 g,顿服。绦虫感染:0.8 g/d,共 3 日。囊虫病:0.2～0.3 g/次,3 次/d,10 日为一疗程,间隔 15～21 日,共 2～3 疗程。包虫病:5～7 mg/(kg·次),2 次/d,30 日为一疗程,重复数疗程,间隔 2 周。华支睾吸虫病,8 mg/(kg·d),共 7 日。旋毛虫病:24～32 mg/(kg·d),共 5 日。

甲苯达唑　片剂:0.1 g。口服,蛔虫、钩虫、鞭虫感染:0.1g/次,早晚各一次,共 3 日。蛲虫感染:0.1 g 顿服。绦虫病:0.3 g/次,3 次/d,共 3 日。

左旋咪唑　片剂:25 mg、50 mg。口服,蛔虫感染:0.1～0.2 g,顿服。钩虫感染:0.2 g/d,连服 3 日。丝虫病:0.2～0.3 g/d,分 2～3 次服用,连服 2～3 日。

枸橼酸哌嗪　片剂:0.25 g、0.5 g。口服,蛔虫感染:75 mg/(kg·d),极量 4 g;儿童 75～150 mg/(kg·d),极量 3 g,睡前顿服,连服 2 日。蛲虫感染:1.0～1.2 g/次,连服 7～10 日;儿童 60 mg/(kg·d),分 2 次服,1 日量不得超过 2 g,连服 7 日。

噻嘧啶　片剂:0.3 g。口服,蛔虫、钩虫、蛲虫感染:1.2～1.5 g/次,1 次/d,睡前顿服。小儿 30 mg/(kg·d),睡前顿服。

氯硝柳胺　片剂:0.5 g。口服,治疗猪肉绦虫病、牛肉绦虫病:1 g,清晨空腹顿服,隔 1 h 后再服 1 g,1～2 h 后服硫酸镁导泻。短膜壳绦虫病:清晨空腹嚼服 2 g,1 h 后再服 1 g,以后 1 日服 1 g,连服 7～8 天。

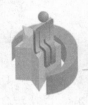

第四十章
抗恶性肿瘤药

学习目标

【掌握】常用抗肿瘤药物的不良反应。

【熟悉】常用抗肿瘤药的特点、不良反应及联合用药原则。

【了解】抗恶性肿瘤药的分类。

恶性肿瘤是严重威胁人类健康的常见病、多发病,目前尚无满意的防治措施。治疗恶性肿瘤的方法为手术切除、放射治疗和化学治疗,后者仍为临床治疗的重要方法。

第一节　抗恶性肿瘤药的分类

抗恶性肿瘤药的主要作用是杀伤肿瘤细胞,阻止其分裂繁殖。其分类根据药物化学结构和来源、药物作用的机制、药物作用的周期或时相特异性。

一、根据抗肿瘤作用的生化机制分类

1. 干扰核酸生物合成的药物

如 5-氟尿嘧啶、6-巯嘌呤、甲氨蝶呤、阿糖胞苷、羟基脲等。

2. 直接影响 DNA 结构和功能的药物

如烷化剂、丝裂霉素 C、博来霉素等。

3. 干扰转录过程阻止 RNA 合成的药物

如放线菌素 D、柔红霉素、阿霉素等。

4. 抑制蛋白质合成和功能的药物

如长春碱类、鬼臼毒素类、三尖杉酯碱、L-门冬酰胺酶等。

5. 影响激素平衡的药物

如肾上腺皮质激素、雄激素、雌激素等。

二、根据药物作用的周期和时相特异性分类

细胞的生长、繁殖与死亡有一定的规律。细胞增殖周期是指细胞从上一次分裂结束到下一次细胞分裂完成所需要的时间。肿瘤组织中主要有两类细胞群：增殖细胞群和非增殖细胞群。增殖细胞群与全部肿瘤细胞群之比称为生长比率（growth fraction，GF）。非增殖细胞群包括静止细胞群（G_0 期）、无增殖力细胞和已经分化、死亡的细胞。G_0 期细胞有增殖能力，暂处于静止状态，是肿瘤复发的根源。增殖细胞群又分为四个时相（见图 40-1）：DNA 合成前期（G_1 期）、DNA 合成期（S 期）、DNA 合成后期（G_2 期）和有丝分裂期（M 期）。

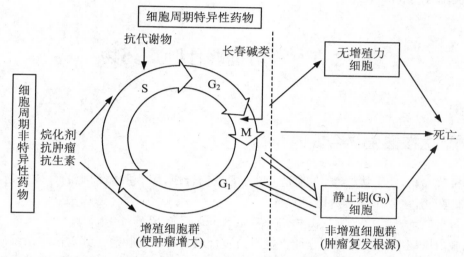

图 40-1 细胞增殖周期与抗肿瘤药物作用示意图

1. 细胞周期非特异性药物（cell cycle nonspecific agents，CCNSA）

能杀灭处于增殖周期各时相甚至包括 G_0 期细胞，如烷化剂、抗肿瘤抗生素、铂类配合物等。

2. 细胞周期特异性药物（cell cycle specific agents，CCSA）

仅对增殖周期某些时相的细胞敏感而对 G_0 期细胞不敏感，如作用于 S 期细胞的抗代谢药物、作用于 M 期细胞的长春碱类药物等。

三、根据药物化学结构和来源分类

1. 烷化剂

如氮芥类、亚硝胺类、乙烯亚胺类等。

2. 抗代谢药

如叶酸、嘧啶及嘌呤类似物等。

3. 抗肿瘤抗生素

如蒽环类、丝裂霉素、博莱霉素、放线菌素类等。

4. 抗肿瘤植物药

如长春碱类、喜树碱类、紫杉醇类、三尖杉生物碱类、鬼臼毒素衍生物等。

5. 激素

如肾上腺皮质激素、雌激素、雄激素等。

6. 杂类

如铂类配合物和酶等。

第二节　常用抗恶性肿瘤药物

一、干扰核酸生物合成的药物

又称抗代谢药,能干扰核酸,尤其是 DNA 的生物合成,阻止肿瘤细胞的分裂繁殖,是细胞周期特异性药物,主要作用于 S 期。

5-氟尿嘧啶(5-fluorouracil,5-FU)

在细胞内影响 DNA 的合成,也能干扰蛋白质合成。对多种肿瘤尤其对消化系统癌(食管、胃、肠、胰腺、肝癌)和乳腺癌疗效较好,对卵巢癌、宫颈癌、绒毛膜上皮癌、膀胱癌等也有效。不良反应主要为胃肠道反应,重者出现血性腹泻。亦可产生骨髓抑制、脱发、共济失调等。

6-巯基嘌呤(6-mercaptopurine,6-MP)

在体内干扰嘌呤代谢、阻碍核酸合成。对儿童急性淋巴性白血病疗效好,起效慢,多作维持治疗。大剂量对绒毛上皮癌有一定疗效。不良反应多见胃肠道反应和骨髓抑制,少数可出现黄疸和肝功能障碍。

甲氨蝶呤(methotrexate,MTX)

对二氢叶酸还原酶有强大而持久的抑制作用,影响 DNA 合成。用于儿童急性白血病和绒毛膜上皮癌。不良反应较多,可致口腔及胃肠黏膜损害、骨髓抑制。也有脱发、皮炎等。孕妇可致畸胎、死胎。大剂量长期用药可致肝、肾损害。甲酰四氢叶酸能对抗 MTX 的毒性反应。

阿糖胞苷(cytarabine,AraC)

在体内抑制 DNA 合成,也可掺入 DNA 中干扰其复制,使细胞死亡。用于成人急性粒细胞或单核细胞白血病。不良反应有骨髓抑制、胃肠道反应。对肝功能有一定影响,出现转氨酶升高。

羟基脲(hydroxyurea,HU)

能抑制 DNA 的合成。对慢性粒细胞白血病疗效显著。对转移性黑色素瘤也有暂时缓解作用。不良反应主要为骨髓抑制。可致畸胎,孕妇禁用;肾功能不良者慎用。

二、直接影响 DNA 结构和功能的药物

1. 烷化剂(alkylating agents)

烷化剂是一类化学性质很活泼的化合物。它们具有的烷化基团能与细胞中 DNA 或蛋白质中的氨基、巯基、羟基和磷酸基等起作用,可形成交叉联结或引起脱嘌呤作用,使 DNA 链断裂,在下一次复制时,又可使碱基对错配,使 DNA 结构和功能损害,重者可致细胞死亡。

氮芥(chlormethine, nitrogen mustard, HN2)

氮芥是最早应用的烷化剂。作用迅速,选择性低,局部刺激性强,必须静脉注射。用于纵隔压迫症状明显的恶性淋巴瘤的化疗及头颈部等肿瘤。不良反应有恶心、呕吐、眩晕、视力减退、脱发、黄疸、月经失调和皮疹等。

环磷酰胺(cyclophosphamide, cytoxan, CTX)

在体外无活性,在体内经肝细胞色素 P-450 氧化、裂环生成中间产物醛磷酰胺,在肿瘤细胞内分解出磷酰胺氮芥,与 DNA 形成交叉联结,抑制肿瘤细胞的生长繁殖。抗瘤谱较广,对恶性淋巴瘤疗效显著。对多发性骨髓瘤、急性淋巴细胞白血病、卵巢癌、乳腺癌等也有效。不良反应有恶心、呕吐、脱发、骨髓抑制、膀胱刺激症状;偶可影响肝功能,导致黄疸;可致凝血酶原减少;久用可致闭经或精子减少。

噻替派(thiotepa, thiophosphoramide, TSPA)

化学结构中含三个乙撑亚胺基,能形成有活性的碳三离子与细胞内 DNA 的碱基结合,影响肿瘤细胞的分裂。其选择性较高,抗瘤谱较广,主要用于乳腺癌、卵巢癌、肝癌和恶性黑色素瘤等。有骨髓抑制、胃肠道反应。

白消安(busulfan)

白消安又名马利兰(myleran),属磺酸酯类,在体内解离后起烷化作用。小剂量即可明显抑制粒细胞生成,对慢性粒细胞性白血病疗效显著。胃肠道反应少,对骨髓有抑制作用。久用可致闭经或睾丸萎缩。

2. 抗生素类

丝裂霉素 C(mitomycin C, MMC)

能与 DNA 的双链交叉联结。可抑制 DNA 复制,也能使部分 DNA 断裂。属周期非特异性药物。抗瘤谱广,可用于胃、肺、乳癌、慢性粒细胞白血病、恶性淋巴瘤等。骨髓抑制明显,也常有恶心、呕吐、腹泻等症状。

博莱霉素(平阳霉素, bleomycin, BLM)

能使 DNA 单链断裂,阻止 DNA 复制,干扰细胞分裂繁殖。用于鳞状上皮癌(头、颈、口腔、食管、阴茎、外阴、宫颈等)。也用于淋巴瘤的联合治疗。不良反应有发热、脱发、皮肤色素沉着。最严重是肺纤维化,与剂量有关。

3. 顺铂及卡铂

顺铂(顺氯氨铂, cisplatin, DDP)

进入体内后能破坏 DNA 的结构和功能。抗瘤谱广。对睾丸肿瘤最有效;对卵巢癌、肺癌、鼻咽癌、淋巴瘤、膀胱癌等也有效。不良反应有骨髓抑制、肾毒性、消化道反应、听力减退及周围

神经炎等。

卡铂（carboplatin）

抗癌作用与顺铂相似。不良反应主要是骨髓抑制。

三、干扰转录过程阻止 RNA 合成的药物

放线菌素 D（actinomycin D，更生霉素，DACT）

能阻止 RNA 特别是 mRNA 的合成，妨碍蛋白质合成而抑制肿瘤细胞生长。属周期非特异性药物。对恶性葡萄胎、绒毛膜上皮癌、淋巴瘤、肾母细胞瘤、横纹肌肉瘤及神经母细胞瘤等的疗效较好。不良反应有恶心、呕吐、口腔炎、骨髓抑制、脱发、皮炎等。有局部刺激作用。可致畸胎。

阿霉素（doxorubicin，adriamycin，ADM）

能嵌入 DNA 碱基对之间，阻止转录过程，抑制 RNA 合成，也阻止 DNA 复制。属周期非特异性药物。抗瘤谱广，疗效高，可用于多种联合化疗。如非何杰金淋巴瘤、乳癌、卵巢癌、小细胞肺癌、胃癌、肝癌、膀胱癌及肉瘤类。不良反应有骨髓抑制、口腔炎、心脏毒性，早期可出现各种心律失常，积累量大时可致心肌损害或心力衰竭。

柔红霉素（daunorubicin，DNR）

能嵌入 DNA 碱基对中，阻止转录过程而抑制 DNA 及 RNA 的合成。主要用于急性淋巴细胞白血病和急性粒细胞白血病。骨髓抑制和心脏毒性较大。

四、抑制蛋白质合成和功能的药物

长春碱类

长春碱类主要有长春碱（vinblastin，VLB）及长春新碱（vincristin，VCR）。

本类药物可使细胞有丝分裂停止于中期。VLB 主要用于急性白血病、何杰金病及绒毛膜上皮癌。VCR 对小儿急性淋巴细胞白血病疗效较好，起效较快，常与强的松合用作诱导缓解药。对淋巴瘤也有效。不良反应：VLB 可引起骨髓抑制、脱发、恶心等。偶有外周神经症状。静脉注射可导致血栓性静脉炎。VCR 对骨髓抑制不明显，主要引起神经症状，表现为指、趾麻木，腱反射迟钝或消失，外周神经炎等。

鬼臼毒素（podophyllotoxin）

鬼臼毒素是植物西藏鬼臼的有效成分，经改造半合成又得依托泊苷（鬼臼乙叉苷，etoposid，vepesid，VP16）。鬼臼毒素能与微管蛋白相结合而破坏纺锤丝的形成。但 VP16 则不同，它能干扰 DNA 拓扑异构酶，阻止 DNA 复制。VP16 常与顺铂联合用于治疗肺癌及睾丸肿瘤，有良好效果。也用于淋巴瘤的治疗。同类药替尼泊苷（鬼臼噻吩苷，VM26）治脑瘤有效。不良反应有骨髓抑制及胃肠道反应。

三尖杉酯碱（harringtonine）

能抑制蛋白质合成的起步阶段，并使核蛋白体分解。对急性粒细胞白血病疗效较好，对急性单核细胞白血病也有效。不良反应有白细胞减少及胃肠道反应、心率加快、心肌缺血等。

L-门冬酰胺酶（L-asparaginase）

可将血清门冬酰胺水解而使肿瘤细胞缺乏门冬酰胺供应，使其生长受抑制。主要用于急性淋巴细胞白血病。常见的不良反应有胃肠道反应等。偶见过敏反应，应做皮试。

五、激素类

某些肿瘤与体内相应的激素失调有关，因此应用某些激素或其拮抗药，改变失调状态，可抑制肿瘤生长，且无骨髓抑制等不良反应。但激素作用广泛，使用不当也会产生不利影响。

糖皮质激素

能抑制淋巴组织，使淋巴细胞溶解。对急性淋巴细胞白血病及恶性淋巴瘤的疗效较好，起效快但短暂，且易产生耐药性。对慢性淋巴细胞白血病除减低淋巴细胞数目外，还可缓解并发的自身免疫性贫血。对其他恶性肿瘤无效，且可能因抑制免疫功能而助长肿瘤扩展。仅在肿瘤引起发热不退、毒血症状明显时可少量短期应用以改善症状（应合用抗肿瘤药及抗菌药）。常用的有泼尼松、泼尼松龙等。

雌激素

可抑制下丘脑及垂体，减少促间质细胞激素的分泌，从而减少睾丸间质细胞分泌睾丸酮，及减少肾上腺皮质分泌雄激素。用于前列腺癌治疗，亦用于绝经期乳腺癌。

雄激素

可抑制促卵泡激素的分泌，使卵巢分泌雌激素减少并能对抗雌激素的作用。对晚期乳癌，尤其是骨转移者效佳。

第三节　抗肿瘤药的联合用药原则

抗肿瘤药不良反应较大且易产生耐药性，为提高疗效、降低毒性、延缓耐药性的产生，常采用联合用药的方法，一般原则如下。

一、从细胞增殖动力学考虑

1. 招募作用

驱动更多 G_0 期细胞进入增殖周期，增加肿瘤细胞杀灭数量。如对增长缓慢的实体瘤，先用周期非特异性药物杀灭增殖期及部分 G_0 期细胞，使瘤体缩小而驱动 G_0 期细胞进入增殖周期，再用周期特异性药物杀灭之。

2. 同步化作用

先用细胞周期特异性药物将肿瘤细胞阻滞于某时相，待药物作用消失后，肿瘤细胞同步进入下一时相，再用作用于后一时相的药物。

二、从药物作用机制考虑

联用作用于不同生化环节的抗肿瘤药,以提高疗效。

三、从药物毒性考虑

1. 减少毒性的重叠

如泼尼松和博莱霉素均无明显骨髓抑制作用,两药合用,可提高疗效并减少毒性发生。

2. 降低药物的毒性

如甲酰四氢叶酸钙可降低甲氨蝶呤的骨髓毒性。

四、从药物的抗瘤谱考虑

胃肠癌宜用氟尿嘧啶、环磷酰胺、丝裂霉素、羟基脲等;鳞癌宜用博莱霉素、甲氨蝶呤等;肉瘤宜用环磷酰胺、顺铂等。

※ 常用制剂和用法 ※

5-氟尿嘧啶 注射液:125 mg/5 ml、250 mg/10 ml。静脉注射,10～12 mg/(kg·d),连用3～5 d后改为隔日 5～6 mg/kg,总量 5～10 g 为一疗程。

6-巯嘌呤 片剂:25 mg、50 mg、100 mg。白血病:1.5～2.5 mg/(kg·d),分 2～3 次口服,缓解后用原量 1/3～1/2 维持。绒毛膜上皮癌:6.0～6.5 mg/(kg·d),10 d 为一疗程。

甲氨蝶呤 片剂:2.5 mg、5 mg、10 mg。白血病:成人 1 次 5～10 mg。4 岁以上 1 次 5 mg、4 岁以下 1 次 2.5 mg,每周 2 次,总量为 50～150 mg。注射液:5 mg、10 mg、25 mg、50 mg、100 mg、1 000 mg。绒毛膜上皮癌:静脉滴注,10～20 mg/d,5～10 次为一疗程。头颈部癌:动脉连续滴注,5～10 mg/d,连用 5～10 d。鞘内注射:1 次 5～15 mg,每周 1～2 次。

阿糖胞苷 注射剂:50 mg、100 mg。静脉注射或静脉滴注,1～3 mg/(kg·d),10～14 d 为一疗程。鞘内注射,1 次 25 mg,1 周 2～3 次,连用 3 次,6 周后重复应用。

羟基脲 胶囊:400 mg。20～40 mg/(kg·d),分次口服,或每 3 d 60～80 mg/kg,4～6 周为一疗程。

氮芥 注射剂:5 mg/ml、10 mg/2 ml。静脉注射或动脉插管灌注,1 次 0.1 mg/kg,1～3 d一次,4～6 次为一疗程。

环磷酰胺 注射剂:100 mg、200 mg。静脉注射,4 mg/(kg·d),每日或隔日一次,总量 8～10 g 为一疗程。大剂量冲击疗法为 1 次 10～20 mg/kg,每周一次,8 g 为一疗程。片剂:50 mg。1 次 50～100 mg,2～3 次/d。

噻替派 注射剂:5 mg/ml。静脉注射、动脉注射,0.2 mg/(kg·d),连用 5～7 d,以后改为每周 2～3 次,总量约 200～400 mg。体腔注射,1 次 20～40 mg,1 周 1～2 次。

白消安   片剂:0.5 mg、2 mg。口服,2~8 mg/d,分 3 次空腹服用,有效后用维持量,0.5~2 mg/d,每日 1 次。

博来霉素   注射剂:8 mg。静脉或肌内注射,1 次 15~30 mg,每日或隔日一次,总量 450 mg。

丝裂霉素   注射剂:2 mg、4 mg。静脉注射,2 mg/d,或 1 次 10 mg,1 周 1 次。总量 60 mg 为一疗程。

顺铂   注射用粉针剂:10 mg、20 mg、30 mg。注射液:10 mg/ml、20 mg/2 ml。静脉注射或静脉滴注,30 mg/d,连用 5 d 为一疗程,疗程间隔 2~4 周,可用药 4~5 个疗程。或以 50~100 mg/m²,静脉注射或滴注一次,间隔 3~4 周再用。

放线菌素 D   注射剂:200 μg、500 μg。静脉注射,200 μg/d,10~14 d 为一疗程。

柔红霉素   注射剂:10 mg、20 mg。静脉注射或静脉滴注,开始 0.2 mg/(kg·d),增至 0.4 mg/(kg·d),每日或隔日一次,3~5 次为一疗程,间隔 5~7 d 再进行下一个疗程。最大总量 600 mg/m²。

阿霉素   注射剂:10 mg、20 mg、50 mg。静脉注射,30 mg/m²,连用 2 d,间隔 3 周后可重复应用。60~75 mg/m²,每 3 周应用一次。或 30 mg/m²,连用 3 d,间隔 4 周可再用。积累总量不得超过 550 mg/m²。

长春碱   注射剂:10 mg、15 mg。静脉注射,1 次 0.2 mg/kg,每周一次,总量 60~80 mg 为一疗程。

长春新碱   注射剂:1 mg。静脉注射,1 次 0.02 mg/kg,每周一次,总量 20~30 mg 为一疗程。

三尖杉酯碱   注射剂:1 mg/ml、2 mg/2 ml。静脉滴注 0.1~0.2 mg/(kg·d),7 d 为一疗程,停 2 周后再用。

L-门冬酰胺酶   注射剂:1 000 U、2 000 U、10 000 U。肌内或静脉注射,1 次 20~200 U/kg,每日或隔日一次,10~20 次为一疗程。用药前皮内注射 10~50 U 做过敏试验,观察 3 h。

第四十一章
影响免疫功能的药物

学习目标

【掌握】常用免疫抑制药的药理作用和临床用途。

【熟悉】免疫功能调节药的分类。

【了解】常用免疫抑制药的作用机制。

免疫系统包括参与免疫反应的各种免疫器官、免疫细胞和免疫分子,这些组分完整及其功能正常是机体免疫功能的基础,任何因素的缺陷都将导致免疫功能障碍。

机体免疫系统在抗原刺激下可产生特异性免疫应答,分为以下三阶段:

(1) 感应期:巨噬细胞和免疫活性细胞处理和识别抗原的阶段。先由巨噬细胞等抗原提呈细胞吞噬和处理,在胞质内降解、消化,暴露出活性部位而与抗原提呈细胞 mRNA 结合形成复合体(抗原信息),使 T 细胞和 B 细胞得以识别。

(2) 增殖分化期:免疫活性细胞被抗原激活后分化增殖并产生免疫活性物质的阶段。

(3) 效应期:抗体或致敏 T 淋巴细胞发挥免疫学效应,清除抗原的阶段。

免疫系统对抗原的不适当应答,即过高或过低的应答,或对自身抗原的应答,都会导致免疫性疾病。

影响免疫功能的药物有两类:免疫抑制药(immunosuppressive drugs)能抑制免疫活性过强者的免疫反应,免疫增强药(immunopotentiating drugs)能增强免疫功能低下者的免疫功能。

第一节　免疫抑制药

临床常用的免疫抑制药有环孢素、肾上腺皮质激素类、烷化剂和抗代谢药等。

多数免疫抑制药对机体免疫反应都缺乏选择性和特异性,对正常和异常的免疫反应均呈抑制作用,对细胞免疫和体液免疫也无选择性。故长期应用后,除了各药的特有毒性外,尚易出现降低机体抵抗力而诱发感染、提高肿瘤发生率及影响生殖系统功能等不良反应。宜采用多种药物小剂量合用,以增强疗效,减低毒性。在一般情况下,首先宜选用糖皮质激素,若疗效不好或不能耐受时,则考虑合用或改用其他免疫抑制药。

一、肾上腺皮质激素类

常用的有泼尼松、泼尼松龙、地塞米松等（见第三十一章）。对免疫反应的许多环节均有影响。主要是抑制巨噬细胞对抗原的吞噬和处理；阻碍淋巴细胞 DNA 合成和有丝分裂，破坏淋巴细胞，使外周淋巴细胞数明显减少，并损伤浆细胞，使抗体生成减少，从而抑制细胞免疫反应和体液免疫反应，减轻对机体的损害。用于器官移植的排斥反应和自身免疫性疾病。

二、神经钙蛋白抑制药（钙调磷酸酶抑制药）

环孢素（cyclosporin，环孢菌素 A，cyclosporin A，CsA）

环孢素是真菌 tolypocladium inflatum 生成的一种脂溶性环状十一肽化合物。

【体内过程】口服环孢素可被吸收，但不完全，其生物利用度仅为 20%～50%。口服后 2～4 h 血浆浓度达峰值。在体内几乎全部被代谢。$t_{1/2}$ 约 16 h。

【药理作用】可选择地作用于 T 细胞活化初期。辅助性 T 细胞被活化后可生成增殖因子白细胞介素-2，环孢素可抑制其生成，但它对抑制性 T 细胞无影响。可抑制淋巴细胞生成干扰素。对网状内皮系统吞噬细胞无影响。因而环孢素不同于细胞毒类药物的作用，它仅抑制 T 细胞介导的细胞免疫，而不致显著影响机体的一般防御能力。

【临床用途】主要用于防止异体器官或骨髓移植时排异等不利的免疫反应，常和糖皮质激素合用。也用于其他药物无效的难治性自身免疫性疾病，如类风湿性关节炎、系统性红斑狼疮、皮肌炎、银屑病等。

【不良反应及注意事项】常见有震颤、厌食、恶心、呕吐等。用量过大、时间过长可有肝、肾功能损害，在应用过程中应监测肝、肾功能。1 岁以下婴儿及过敏者禁用。孕妇及哺乳妇女慎用。

他克莫司（tacrolimus）

他克莫司又名 FK506，属大环内酯类抗生素，是一种强效免疫抑制药。作用机制与环孢素类似，能抑制 IL-2 合成，发挥强大免疫抑制作用。主要用于肝、肾、心脏及骨髓移植。不良反应与环孢素相似。

三、抗代谢药和烷化剂

常用的抗代谢药有 6-巯基嘌呤（6-mercaptopurine，6-MP）、硫唑嘌呤（azathioprine，Aza）和氨甲蝶呤（methotrexate，MTX）。它们主要抑制 DNA、RNA 和蛋白质合成而发挥抑制 T、B 细胞及 NK 细胞的效应，同时抑制细胞免疫和体液免疫，但不抑制巨噬细胞的吞噬功能。用于肾移植的排异反应，自身免疫性疾病如类风湿关节炎、全身性红斑狼疮等。不良反应有胃肠道反应、骨髓抑制、口腔食管溃疡、肝功能损害等。

烷化剂类

常用的有环磷酰胺、白消安、噻替哌等，其中以环磷酰胺（cyclophosphamide，CTX）最为常用。它能选择性地抑制 B 淋巴细胞，大剂量也能抑制 T 细胞，还可明显降低 NK 细胞的活性，从而阻断体液免疫反应和细胞免疫反应。但在免疫抑制剂量下,不影响已活化巨噬细胞的细胞毒性。临床用于防止排斥反应与移植物抗宿主反应及糖皮质激素不能长期缓解的多种自身免疫性疾病。不良反应有胃肠道反应、骨髓抑制、脱发、出血性膀胱炎等。

四、抗体

抗淋巴细胞球蛋白(antilymphocyte globulin,ALG)

将人的胸腺细胞、胸导管淋巴细胞、周围血淋巴细胞或培养的淋巴母细胞免疫动物获得抗淋巴细胞血清,经提纯得到的 IgG 制剂即为 ALG。ALG 特异性高,安全性好,它可与淋巴细胞结合,在补体的共同作用下,使淋巴细胞裂解,对 T、B 淋巴细胞均有破坏作用。能有效抑制各种抗原引起的初次免疫应答。可用于器官移植的排斥反应,多与其他免疫抑制药合用。不良反应有寒颤、发热、血小板减少、血栓性静脉炎、血尿、蛋白尿等,静脉注射可引起过敏性休克。

第二节 免疫调节药

本类药能增强机体特异性免疫功能,临床主要用于治疗免疫缺陷疾病、慢性感染性疾病,也作为肿瘤的辅助治疗用药。

干扰素(interferon,IFN)

干扰素是病毒进入机体后诱导宿主细胞产生的反应物,从细胞释放后可促使其他细胞抵抗病毒的感染。根据来源不同,可分为 α、β、γ 三种类型。IFN-α 抗病毒作用强,IFN-γ 具有免疫调节作用。

【体内过程】口服不吸收。肌内或皮下注射,α 干扰素吸收率在 80% 以上,而 β、γ 干扰素吸收率较低。注射后 4～8 h 达血药浓度峰值,$t_{1/2}$ 为 4～12 h。α 干扰素不能透过血脑屏障。

【药理作用与临床用途】干扰素具有抗病毒、抑制细胞增殖、调节免疫及抗肿瘤作用:① 抗病毒。本药是广谱抗病毒药,其机制可能作用于蛋白质合成阶段,用于病毒感染性疾病,如疱疹性角膜炎、病毒性眼病、带状疱疹等皮肤疾患、慢性乙型肝炎等。② 免疫调节作用。小剂量对细胞免疫和体液免疫都有增强作用,大剂量则产生抑制作用。③ 抗肿瘤作用。既可直接抑制肿瘤细胞的生长,又可通过免疫调节发挥作用。对肾细胞癌、卡波济肉瘤、淋巴细胞白血病、黑色素瘤、乳腺癌等有效,而对肺癌、胃肠道癌及某些淋巴瘤无效。

【不良反应及注意事项】常见的有发热、头晕、疲乏、食欲下降、流感样症状等,少数病人快速静注时可出现血压下降。约 5% 的病人用后可产生抗 IFN 抗体。偶有精神抑郁、肝功能降低、白细胞减少及过敏反应等。严重肝、肾、心功能不良及骨髓抑制者禁用,孕妇及哺乳妇女慎用。

左旋咪唑(levamisole,LMS)

对正常人体几乎不影响抗体产生,但对免疫功能低下者,能使受抑制的巨噬细胞和 T 细胞功能恢复正常,还能增强巨噬细胞的趋化和吞噬功能。主要用于免疫功能低下者,恢复免疫功能,增强机体的抗病能力。肺癌手术合用左旋咪唑可延长生存期,降低复发率及肿瘤死亡率。对鳞癌可减少远处转移。可改善多种自身免疫性疾病如类风湿关节炎、系统性红斑狼疮等的症状。不良反应较轻,可有胃肠道症状、头痛、出汗、全身不适等。少数病人有白细胞及血小板减少、肝功能异常等,停药后可恢复。

白细胞介素-2(interleukin-2,IL-2)

又名 T 细胞生长因子(T cell growth factor,TCGF),由 T_H 细胞产生,为 Ts 和 T_C(杀伤)细胞分化增殖所需的调控因子,可促进 B 细胞、自然杀伤(NK)细胞、抗体依赖性杀伤细胞和淋巴因子激活的杀伤(LAK)细胞等分化增殖。临床主要用于治疗恶性黑色素瘤、霍奇金淋巴瘤、肾细胞癌等,可控制肿瘤发展,减小瘤体及延长生存时间。不良反应常见寒颤、发热、疲乏、食欲下降、流感样症状等。

卡介苗(bacillus vaccine Calmette-Guerin,BCG)

卡介苗是牛型结核杆菌的减毒活菌苗,具有免疫佐剂作用,能增强巨噬细胞的吞噬功能,促进 IL-1 产生和 T 细胞增殖,增强抗体反应和抗体依赖性淋巴细胞介导的细胞毒性,增强 NK 细胞的活性。用于恶性肿瘤辅助治疗,如黑色素瘤、肺癌、急性白血病,及恶性淋巴瘤根治术后或化疗后辅助治疗。不良反应有过敏反应、溃疡形成等。

转移因子(transfer factor,TF)

转移因子是从正常人的淋巴细胞或淋巴组织、脾、扁桃体等制备的一种核酸肽。它可将供体细胞免疫信息转移给受者的淋巴细胞,使之转化、增殖、分化为致敏淋巴细胞,从而获得供体样的免疫力。由此获得的免疫力较持久。主要用于先天性或获得性细胞免疫缺陷的补充治疗。还试用于病毒性和真菌性感染、麻风及恶性肿瘤等的辅助治疗。

胸腺素(thymosin)

又称胸腺多肽,为小分子多肽。可促进 T 细胞分化成熟,即诱导前 T 细胞(淋巴干细胞)转变为 T 细胞,并进一步分化成为具有特殊功能的各亚型群 T 细胞。临床主要用于胸腺依赖性免疫缺陷病(如艾滋病)、某些自身免疫性疾病、病毒感染和恶性肿瘤。除少数过敏反应外,一般无严重不良反应。

异丙肌苷(isoprinosine)

为肌苷与乙酰妥基苯甲酸二甲胺基异丙醇酯以 1∶3 组成的复合物。可诱导 T 细胞分化成熟,增强其功能;增强单核巨噬细胞和 NK 细胞的活性,促进 IL-1、IL-2 和 IFN 的产生,发挥免疫增强作用。用于单纯疱疹、流感及鼻病毒感染、带状疱疹病毒感染、某些自身免疫性疾病及肿瘤的辅助治疗等。不良反应小,安全范围较大。

※ 常用制剂与用法 ※

环孢素　胶囊:25 mg、100 mg。微乳化胶囊:10 mg、25 mg、100 mg。10～15 mg/(kg·d)。于器官移植前 3 h 开始应用并持续 1～2 周,然后逐渐减至维持量 5～10 mg/kg。注射液:250 mg/5 ml。静脉滴注:可将 50 mg 以生理盐水或 5%葡萄糖注射液 200 ml 稀释后于 2～6 h 内缓慢滴注,剂量为 5～6 mg/(kg·d)。

硫唑嘌呤　片剂:50 mg、100 mg。1～5 mg/(kg·d),维持量 0.5～3 mg/(kg·d)。

甲氨蝶呤　片剂:2.5 mg。1 周 10～15 mg,3 d 内分次连续服,7～14 d 为一疗程。注射剂:5 mg。25～50 mg/次,1 次/周,显效后改为 25～50 mg/月。

环磷酰胺　注射剂:100 mg、200 mg。静脉注射,100~200 mg/次,1 日或隔日 1 次,连用 4~6 周。片剂:50 mg。50~150 mg/次,2~3 次/d,连用 4~6 周。

他克莫司　胶囊:1 mg、5 mg。0.15~0.3 mg/(kg・d),分 2 次服。注射剂:5 mg/ml。静脉滴注,0.05~0.1 mg/(kg・d),分 2 次。

干扰素　注射液及冻干粉针剂:100 万 U、300 万 U、500 万 U。肝炎:皮下注射,200 万 U~500 万 U/m²,1 次/d。

左旋咪唑　片剂:25 mg、50 mg。治疗肿瘤:每 2 周用药 3 天或每周 2 天,50 mg/次,3 次/d。自身免疫性疾病:50 mg/次,2~3 次/d,连续用药。

转移因子　注射液:1 U/ml、3 U/2 ml;粉针剂:1 U、2 U、4 U。肌内注射,1 支/次,相当于 108 个淋巴细胞(或 1 g 扁桃体),1~2 次/周。

白细胞介素-2　注射剂:5 万 U、10 万 U。皮下注射,20 万 U~40 万 U/(m²・d),每周连用 4 d,4 周为一疗程;肌内注射,20 万 U/次,隔日 1 次;静脉滴注,20 万 U~40 万 U/(m²・d),每周连用 4 d,4 周为一疗程。瘤内注射,10 万 U~30 万 U,每周 2 次,2 周为一疗程。

胸腺素　注射剂:2 mg/2 ml、5 mg/2 ml。肌内注射,2~10 mg/次,每日或隔日 1 次。胸腺发育不良幼儿:1 mg/(kg・d),维持量每周 1 mg/kg。

异丙肌苷　片剂:0.5 g。1~1.5 g/次,2~3 次/d。

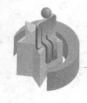

第四十二章
解 毒 药

学习目标

【掌握】有机磷中毒症状,解毒药阿托品、解磷定的药理作用。

【熟悉】有机磷酸脂类中毒解救原则。

【了解】金属、类金属中毒解毒药的临床用途。

解毒药是一类能直接对抗毒物或解除毒物所致机体毒性反应的药物,分为两类:非特异性解毒药和特异性解毒药。前者适用范围广,专一性低,如高锰酸钾、黏膜保护剂等。后者具有高度专一性,起对因治疗作用。本章介绍特异性解毒药。

第一节　有机磷酸酯类中毒解毒药

一、有机磷酸酯类中毒的机制及表现

有机磷酸酯类包括两类:① 农林业杀虫剂,如对硫磷(1605)、内吸磷(1059)、甲拌磷(3911)、马拉硫磷(4049)、乐果、敌敌畏、敌百虫等。② 战争用神经毒剂,如沙林、梭曼等。这些毒物对人、畜及昆虫都有强烈的毒性。

1. 有机磷酸酯类中毒机制

有机磷酸酯类物质结构相似,中毒机制基本相同。它们多经皮肤、呼吸道、胃肠道吸收;进入机体后,使胆碱酯酶(ChE)失去水解乙酰胆碱(ACh)的能力,导致 ACh 在体内大量蓄积,引起一系列中毒症状。

2. 有机磷酸酯类中毒表现

轻度中毒以 M 样症状为主,中度中毒者同时出现明显的 M 样及 N 样症状,重度中毒者除 M 样和 N 样症状加重外,还有明显的中枢症状(表 42-1)。有机磷酸酯类中毒引起的死亡原因主要为呼吸中枢麻痹及循环衰竭。

表 42-1 有机磷酸酯类急性中毒的临床表现

作　　用	中　毒　表　现
M样作用	恶心、呕吐、腹痛、瞳孔缩小、视物模糊、心动过缓、血压下降、出汗、流涕、呼吸道分泌物增加、肺部湿啰音、呼吸困难等
N样作用	激动 N_2 受体可出现肌肉震颤、抽搐,呼吸肌麻痹;激动 N_1 受体引起心动过速、血压升高、大小便失禁
中枢作用	躁动不安、失眠、谵语、昏迷、呼吸抑制及循环衰竭(先兴奋后抑制)

3. 有机磷酸酯类中毒解救原则

（1）排出毒物。迅速将患者移出有毒现场。经皮肤吸收中毒者,脱去被污染的衣物,用温水或肥皂水清洁污染的皮肤;口服中毒者,可用 2‰～5‰ 碳酸氢钠溶液、稀肥皂水或清水等洗胃,反复洗胃至无特殊蒜臭味为止。还可采用催吐、导泻、灌肠、血液透析等措施促使毒物排出。但需注意敌百虫中毒者忌碱性溶液洗胃,因敌百虫在碱性溶液中可转变敌敌畏而使毒性增强;对硫磷可被高锰酸钾氧化成对氧磷而毒性增强,中毒时忌用高锰酸钾洗胃。

（2）对症治疗。采取吸氧、人工呼吸、补液等措施,及早、足量、反复使用 M 受体阻断药,以减轻中毒症状。

（3）应用特异性解毒药。应及时、足量使用胆碱酯酶复活药,促使胆碱酯酶恢复活性。

二、常用解毒药

1. M 受体阻断药

阿托品(atropine)

阿托品能阻断 M 受体,使堆积的乙酰胆碱不能作用于 M 受体,引起心脏兴奋、胃肠道及支气管平滑肌松弛、膀胱括约肌收缩、腺体分泌减少、瞳孔扩大,迅速解除有机磷酸酯中毒的 M 样症状。并能透过血-脑脊液屏障解除有机磷酸酯中毒的部分中枢症状,对抗由中毒引起的呼吸中枢抑制。但对 N 受体无阻断作用。

有机磷酸酯类中毒时对阿托品的耐受量比一般患者要大,用量视病情而定,阿托品使用原则为及早、足量、反复给药,直至达到"阿托品化",然后改用维持量给药。阿托品化的指征为:瞳孔较前散大、颜面潮红、腺体分泌减少、皮肤干燥、肺部湿性啰音显著减少或消失、有轻度躁动不安等。但阿托品对肌束颤动无效,也不能使胆碱酯酶复活,故对中度或重度中毒者,必须合用胆碱酯酶复活药。

其他 M 受体阻断药,如山莨菪碱、东莨菪碱等也能对抗有机磷酸酯类毒物引起的 M 样症状,用于中毒解救。

2. 胆碱酯酶复活药

胆碱酯酶复活药使磷酸化胆碱酯酶恢复活力,对抗毒物所致的神经-肌肉接头阻断(抗 N 样症状)。用药原则是早期、足量、重复给药。

氯解磷定(pralidoxime chloride,氯磷定)

本药溶解度大,溶液稳定,使用方便,可静脉或肌内注射,肌内注射 1～2 min 起效,特别适用于急救。

【药理作用】(1) 恢复胆碱酯酶活性。氯解磷定与磷酸化胆碱酯酶结合,形成氯解磷定-磷酸化胆碱酯酶复合物。复合物再进行裂解,形成磷酸化氯解磷定,同时游离出胆碱酯酶,并恢复水解乙酰胆碱的活性。

(2) 直接解毒作用。氯解磷定也可直接与体内游离的有机磷酸酯类结合,形成无毒的磷酸化氯解磷定随尿排出,阻止毒物与胆碱酯酶结合,避免中毒加深。

【临床用途】氯解磷定可用于各种急性有机磷酸酯类中毒的解救,能迅速解除 N 样症状,消除肌束颤动,但对 M 样症状效果差,故应与阿托品同时应用。氯解磷定应尽早给药,首剂足量,反复应用直至各种中毒症状消失,病情稳定 48 h 后方可停药。

【不良反应及注意事项】肌内注射时局部有轻微疼痛;静脉注射过快可出现头痛、乏力、视力模糊、眩晕、恶心及心动过速等;用量过大(>8 g/24 h)可抑制胆碱酯酶,导致神经-肌肉传导阻滞,甚至导致呼吸抑制。氯解磷定禁与碱性药物混合使用。静脉注射不宜过快。

第二节　金属、类金属中毒解毒药及有机氟中毒解毒药

一、金属、类金属中毒解毒药

金属(如铅、汞、铜、铬、银等)和类金属(如砷、锑、铋等)以离子形式与细胞的某些活性基团(如$-SH$、$-NH_2$、$-COOH$ 等)相结合,将导致某些酶等生物活性物质功能障碍,引起人体严重中毒。

常有的解毒药大多是螯合剂,其分子中有$-SH$、$-NH_2$、$-COOH$ 或$-OH$ 等基团,它们均能给出电子,并较易与金属离子螯合成为可形的、无毒的或低毒的化合物从尿排出,从而产生解毒作用。若与金属离子螯合后不再解离,解毒效果好。

二巯丙醇(dimercaprol)

二巯丙醇为临床常用的螯合解毒药,不能口服,仅以深部肌注给药。

【药理作用与临床用途】二巯丙醇分子结构中的二个巯基能够有效地与砷、汞、金等重金属离子结合,形成无毒的螯合物,迅速从尿中排出,产生解毒作用。可用于急性砷、汞中毒,急、慢性无机或有机砷中毒,也可用于金、锑、铋等中毒。

【不良反应】可使血压上升,心跳加快。大剂量时能损伤毛细血管,使血压下降。其他不良反应还有恶心、流涎、腹痛、口咽部烧灼感、视力模糊、手麻等反应。

二巯丁二酸钠(sodium dimercaptosuccinate)

二巯丁二酸钠解毒作用与二巯丙醇相似。毒性较小,可供静脉注射给药。用于锑、铅、汞、铜、砷等的中毒;对肝豆状核变性有排铜及减轻症状的效果;还可用于预防钴、镍中毒。可引起特殊口臭、头痛、恶心、乏力、四肢酸痛等反应。

依地酸钠钙(calcium sodium versenate,解铅乐)

依地酸钠钙口服吸收少,肌内注射可致局部疼痛,临床多作静脉给药。能与多种金属(铅、

锰、铜等)或放射性物质(铱、镭、钇等)结合成为既稳定又可溶于水的金属螯合物,使金属离子失去作用,迅速由尿排出,从而发挥其解毒作用。临床主要用于急、慢性铅中毒,用药后尿中铅排出量急剧增加,中毒症状在短期内显著减轻或消失;也可用于铜、锰、铬、镉等中毒和放射性物质的中毒。不良反应少,可有短暂头晕、恶心、关节痛、乏力等;大剂量有肾损害,用药期间注意尿液检查,肾病患者禁用。

二、有机氟中毒解毒药

乙酰胺(acetamide,解氟灵)

乙酰胺为氟乙酰胺中毒的解救药。氟乙酰胺是一种有机杀虫剂,在体内酰胺酶的作用下生成氟乙酸,氟乙酸在体内可阻断三羧酸循环,导致柠檬酸堆积,从而破坏细胞的正常功能引起细胞死亡。乙酰胺的化学结构与氟乙酰胺相似,故能竞争酰胺酶,使氟乙酰胺不能转变为氟乙酸,从而解救氟乙酰胺中毒。乙酰胺毒性低,使用安全。由于呈强酸性,肌内注射时有局部疼痛,常与普鲁卡因(20～40 mg)合用,可减轻疼痛。

第三节 氰化物中毒解毒药

氰化物进入体内释放出的 CN^- 与细胞色素氧化酶中的 Fe^{3+} 结合,生成氰化高铁细胞色素氧化酶。该酶失去传递电子的功能,结果呼吸链中断,引起细胞内窒息;同时,CN^- 与高铁蛋白结合后,亦使其不易被还原成低铁血红蛋白,细胞不能利用血中的氧而出现缺氧,易导致死亡。氰化物中毒的治疗,关键在于迅速恢复细胞色素氧化酶的活性和加速氰化物转化为无毒或低毒的物质。解毒药有:① 高铁血红蛋白形成剂,如亚甲蓝、亚硝酸钠和亚硝酸异戊酯等;② 供硫剂,主要为硫代硫酸钠。

亚甲蓝(methylene chloride,美蓝)

【药理作用与临床用途】亚甲蓝系氧化还原剂,不同浓度对血红蛋白有不同的作用:① 低浓度时,使高铁血红蛋白还原为正常血红蛋白;② 高浓度时,将正常血红蛋白氧化为高铁血红蛋白,故能暂时减轻 CN^- 对组织中毒的毒性。若将氰化物从体内清除,则需与硫代硫酸钠合用。小剂量治疗高铁血红蛋白症(如亚硝酸盐、苯胺、硝酸甘油等中毒,肠原性青紫症),剂量不宜过大,以免产生高铁血红蛋白症。大剂量与硫代硫酸钠合用治疗轻度氰化物中毒。

【不良反应】静注过快可引起头晕、恶心、呕吐、胸闷、腹痛。剂量过大时,还可出现头痛、血压降低、心率加快、心律失常、大汗淋漓和意识障碍。

亚硝酸钠(sodium nitrite)

亚硝酸钠属氧化剂,治疗氰化物中毒的机制系使血红蛋白变成高铁血红蛋白。其解毒过程与亚甲蓝相同,但作用较亚甲蓝强。能舒张血管平滑肌,故静注不能过快,以免引起血压骤降。亦可引起恶心、呕吐、头昏、头痛、出汗冷、气急、抽搐等。

硫代硫酸钠(sodium thiosulfate)

硫代硫酸钠是一种供硫剂。结构中具有活泼的硫原子,在转硫酶作用下,可和体内游离氰原子或与高铁血红蛋白结合的氰离子相结合,形成稳定性强、毒性低的硫氰酸盐,随尿排出而解毒。临床上主要用于氰化物中毒,也可用于砷、汞等的中毒。有头晕、乏力、恶心、呕吐等不良反应。静脉注射不宜过快,以免引起血压下降。

※ 常用制剂与用法 ※

阿托品 注射剂:0.5 mg/ml、1 mg/ml、5 mg/ml。轻度中毒:每 1～2 h 用 1～2 mg,阿托品化后每 4～6 h 用 0.5 mg,皮下注射。中度中毒:每 15～30 min 用 2～4 mg,阿托品化后每 4～6 h 用 0.5～1 mg,肌内注射或静脉注射。重度中毒:每 10～30 min 用 5～10 mg,阿托品化后每 2～4 h 用 0.5～1 mg,静脉注射。

氯解磷定 注射剂:0.25 g/2ml、0.5 g/2ml。轻度中毒:一次 0.25～0.5 g,肌内注射,必要时 2 h 后重复注射一次。中度中毒:首次 0.5～0.75 g,肌内注射或静脉注射,必要时 2 h 重复肌内注射 0.5 g。重度中毒:首次 1 g,静脉注射,30～60 min 后如效果不明显可重复注射 0.75～1 g,以后每小时静脉滴注 0.25～0.5 g,好转后减量或停药。

二巯丙醇 注射剂:0.1 g/ml、0.2 g/2 ml。2.5～5 mg/(kg・次),开始 4 次/d,以后 2 次/d,肌注,7～14 d 为一疗程。

二巯丁二钠 注射剂:0.5 g、1 g。一次 1 g,用注射用水溶解后,立即静脉注射。视病情需要可重复注射。

依地酸钠钙 注射剂:1 g/5 ml,片剂:0.5 g。治疗铅中毒:一日 0.5～1 g,静脉注射、静脉滴注或肌内注射,连用 3～4 d,再停用 3～4 d,为一疗程。一般可用 3～5 个疗程。

乙酰胺 注射剂:2.5 g/5 ml。2.5～5 g/次,2～4 次/d,或 0.1～0.3 g/(kg・d),分 2～4 次,肌注。

亚硝酸钠 注射剂:0.3 g/10 ml。一次 0.3 g,缓慢静脉注射。

亚甲蓝 注射剂:20 mg/2 ml、50 mg/5 ml、100 mg/10 ml。治疗高铁血红蛋白血症:一次 1～2 mg/kg,静脉注射。治疗氰化物中毒,一次 10～20 mg/kg,静脉注射。

硫代硫酸钠 注射剂:0.5 g/10ml、1 g/20 ml。氰化物中毒:一次 12.5～25 g,静脉注射。其他中毒:一次 0.5～1 g,一日 1 次,静脉注射。安妥中毒:10%硫代硫酸钠 5 ml 静脉注射,中毒严重时给予吸氧、咖啡因皮下注射。普罗米特中毒:50%硫代硫酸钠 20 ml 静脉注射。

第四十三章
消毒防腐药

第一节 概 述

一、消毒防腐药的概念

消毒防腐药是杀灭病原微生物或抑制其生长繁殖的一类药物。消毒药是指能迅速杀灭病原微生物的药物;防腐药是指仅能抑制病原微生物生长繁殖的药物。两者无明显的分界线,消毒药在低浓度时仅能防腐,而防腐药在高浓度时也能杀死病原微生物。

二、消毒防腐药的作用机制

1. 使菌体蛋白变性、沉淀

如酚类、醛类、醇类、重金属盐类等大部分的消毒防腐药是通过这一机理起作用的,其作用不具有选择性,可损害一切活性物质,故称为"一般原浆毒",由于其不仅能杀菌,也能破坏动物组织,因而只适用于环境消毒。

2. 改变菌体细胞膜的通透性

如新洁尔灭等表面活性剂的杀菌作用是通过降低菌体的表面张力,增加菌体细胞膜的通透性,从而引起细胞内酶和营养物质漏失,水则向菌体内渗入,使菌体溶解和破裂。

3. 干扰或损害细菌生命必需的酶系统

如高锰酸钾等氧化剂的氧化、漂白粉等卤化物的卤化等可通过氧化、还原等反应损害酶的活性基团,导致菌体的抑制或死亡。

三、影响消毒防腐药作用的因素

1. 药液浓度

药液的浓度对其作用产生着极为明显的影响,一般来讲浓度越高其作用越强。但也有例外,如85%以上浓度的乙醇则是浓度越高作用越弱,因高浓度的乙醇可使菌体表层蛋白质全部变性凝固,而形成一层致密的蛋白膜,造成其他乙醇不能进入体内。另外,应根据消毒对象选择浓度,如同一种消毒防腐药在应用于外界环境、用具、器械消毒时可选择高浓度;而应用体表,特别是创伤面消毒时应选择低浓度。

2. 作用时间

消毒防腐药与病原微生物的接触达到一定时间才可发挥抑杀作用,一般作用时间越长,其作用越强。临床上可针对消毒对象的不同选择消毒时间,如应用甲醛溶液对雏鸡进行熏蒸消毒,时间仅需 25 min 以下,而厩舍、库房则需 12 h 以上。

3. 温度

药液与消毒环境的温度,可对消毒防腐药的效果产生很大的影响。一般温度每提高 10 ℃消毒力可提高 1 倍。

4. 消毒环境中的有机物

消毒环境中的粪、尿等或创伤上的脓血、体液等有机物一方面可与消毒防腐药结合,另一方面可阻碍药物向消毒物中的渗透,从而减弱消毒防腐药的效果。因此,在环境、用具、器械消毒时,必须彻底清除消毒物表面的有机物;创伤面消毒时,必须先清除创面的脓血、脓汁及坏死组织和污物,以取得良好消毒效果。

5. pH 值

环境或组织的 pH 值对有些消毒防腐药作用的影响较大,如含氯消毒剂作用的最佳 pH 值为 5～6。

6. 病原微生物的种类及状态

不同种类的微生物和处于不同状态的微生物,其结构明显不同,对消毒防腐药的敏感性也不同。如无包膜病毒和具有芽胞结构的细菌等对众多消毒防腐药则不敏感。

7. 配伍用药

消毒防腐药的配伍应用,对消毒防腐效果具有明显的影响,存在着配伍禁忌。如阳离子表面活性剂与阴离子表面活性剂,酸性消毒防腐药与碱性消毒防腐药等均存在着配伍禁忌现象。因此,在临床应用时,一般单用为宜。

第二节　常用的消毒防腐药

一、醇类

乙醇（alcohol）

【药理作用】可使蛋白质凝固变性、溶于脂肪，干扰细胞膜代谢，破坏酶的作用，使细菌胞膜破裂，细胞质、氨基酸与核酸等成分析出，具有抑菌或杀菌作用。乙醇可杀灭葡萄球菌、链球菌、铜绿假单胞菌和各种肠道杆菌等细菌繁殖体，亦可杀灭结核杆菌。对呼吸道与肠道病毒（包括甲型肝炎病毒），以及皮肤癣菌、曲霉菌和酵母类病原真菌等亦有良好杀灭作用。乙醇不能杀灭细菌芽胞，故勿用于对医疗器械的灭菌处理。

【临床用途】用于手术前洗手浸泡消毒、与碘酊合用于手术野或注射部位涂抹消毒（兼有脱碘作用）、其他部位皮肤与黏膜涂抹消毒、手卫生消毒、医疗器械与小型物品浸泡或涂抹消毒（不得用于灭菌处理）。与某些消毒剂可配制成酊剂以增强杀菌效果。

【不良反应】（1）对皮肤与黏膜破损处有强烈刺激性，甚至引起暂时性的剧烈疼痛。

（2）对少数人较长时间接触可引起过敏反应，出现皮疹、心跳加速、头痛等症状。

【注意事项】（1）乙醇浓度过高，杀菌作用反而下降，故勿以乙醇原液直接进行消毒。

（2）乙醇可使蛋白质凝固形成保护层，影响杀菌作用，故不宜用于消毒被大量血、脓、粪便污染的表面。

（3）乙醇易挥发和吸收空气中水分，配好的消毒液应放于有盖容器中，用后即盖严，以防浓度下降。

二、醛类

戊二醛（glutaral）

【药理作用】具有两个活泼醛基，能与蛋白质上的巯基、羟基、氨基和羧基发生反应，从而将各种微生物杀灭，如细菌繁殖体、真菌、病毒及细菌芽胞等。杀菌作用较甲醛强。有机物对其杀菌作用的影响较小，但酸碱度影响较大。

【临床用途】医疗器械的灭菌或消毒。各种物体表面和密闭空间内的空气消毒。2%碱性戊二醛（pH 7.5～8.5），是以戊二醛加适量碳酸氢钠配制而成。用于医疗器械灭菌，作用 4～10 h；用于内窥镜消毒与其他物体表面消毒，作用 20～45 min。新配消毒液可连续使用 2 周。2%酸性戊二醛（pH 3.0～4.0），是由戊二醛加增效剂配制而成。杀灭细菌芽胞能力较碱性戊二醛差，破坏病毒能力比碱性戊二醛强。其用法与用量同碱性戊二醛。新配制的消毒液可连续使用 28 d。

【不良反应】对人体有中等毒性，对皮肤黏膜有刺激作用与致敏作用，但均较甲醛为轻。

甲醛溶液（formaldehyde solution）

【药理作用】可凝固蛋白质，直接作用于氨基、巯基、羟基和羧基，生成次甲基衍生物，从而破坏机体蛋白质和酶,导致微生物死亡。可杀灭各类微生物,包括细菌芽胞。有机物可明显降低其杀微生物作用。

【临床用途】甲醛溶液与其蒸发的气体均可用于对各种污染表面的消毒与灭菌。甲醛溶液(36%)加蒸馏水作1:9稀释作用30 min,可杀灭细菌繁殖体。以甲醛(8%)-乙醇(75%)溶液浸泡作用18 h可用于医疗器械灭菌。

【不良反应】气体对黏膜与呼吸道有强烈刺激性,可引起流泪、咳嗽,导致支气管炎。液体可致皮肤角质化,过敏性皮炎。误服甲醛可引起呕吐、腹痛,甚至休克死亡。

三、酸类

醋酸(acetic acid)

1%～2%溶液局部用于铜绿假单胞菌感染,0.5%溶液用于冲洗阴道,食醋(5%)熏蒸(2 ml/m³)用于预防流感及感冒。醋酸刺激性小。醋酸对其他细菌感染疗效较差。

苯甲酸(benzoic acid)

微溶于水,易溶于乙醇,具有消毒、防腐、抗真菌、角质松解作用,药物浓度不同而作用各异。与水杨酸合用有协同作用。外用治疗手癣、脚癣、体癣、股癣和头癣等皮肤癣菌病等。

硼酸(boric acid)

能与菌体蛋白质中的氨基结合,对细菌和真菌有弱的抑制作用。2%～4%溶液用于皮肤、鼻腔、口腔、阴道、膀胱以及角膜伤口的冲洗清洁,口腔炎和咽喉炎含漱,急性湿疹、皮炎大量渗液时湿敷。5%～10%软膏用于治疗小腿慢性溃疡和褥疮,每日外涂1～2次。0.5%～10%散剂,每日撒布数次,用于红斑丘疹期的间擦疹。

四、酚类

苯酚(carbolic acid,石炭酸)

使菌体蛋白发生变性而发挥抑菌和杀菌作用。1%以上浓度能杀灭一般细菌,但对芽胞、病毒的效果差。不受脓液及其他有机物的影响。低浓度时用于皮肤止痛、止痒;适用于化脓性中耳炎治疗;治疗皮肤真菌感染,如手癣、脚癣,汗疱症(汗疱疹)等;用于器械和房屋消毒。

甲酚(cresol,煤酚)

杀菌力比苯酚强3倍以上,毒性及腐蚀性则较小。对一般致病菌作用强,对芽胞则需高浓度长时间才显杀灭作用。手、皮肤及橡皮手套消毒用2%浓度;器械消毒用3%～5%浓度,浸泡0.5～2 h;环境与排泄物消毒用5%～10%浓度。对皮肤、黏膜有腐蚀性,需稀释后应用;口服吸收可发生中毒。

五、氧化剂

过氧乙酸(peractic acid)

通过强氧化能力可杀灭各类微生物,包括细菌芽胞。其杀菌能力强大,但低温或有机物的存在可降低其杀菌效果。当用其气体进行熏蒸消毒,或喷洒其气溶胶杀菌时,会受相对湿度的影响。可用于对物体表面、皮肤、黏膜、食(饮)具、蔬菜、水果、环境的消毒,以及医务人员手的卫生消毒及室内和其他密闭空间的熏蒸消毒等。高浓度(>1%)过氧乙酸溶液对皮肤黏膜有强烈刺激作用,甚至引起烧伤;长期接触低浓度(0.05%~0.2%)过氧乙酸溶液,可致皮肤粗糙、干裂、脱皮。

高锰酸钾(potassium permanganate)

高锰酸钾为氧化剂,在水中分解,可形成二氧化锰等放出氧。氧作用于菌体蛋白,破坏其结构,从而使之死亡。高锰酸钾杀菌所需浓度较低,0.01%~0.1%作用10~30 min可杀灭细菌繁殖体、病毒和破坏肉毒杆菌毒素。对物品消毒,用0.1%~1%溶液浸泡10~30 min;对皮肤、黏膜消毒,用0.1%溶液浸泡擦洗5~10 min;含漱用0.02~0.05%溶液;坐浴或阴道冲洗用0.02%溶液。高浓度对黏膜有刺激作用。误服大量可产生中毒症状,呕吐、流涎,甚而引起蛋白尿以至死亡。

过氧化氢溶液(hydrogen peroxide solution)

过氧化氢在水溶液中可形成氧化能力很强的自由羟基(OH),破坏蛋白质分子结构,使去氧核糖核酸(DNA)断链和作用于细胞膜脂质等,从而抑制细菌生长以至将其杀灭。对皮肤、黏膜和伤口的消毒,用3%溶液涂抹数次,作用5~10 min;口腔消毒可用0.1%~0.5%溶液漱口或局部涂抹;阴道消毒可用0.1%~0.5%溶液冲洗;医疗器材消毒时用3%~6%溶液浸泡,作用5~15 min;灭菌处理时,以25%~30%溶液浸泡作用60 min以上(25℃)。处理前应将沾有的有机物清洗或擦净。

六、染料类

甲紫(methylrosaniline)

含1%龙胆紫,能抑制革兰阳性菌,特别是葡萄球菌、白喉杆菌等;对真菌如白色念珠菌也有较好的抗菌作用。因其阳离子能与细菌蛋白质的羟基结合,影响其代谢而产生抑菌作用。此外,它还能与坏死组织结合形成保护膜,起到收敛作用。常用于皮肤、黏膜的细菌或念珠菌感染,如脓疱疮、念珠菌性口腔炎或外阴阴道炎、甲沟炎以及烧伤创面等。

七、重金属类化合物

硝酸银(silver nitrate)

本药遇蛋白质及氯化物可发生沉淀,形成蛋白银及氯化银,逐渐变成黑色的金属银,其能释放出微量的银离子从而有抑菌作用。其杀菌机理是银离子能与蛋白质结合,抑制酶系统,破坏细胞核,使细菌蛋白质凝固所致。本品对淋球菌特别敏感,对化脓性肺炎球菌、金黄色葡萄球菌、绿脓杆菌、变形杆菌、感冒杆菌及沙眼衣原体具有较强的抗菌活性。滴眼剂用于预防和治疗新生儿淋球菌结膜炎以及敏感细菌所引起的急性结膜炎、沙眼、溃疡性睑缘炎、淋球菌性结膜炎、泡性结角膜炎;腐蚀传染性软疣,肉芽组织或腐肉;烧灼黏膜溃疡等。

八、卤素类

碘酊(iodine tincture)

碘可作用于氨基酸上的氨基、巯基、酚基,直接卤化菌体蛋白质,干扰氨基酸合成,降低脂质膜流动性等,从而使微生物死亡。碘酊的杀菌效果较乙醇略强,可杀灭葡萄球菌、链球菌、铜绿假单胞菌和各种肠道杆菌等细菌繁殖体,亦可杀灭结核杆菌,呼吸道与肠道病毒(包括甲型肝炎病毒),以及皮肤癣菌、曲霉和酵母类病原真菌等。一般多用于皮肤和黏膜以及较小物品的消毒。涂抹于皮肤或黏膜,有烧灼感;对伤口或破损皮肤和黏膜有强烈刺激,可引起疼痛;涂于皮肤或黏膜,所染黄色较久不褪;时间长久,可引起"碘烧伤",导致脱皮。

碘伏(iodophor)

碘伏是碘与表面活性剂和抗菌增效剂聚醇醚的络合物,具有碘的广谱消毒能力,能杀死细菌、病毒、芽孢、真菌、原虫等,而刺激性及毒性又低于碘,故被用于替代碘酊在皮肤、黏膜消毒,对黏膜无刺激,不致敏,褪色快且不需脱碘。

聚维酮碘(povidone iodine)

属碘伏类消毒剂。与皮肤或黏膜接触时能逐渐分解,缓慢释放出碘。碘离子破坏细胞质蛋白而起杀灭作用。本药是以表面活性剂聚乙烯吡咯酮等为载体的碘络合物,可溶于水或乙醇,灭菌谱广、杀菌力强、刺激性小、性质稳定。涂擦皮肤表面后能不断释放碘离子,这种滞留杀菌的作用更适合于术前洗手消毒,可用于皮肤、黏膜及创面等消毒。术前洗手用 0.25%溶液擦手 2 遍;皮肤消毒用 0.5%溶液涂搽 2~3 遍;黏膜或创面消毒用 0.25%溶液涂擦、冲洗;腹腔和缝合创口的冲洗消毒用 0.1%溶液;器械消毒用 0.2%~0.5%溶液浸泡;餐具消毒用 0.5%溶液稀释 100 倍后浸泡数分钟。

含氯石灰(chlorinated lime,漂白粉)

漂白粉内含的次氯酸钙能释放出游离氯,与细菌蛋白质中的氨基结合而起杀菌作用。0.003%~0.015%用于饮水消毒(30 min);0.5%用于消毒食具、痰盂、便盆、灌肠器、污染的衬衣及床单,宜浸 1 h;1%~3%用于喷洒或擦拭浴室及厕所,消毒 1 h;干粉用于粪便消毒,稀便按 1:5,干粪按 2:5,放置 2 h。本品对皮肤有刺激性,消毒手部只能用其稀释溶液(1%~2%)。本品具有褪色作用,并能腐蚀金属。溶液宜临用时配制,久放易失效。

九、表面活性剂

苯扎溴铵(benzalonium bromide,新洁尔灭,bromogeramine)

【药理作用】为阳离子表面活性剂类杀菌剂,能改变细菌胞浆膜通透性,使菌体胞浆物质外渗,阻碍其代谢而起杀灭作用。对革兰阳性菌繁殖体杀灭作用较强,对铜绿假单胞菌、抗酸杆菌和细菌芽孢无效。能与蛋白质迅速结合,遇有血、棉花、纤维和其他有机物存在,作用显著降低。

【临床用途】主要用于皮肤、黏膜、伤口、物品表面和室内环境消毒。不能用于对医疗器械的灭菌处理,或长期浸泡保存无菌器材。

【不良反应】为外用消毒剂,不可内服。如误服可发生胃肠刺激、烦躁不安、肌无力、发绀、痉挛等症状,严重者可因呼吸麻痹而死亡。亦有关于引起变态反应性结膜炎、视力减退和接触性皮炎等的报道。

【注意事项】(1) 本药与肥皂和其他阴离子表面活性剂、碘化物、硝酸盐、枸橼酸盐、高锰酸盐、水杨酸盐、银盐、酒石酸盐、生物碱、过氧化氢、含水羊毛脂等有配伍禁忌,故不宜合用。

(2) 血液等有机物存在时,可使杀菌效力减弱,因此消毒前宜尽量先去除物品上的有机物。

(3) 不宜用于皮革类物品、膀胱镜、眼科器械,以及合成橡胶制品的消毒。

(4) 不适用于痰液、粪便、呕吐物、污水及饮用水的消毒。

十、其他

环氧乙烷(ethylene oxide)

为广谱杀菌剂,对大多数微生物都有杀灭作用,作用强而迅速。杀菌效力与暴露时间、温度、湿度和细菌污染程度有关。主要用于不适宜用其他消毒方法的物品消毒,如电子器械、医疗仪器、病房、被服、橡胶制品、外科包扎材料等,不适宜用于食品与塑料的灭菌。其对眼及呼吸道有强烈刺激性,可引起肺水肿,消毒后室内要注意通风;皮肤过多接触可造成烧灼和糜烂,吸收后可出现恶心、呕吐、腹痛、腹泻、中枢抑制、呼吸困难等中毒症状。

附录一
中文药名索引

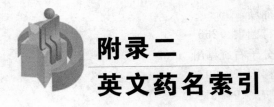

附录二
英文药名索引

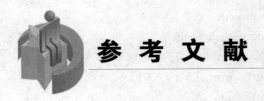

参 考 文 献

[1] 金有豫. 药理学[M]. 5 版. 北京:人民卫生出版社,2001.

[2] 杨宝峰. 药理学[M]. 7 版. 北京:人民卫生出版社,2008.

[3] 徐叔云. 临床药理学[M]. 北京:人民卫生出版社,2004.

[4] 杨藻宸. 药理学和药物治疗学[M]. 北京:人民卫生出版社,2000.

[5] 陆再英,钟南山. 内科学[M]. 7 版. 北京:人民卫生出版社,2008.

[6] 王开贞,于肯明. 药理学[M]. 6 版. 北京:人民卫生出版社,2009.

[7] 董志. 药理学[M]. 3 版. 北京:人民卫生出版社,2012.

[8] 刘玮. 药理学[M]. 合肥:安徽科技出版社,2009.